한 권으로 읽는 건강 브리태니커

한권으로 읽는

건강

Drop Dead Healthy

브리태니커

A.J. 제이콥스 지음 · 이수정 옮김

살림Biz

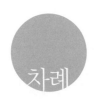

차례

생식을 위해 음식 건조기를 샀다. 음식 건조기가 작동되는 모습을 가만히 보고 있노라면 개가 숨 쉬는 것이 연상된다. 독일산 셰퍼드 한 마리가 내가 먹을 과일에 주말 내내 숨을 뿜고 있는 모습을 상상하면 된다.

내 코에는 기린이나 거미 모양이 아닌 흔히 보는, 오래된 반점이 있다. 초콜릿 칩하고 크기도 색깔도 비슷하다. 그리고 불행하게도 귀족 아가씨들의 요염한 미소나 교태스러운 시선 대신, 호기심과 당혹스러움이 섞인 시선을 유발한다.

헬스클럽에서 제일 인기 있는 폴 댄스 강좌에 참여했다. 나는 다년간의 기자 생활로 다져진 예리함으로, 그곳에서 내가 유일한 남자임을 대번에 알아챌 수 있었다.

2002년 옥스퍼드 연구에서, 양을 세는 것은 오히려 수면을 지연시킨다는 결과가 나왔다. 하긴, 너무 재미없다 보니 직장 문제며 배우자에 대한 걱정을 멈추게 할 역량이 부족하다.

건강한 마실 것을 찾기 위해 나는 한동안 주스만 마시게 되어 있는 건강 프로그램을 주문했다. 몇몇 여성 잡지와 엘리자베스 하셀벡, 아내아 스틸스 같은 좀 덜 유명한 연예인들이 강력 추천하고 있는 프로그램이다.

나를 검사한 비뇨기과의 피시 박사가 이렇게 말했다. "노인의 고환을 갖고 계시네요. 축 처져 있어요." 그건 단지 미학적인 문제가 아니라 테스토스테론 분비가 낮다는 신호일 수도 있다.

주머니 속에 작은 아몬드 오일 병을 넣고 다니기 시작했다. 지하철에서 그 병을 열어서 콧구멍을 대고 몇 번 숨을 들이마신다. 그걸 보는 사람들은 내가 본드라도 흡입하는 줄 알겠지만 상관없다. 어찌나 마음이 편안한지 그거 신경 쓸 겨를이 없다.

제23장 손 마법의 손가락을 만들기 위한 도전 391

손잡기는 스트레스를 줄여준대서 가능하면 많이 아내의 손을 잡기로 했다. 처음에는 아내도 좋아했다. 하지만 한계가 있었다. 아이들 교육 문제로 말다툼을 하면서 손을 잡으려 했더니 아내가 내 손에 독나무 진액이라도 묻은 것처럼 양손을 빼냈다.

제24장 등허리 똑바로 서기 위한 도전 405

내 자세? 한마디로 꼴불견이다. 나는 인류 진화 도표에서 세 번째 정도에 해당하는 원시인처럼 구부정한 자세로 다닌다. 부분적으로는 게을러서다. 하지만 잘난 척하듯 있는 대로 가슴을 내밀고 다니는 것도 나로서는 어색하게 느껴진다.

제25장 눈 더 잘 보기 위한 도전 419

라식 수술 외에도 시력을 좋게 할 방법이 몇 가지 있다. 그중 제일 신빙성이 높은 방법들이다. 가짜 자신감, 비디오 게임, 눈 운동. 그래서 '탑 건' 비디오 게임을 했다. 그걸 하면서 내 자신이 초인적인 시력의 소유자라고 세뇌시켰다. 그러자 더 잘 보이기 시작했다.

제26장 두개골 사고로 죽지 않기 위한 도전 429

보행자용 헬멧을 실험하기 위해 내 파란색 자전거 헬멧을 쓰고 볼일을 보러 나갔다. 그리 나쁘지 않았다. 생각보다 이상한 듯 쳐다보는 시선이 많지 않았다. 지나가던 사람들은 내가 자전거나 스쿠터를 근처에 세워두었으려니 하는 것 같았다.

제27장 종착점 441

내 '할 일 목록'에는 아직도 실천하지 못한 게 많이 남아 있다. 나는 앞으로 치실을 매일 사용하고, 복식호흡을 할 것이다. 냉수를 마시고, 명상하고, 많이 감사할 것이다. 그리고 결혼 생활을 유지하고 성생활을 가뭄에 콩 나듯 하지 않을 것이다.

지난 몇 달 동안, 나는 내 건강 상태를 증진시킬 수 있는 방법들을 긁어모아 목록으로 만들어보았다. 뭐가 그리 많은지 기가 팍 죽는다. 장장 53페이지.

아래는 그 몇 가지 예다.

- 녹색 채소 먹기
- 매일 40분 동안 유산소 운동
- 일주일에 몇 번의 명상
- 야구 경기 시청(혈압을 낮춰준다는 연구 결과가 있다)
- 낮잠(뇌, 심장에 좋다)
- 아카데미상 수상(야무진 꿈. 나도 안다. 하지만 어찌됐건 아카데미상을 받은 사람이 못 받은 사람보다 평균 수명이 3년이나 길다)
- 집 실내 온도를 17℃로 유지하기(1일 칼로리 소모량이 상대적으로 높아진다)

- 아레카 야자나무 화분 구입하기(공기 정화에 좋다)
- 근육 실패점에 이를 때까지 웨이트 트레이닝
- 오키나와 여자 되기(역시 야무진 꿈)

그 외에도 많았다.

그건 그렇고, 나는 이 목록을 9포인트의 파피루스 서체로 출력했다. 가독성이 떨어지는 서체가 기억력을 좋게 해준다는 연구 결과가 있어서다.

나는 목록의 내용을 100퍼센트 실천해보고 싶다. 그저 '조금 더' 건강해지는 게 이번 내 도전의 목적이 아니기 때문이다. 내 몸에서 기껏 몇 킬로그램의 살을 덜어내는 것을 원하는 게 아니다. 이번 모험의 목적은 기운 없고, 툭하면 헐떡거리고, 병약해 보이는 지금의 '나'에서 건강한 '몸짱'의 화신化身으로 다시 태어나는 것이다. 말하자면 인간의 힘으로 가능한 '극도의' 수준으로 건강해지기!

내가 '건강'이니 '몸짱'이니 하는 주제에 눈독을 들인 지는 이미 몇 년이 되었다. 하지만 정말로 이 한 몸 바쳐보리라 결심하게 된 것은 최근 휴가 여행을 가서였다. 당초 계획대로라면 나는 도미니카 공화국에서 가족과 오붓한 한때를 즐기고 있어야 했다. 모래성도 쌓고, 보드게임도 하고, 얼음을 안 띄운 사이다도 마셔가면서…….

그런데 대신 나는 급성 폐렴에 걸려 카리브 병원에 3일간이나 입원해 있어야 했다. 시차 병이라면 또 모른다. 물이 바뀌어 위장에 탈이 났대도 말 않는다. 그런데 뜬금없이 웬 열대성 폐렴? 이런 기가 차고 코가 막힐 노릇이 다 있나.

하지만 '감사'의 중요성에 대해 주위들은 건 많아서 딱딱한 병원 침대 위에 누워 숨 가빠 헐떡이고 오한에 떨면서도 나는 무언가 감사할 만한 대상을 찾으려 애썼다. 예를 들어 그쪽 병원에 있다 보니 '폐', '고통'에 해당하는 스페인어를 배울 수 있었던 것? 매일 아침 병원 창밖에서 들려오는 수탉 울음소리에 잠을 깰 수 있었던 것? 자명종 소리로는 뉴욕의 자동차 소음과는 비교할 수 없는 매력이 있으니까……

하지만 그 어느 것도 별 도움은 되지 못했다. 그러다 엄청난, 가히 내 삶을 바꿀 만한 깨달음을 얻었다. 72시간에 걸친 메멘토 모리 momento mori: '우리는 언젠가 죽는다는 것을 기억하라.'라는 의미의 라틴어 격언. 내 평생 한 번 있을까 말까 한 그 순간, 나는 내가 이 세상을 하직하려 한다는 느낌을 받았다. 지금 생각해보면 감상이 지나쳤던 것 같지만 그때는 또 나름의 이유가 있었다. 팔에는 정체불명의 총천연색(무색, 노란색, 파란색, 분홍색) 액체가 뚝뚝 떨어지는 정맥주사를 꽂았지, 의사들은 나를 흘끔거리며 뭔가 쑥덕이지, 안간힘을 쓰지 않으면 숨쉬기도 힘들지, 바이러스 때문에 정신은 몽롱하지……. 그 지경이면 누구라도 이런 생각을 했을 것이다. '여기서 나가는 길은 하얀 천에 덮여 들것에 실려나가는 것뿐이겠구나.'라는.

그때 나는 내 평생 한 번도 경험해보지 못한 극한의 공포를 느꼈다. 내 어린 아들들 때문이었는지도 모른다. 나는 그 아이들이 자라는 모습을 지켜보고 싶었다. 아이들이 학교를 졸업하고, 결혼하는 모습도 보고 싶었다. 노래방에 같이 가 아이들이 처음으로 레드 제플린의 노래를 부르는 모습, 또 할라피뇨 고추를 먹는 모습도 보고 싶었다. 세상을 살면서 '동정심'이라는 게 얼마나 중요한지, 그리고 〈찰리와 초콜릿 공장〉의 오리지널 영화가 어째서 리메이크보다 훌륭한지도 가르쳐주고 싶었다. 나는 그렇게 아직 겪어보지도 못한 '추억'들을 상상하며 넋이 나가 있었다.

내 나이 마흔하나. 나는 더 이상 건강을 당연시할 수 없는 처지였다. 사실 폐렴에 걸린 것도 내가 약해지고 있다는 단적인 증거인 셈이다. 내 뼈는 점점 가늘어지고, 그것도 모자라 숭숭 구멍까지 생기고 있었다. 근육은 처지고, 뇌는 쭈그러들고, 혈관은 좁아지고, 감각은 무뎌지고 있었다. 그뿐인가? 내 몸속 테스토스테론은 매년 1퍼센트씩 줄어들고 있었다.

게다가 나는 뚱뚱하기까지 했다. 보기 싫을 정도의 비만은 아니었다. 흔히들 '보기 좋게 뚱뚱하다'고 표현하는 정도? 하지만 내 몸은 염소 한 마리를 통째로 삼킨 비단뱀의 형상이었다. 그것은 내가 알기로 제일 고약한 지방 형태다. 이른바 내장 지방은 피하지방보다 훨씬 더 위험하다고 간주된다. 사실 인간의 허리 굵기는 심장 질환의 유무를 알아볼 수 있는 가장 간편한 척도다.

내 아내인 줄리Julie는 불러오는 내 배를 이미 몇 년 전부터 상기시켜줬다. 줄리에게는 나름의 레퍼토리까지 있었다. 나를 '부처님'이라고 부르거나 "예정일이 언제야?" 하고 물었다. 은근히 놀려먹고 싶을 때는 내 옆을 지나치면서 〈곰돌이 푸〉 주제곡을 휘파람으로 부르기도 했다.

그래도 말로는 내가 뚱뚱하든 뚱뚱하지 않든 상관없다고 했다. 그저 같이 오래 살 수 있도록 내가 건강관리를 잘해주기를 바랄 뿐이라고 했다. 몇 년 전에는 저녁 식탁에 나를 앉혀놓고 손을 잡더니 내 눈을 들여다보면서 말했다.

"여보, 난 마흔다섯 살에 과부가 되고 싶지는 않아."

"알았어."

나는 진지하게 대답했다. 그때 나는 헬스클럽에 등록하겠다고 선언도 했다. 진심이었다. 그러나 '관성'의 힘은 정말 대단했다.

결과적으로 나는 아무것도 하지 않았다. 파스타나 콘 시럽 덩어리인 시리얼 등 영양가 없는 음식을 계속해서 먹어댔다. 내가 먹는 음식에 '녹색' 비슷한 색은 눈을 씻고 봐도 없었다. 롤링 록미국인의 '국민 맥주'로 불리는 맥주 브랜드로 병이 초록색이다은 예외였지만……. 내 운동 습관 역시 바람직하지 못했다. 대학을 졸업한 뒤로 나는 마음먹고 유산소 운동을 해본 적이 없었다. 오죽하면 아이들과 숨바꼭질을 하다가도 숨이 차서 헐떡거렸다. 그러다 결국에는 병원 침대 위에서 헐떡거리고 있는 자신을 발견한 것이다.

간호사가 내 가운뎃발가락만 한 알약을 들고 병실로 들어서는 모습을 물끄러미 보다가 나는 드디어 결심했다. 여기서 용케 살아남는다면 내 다음 프로젝트는 대대적인 '몸 개조'가 되리라!

여기서 '다음' 프로젝트라고 한 것은 이번 책이 급진적 자기 계발을 도모하는 내 첫 도전이 아니기 때문이다. 지난 10년 동안 내게는 고집스러운 목표가 있었다. 전문가들의 연구 결과에 따르면 '목적'이 있는 삶이 건강하다고 한다. 내 목적도 '완벽'을 위한 나름 꾸준하고 바람직한 것이었다. 어쩌다 엉뚱한 방향으로 흐를 때도 있긴 했지만……

이번 건강 프로젝트는 '정신', '영혼', '신체'를 업그레이드하는 나만의 3종 경기, 그 세 번째 종목이 될 참이었다.

여기서 간단한 배경 설명이 필요할 것 같다. 내 첫 도전 종목은 '정신'이었다. 대학을 졸업한 뒤로 논문, 세미나 등과 멀어지면서 나는 내 뇌의 점성이 요거트(마침 이번에 내가 먹어야 할 음식 목록에도 들어 있는)처럼 변하지 않을까 걱정이 되었다. 내 IQ가 점점 낮아지는 걸 느낄 수 있었다. 그래서 보수할 방법을 생각해냈다. 브리태니커 백과사전을 통째로 읽어 가능한 한 '모든' 지식을 습득하리라 결심한 것이다.

극단적인 방법이기는 했으나 가족 중에 그 선례가 아예 없지는 않았다. 그 도전을 하게 된 계기는 우리 아버지였다. 내가 어렸을 때, 아버지는 집에 있던 브리태니커 전집을 읽기 시작했다. 그런데 고작 '보르네오Borneo', '부메랑boomerang' 근처, 그러니까 'B'까지밖에 가지 못했다. 나는 아버지가 하다 만 그 과업을 완수해서 우리 가족사에 남은 오점을 지우고 싶었다.

내 처녀작에 자세히 썼지만 알파벳 순서를 따라가는 그 여정은 때로 고통을 동반했다. 주변 사람들도 한몫했다(아내는 내가 대화에 부적절한 사실을 인용할 때마다 1달러씩 벌금을 물렸다). 솔직히 말해서 나는 그때 배웠던 지식의 98퍼센트를 잊어버렸다. 그럼에도 불구하고 멋진 경험이었다. 어쨌든 정신적으로 보탬이 되었으니까 말이다. 18개월 동안 우리 인류가 지나온 흔적을 더듬으면서 인간성에 대한 내 믿음이 깊어졌다.

나는 우리 인간이 저지른 가공할 악행들에 대해, 또 감동적인 선행

(예술, 의학, 고딕 성당 건축에 쓰인 비량飛樑 등)에 대해 알게 되었다. 무게를 가늠해보면 선행이 악행보다 무거운 것 같긴 했다. 은덩이 하나 정도의 무게라서 그렇지……

그렇게 '정신'을 수습하고 나니 이번에는 '영혼'을 돌아봐야 한다는 의욕이 솟았다. '영혼'을 두 번째 도전 종목으로 삼은 것은 내 성장 배경이 종교나 영적인 것과 거리가 멀어서였다. 그 주제로 책을 쓸 당시 나는 유대인이었다. 하지만 나와 유대인의 관계는 올리브 가든과 이탈리아의 그것과 비슷했다. 한마디로 별 상관없다는 뜻이다. 그런데 그 무렵 우리 첫아들이 태어났고, 우리 부부는 우리의 유산을 아들에게 물려주는 문제를 놓고 고심하게 되었다. 그래서 나는 성경을 철저하게 배워보기로 결심했다. 그대로 살아보면서 말이다.

나는 셀 수 없이 많은 성경 규율대로 살아보고자 했다. "이웃을 사랑하라."와 십계명 같은 유명한 성경 말씀을 실천해보고 싶었다. 그러는 한편, 상대적으로 덜 유명한 규율에도 관심을 가져보고 싶었다. 이를 테면 "수염을 깎지 마라.", "종류가 다른 섬유가 섞인 옷은 입지 마라." 같은……. 그래서 어떤 성경 규율이 내 삶에 보탬이 되는지, 또 어떤 규율이 21세기 미국에 맞지 않는지 알아보고 싶었다.

그 도전 역시 황당하고 억지스러운 면이 있었지만, 다른 한편으로는 의미심장하고 내 삶을 바꿔놓을 만한 경험이었다. 그 도전이 끝나고 나는 테드 카잔스키 같은 수염을 밀어버리고, 다시 면과 폴리에스테르가 섞인 옷을 입기 시작했다. 하지만 지금도 '성경적' 삶의 많은 부분을 지키고 있다. 예를 들자면 안식일을 준수하려고, 감사하려고, 뒷담화를 안 하려고 애쓰고 있다. 여기서 '애쓴다'가 중요하다. 특히 뒷담화와 연관해서는…….

그렇게 나는 이제 마지막 도전을 앞두고 있다. 나를 위한 3종 경기의 마지막 종목, 내 몸의 전면적 개조.

다른 도전들도 그랬지만 이번 경우도 그 실천은 상당 부분 '무지'가 한몫했다. 알고 보니 나는 내 몸에 대해 지지리도 아는 게 없었다. 소화 과정에서 소장이 대장보다 먼저라는 건 알았다. 심장은 주먹 두 개를 합친 크기이며 네 개의 방으로 이루어져 있다는 것도 알았다. 하지만 크렙스 주기? 흉선胸線? 필시 백과사전에서 보았겠지만 안타깝게도 내가 유지하고 있던 2퍼센트의 지식에는 들어 있지 않았다.

한술 더 떠 나는 뭘 먹어야 하고, 뭘 마셔야 하고, 어떤 운동을 해야 하는지도 몰랐다. 생각해보면 묘한 일이었다. 나는 41년 동안 어떤 집에 주인으로 살면서 부엌 싱크대의 사용법 같은, 그 집에 관한 아주 기초적인 정보도 모르고 있던 셈이었다. 혹시 싱크대가 어디 붙어 있는지는 아나? 아니, '부엌'이 뭐하는 곳인지는 알고 있나?

나는 이번 프로젝트를 내 몸에 대해 집중 공부하는 시간으로 삼기로 했다. 내 피부 안쪽, 그 미지의 섬을 공부하는 학생이 돼보리라. 다양한 식단, 다양한 운동 요법을 시도해보리라. 약이며 영양 보조제도 먹어보고 몸에 들러붙는 옷도 입어보리라. 최극단의 건강 정보를 몸소 체험해보리라. 성경 말씀대로 살아보면서 배웠듯, 양극을 경험해봐야만 완벽한 중간 지점을 찾을 수 있기 때문이다.

물론 프로젝트가 끝난 뒤 그동안의 건강한 습관들을 모두 유지하지는 못할 것이다. 하지만 어느 정도는 지켜가리라. 내게 가장 잘 맞는 최선을 찾아내리라. 그래서 나는 내 아이들에게 건강하게 사는 법을 가르쳐줄 수 있을 정도로 오래 살 것이다!

준비운동

몸을 쓰는 일이면 뭐든지 준비운동을 해야 한다. 뭐가 뭔지 쥐뿔도 모르면서 무작정 웨이트 트레이닝을 하고, 케일을 우적거려서는 안 된다.

그래서 나는 제일 먼저 의학 전문가들로 건강 자문단을 구성했다. 내 이름에는 '박사'라는 타이틀이 따라붙지 않는다. 하지만 운도 좋았고, 인내심도 발휘한 덕에 나는 미국에서 가히 최고로 꼽히는 건강 전문가들을 확보할 수 있었다. 그 성격상 '임시'이기는 하지만 분야도 다양하고, 나름 존경도 받고, 나하고는 비교도 안 되게 많이 아는 사람들이다.

나는 앞으로 하버드 대학교 교수들, 존스홉킨스 대학교 연구원들, 그 분야에서 최고로 인정받는 의사들, 칸탈루프_{멜론의 일종인 주황색 과일} 같은 이두박근을 가진 헬스 트레이너들에게 조언을 구해나갈 것이다. 아, 우리 마티 고모도 한손 거들게 된다. 모르긴 몰라도 마티 고모는 미국에서 으뜸가는 건강 마인드의 소유자일 것이다. 마티 고모는 청록색의 해초 영양제, 유기농 손 세정제를 판매하는 우편 주문 사업을 하고 있다. 버클리에 살고 있는 만큼, '까칠한' 캘리포니아식 시각으로 많은 조언을 들려줄 것이다.

이번 프로젝트에 대해 이야기를 하려고 전화를 걸었을 때, 마티 고모는 처음에는 좋아하더니 이내 어이없어했다.

"아니, 건강 프로젝트를 한다면서 지금 휴대전화로 전화한 거니?"

그러고는 휴대전화가 우리 뇌에 얼마나 위험한지에 대해 일장 연설을 했다. 밤늦게 하는 통화는 숙면을 방해해 생체리듬을 깨뜨린다는 말도 했다.

그 외에도 나는 건강에 관련된 책, 잡지, 블로그를 닥치는 대로 읽었다. 블루베리의 효능에 대한 자료를 적어도 14건은 읽었다. 내 몸속 오메가 3와 플라보노이드 양이 얼마나 되는지 열심히 따져보고 있다. 나는 델트 근육과 랫 근육의 차이도 알고, 과당과 자당의 차이도 알고, HDL과 LDL의 차이도 알게 되었다. 인도의 향신료인 강황은 많이 먹으면 암도 예방되고 몸에 좋지만, 반면 우리 몸에 좋지 않은 납 성분이 들어 있을 가능성이 있다는 것도 알게 되었다.

지금까지 조사한 내용들은 신기하기도 하고, 때로 헷갈리기도 했지만 전반적으로 흥미로웠다. 어쨌든 내 몸은 자의로 바꿀 수 없는(적어도 아직까지는) 23쌍의 염색체로 구성되어 있다. 하지만 내가 조절할 수 '있는' 부분도 많다. 우리의 건강 상태는 그 50퍼센트 정도가 우리의 '행동'으로 결정된다. 우리의 웰빙은 매일 우리가 하는 작은 선택들이 모여 만들어지는 결과물이다. 우리가 먹고, 마시고, 숨쉬고, 입고, 생각하고, 보고, 바르는 모든 것이 관여된다.

내 경우에는 시기가 아주 좋다. 바야흐로 지금은 '건강'을 추구하기에 더없이 좋은 시대니까 말이다. 설마 싶겠지만, 지난 1,000년을 통틀어 최근 30년간 우리의 의학은 제일 괄목할 만한 발전을 이루었다.

하지만 조심해야 한다. 아직 전문성에 한계가 있는 나 같은 사람이 봐도 대번에 알 수 있을 정도로 엉터리 정보가 너무나도 많았다. 과학이 이렇게 승승장구하고 있으니 '하몬드 박사의 신경약과 만병통치약' 시대 이후로 돌팔이 건강 요법이 수그러들었을 거라고 생각하겠지만 사실은 그렇지 않다.

인터넷 덕분에 검증되지 않은 불완전한 아이디어들이 지금도 여전히 사람들의 관심을 끌고 있다. 예를 들어 기원전 6500년경에 악한 영靈을 내몰기 위해 두개골에 구멍을 내는 '천공술'이란 것이 있었다. 인터넷으로 관련 자료를 찾아보았다. 그랬더니 이게 웬일? 그게 아직도 있다. '국제 천공술 옹호 단체International Trepanation Advocacy Group'을 검색해 보라. 그 사이트에 들어가 보면 하얀 가운을 입고 칠판에다 복잡한 수학 공식을 쓰고 있는 의사들 옆으로 초록색 뇌 스캔 사진들이 몰려 있다. 그것은 원시시대 천공술이 아니다. 현대 과학의 힘을 빌려 우리의 두개골에 구멍을 뚫어준다.

어찌 보면 돌팔이 의술도 흥미로울 수 있다. 아니, 중요할 때도 있다(예를 들어 1773년 보스턴 차 사건의 주모자 중에 차가 건강에 안 좋다고 주장해 시위를 부추긴 사람이 있었다. 그러고 보면 미국은 의학과 관련된 우스꽝스러운 주장 위에 건설된 셈이다).

하지만 나는 이번 프로젝트가 증거가 뒷받침된 '몸 개조'가 되기를 원한다. 근거 없는 주장에서 확실한 과학을 가려내고 싶다. 그런 만큼 나는 '최근 연구 증후군'을 조심해야 한다. 우리의 뇌는 뭐가 되었든 '어제' 밝혀진 연구 결과에 덮어놓고 매료되는 경향이 있다(오, 이걸 좀 봐! 베이컨이 건강에 좋대!). 특히 그 결과가 놀랍고 반직관적이고 '맛있으면' 더욱 그러하다. 모든 연구 결과는 기존의 정보들도 충분히 고려해서 균형을 유지해야 한다. 나는 메타 분석세상에 흩어져 있는 연구 보고

서를 최대한 많이 모아 과학적, 통계적으로 분석해보는 것을 적극 활용하고 싶다. 아니, 메타 분석의 메타 분석을 원한다. 나는 2차 의견을 구할 것이다. 하지만 제3, 제4, 제8 의견도 구할 것이다. 코크런 연합에 자문도 구할 것이다. 어째 국제적 음모 비슷한 게 느껴지는 이름이지만, 그곳은 의학 관련 연구 결과들을 검토하는 국제 비영리 기관이다.

요는 '변화'에 대해 어린아이와 같은 열정을 유지하되, 돌팔이 정보는 피하는 것이다. 현대 첨단 의학이 어째 '초현실주의'로 가고 있는 것 같아서다. 지금은 아사 직전 상태에서 생쥐의 수명이 두 배로 길어지고, 뇌에 전기적 자극을 가하면 일시적으로 기억력, 창의력이 좋아질 수 있다고 하는 세상이다.

나는 칼 세이건미국의 천문학자, 외계생물학자이 남긴 말을 출력해서 컴퓨터 위쪽 벽에 붙여두었다. 나는 그 말을 이번 프로젝트의 지침으로 삼을 생각이다.

상충하는 두 욕구 사이에서 확실하게 균형을 잡는 자세가 필요하다.
모든 가설을 조사할 때는 최대한 비판적인 시각으로,
새로운 아이디어 앞에서는 최대한 열린 마음으로 임해야 한다.

전투 계획

'극도로' 건강하다는 것은 과연 무슨 뜻일까? 나는 세계 건강 기관에서 내린 '건강'의 정의를 참고로 해서, 세 부문으로 정리해보았다.

1. 수명

2. 질병과 고통으로부터의 자유

3. 감정적, 정신적, 육체적 웰빙

이 셋을 모두 확보할 수 있다면? 더없이 완벽할 것이다. 초콜릿 복근을 갖게 된다는 건 분명 멋진 일이다. 하지만 그것은 내 우선 사안이 아니다. 잡지마다 암암리에 강요하고 있듯, 정신적 웰빙을 위해서도 복근 운동이 필요하다고 내가 결론 내린다면 또 모르지만.

나는 가능한 한 내가 이룬 '발전'을 구체적으로 측정해보려 한다. 물론 '수명' 부분은 측정하기 어려울 것이다. 프로젝트를 하는 도중에 내가 죽는다면 몰라도. 그럼 당혹스럽긴 해도 어쨌든 어떤 '결론'은 내주지 않을까 싶다. 다행히 그 외에 다른 두 가지는 측정이 가능하다.

프로젝트를 시작할 무렵, 내 상태가 얼마나 표준 미달인지 알아보기 위해 나는 병원을 찾아갔다.

3시간, 6통의 피, 42가지 검사, 6명의 간호사, 그리고 러닝머신 위에서의 진땀 나는 11분.

그렇게 해서 나온 결과다.

키 180센티미터

몸무게 78킬로그램

체지방 18퍼센트

전체 콜레스테롤 134(원래는 200이 넘었는데 지난 3년 동안 내가 리피토고지혈증 치료제를 복용해서 그렇다)

시력은 근시. 적혈구 용적률은 비정상적으로 낮았다. 다시 말해, 적혈구 세포의 양이 현저히 적다는 뜻이다. 내가 왜 그리 자주 피곤한지 이해가 갔다. 나는 심잡음이 있었고, 간 효소 수치가 높은 편이었다.

분명 '완벽'과는 거리가 멀었지만 그렇다고 끔찍한 정도는 아니었다. 전반적으로 보았을 때 가슴 철렁할 만한 병을 갖고 있지 않으니 감사할 일이었다. 그저 좀 게으른 미국인의 전형적인 상태랄까?

하지만 나는 이게 첫 검사였다는 말을 해야 한다. 앞으로 몇 달 동안 나는 추가로 더 많은 검사를 받고 내 몸에서 일어나는 심상치 않은 일을 대거 밝혀낼 생각이다. 예를 들면 이런 것들이다. 수면 무호흡증, 빈혈, 비중격 만곡증코 중앙에 수직으로 위치해 콧구멍을 둘로 나누어주는 비중격이 휘어진 상태, 함몰 비강, 피부의 암 전구 병변, 특히 남성 잡지를 만드는 회사에 다니는 사람으로서 민망한 소리지만 남성 호르몬 수준 저하…….

프로젝트 시작 날짜가 다가오면서 나는 극도로 건강해진다는 것이 보통 버거운 일이 아님을 깨닫고 있었다. 아무래도 내가 깨어 있는 시간, 아니 잠자는 시간까지 고스란히 바치게 될 것 같다.

그렇다면 어떤 '원칙'이 필요하다. 나는 소화계에서 힌트를 얻어 이번 프로젝트를 먹기 좋은 '한 입' 크기로 쪼개기로 결정했다. 내 몸을 부위별로 개선해나가는 것이다. 그래서 세상에서 최고로 건강한 심장, 최고로 건강한 뇌를 가져보려 한다. 아울러 세상에서 최고로 건강한 피부, 귀, 코, 발, 손, 피지선, 생식기, 폐를 가져볼 것이다.

물론 나도 내 몸의 각 부위가 어느 수준에서는 서로 연결되어 있다는 사실을 알고 있다. 그래도 어쨌든 각각의 부위에 전폭적인 관심을 쏟아보고 싶다.

　그런데 어디서부터 시작한다? 건강에서 음식이 차지하는 몫은 보통 큰 게 아니므로 나는 시작점으로 '위'를 선택했다. 부처님을 닮은 내 배 속에 무엇을 집어넣을 것인가? 그것이 이번 도전의 첫 단추다.

제1장

위

제대로 먹기 위한 도전

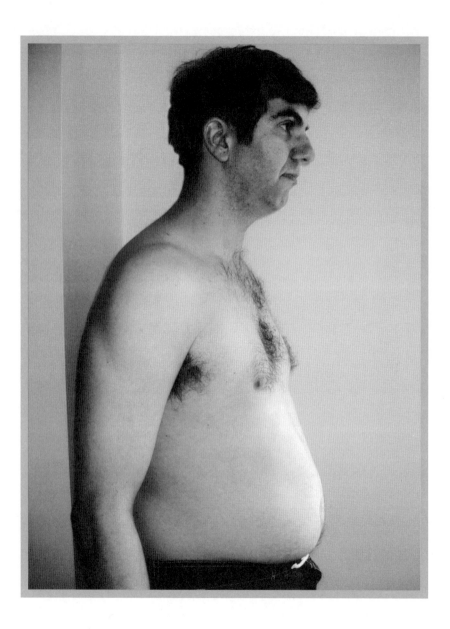

나는 100개가 넘는 식단을 종류별로 정리했다. 지중해식 식단, 미국 농무부성USDA 식단, 혈액형별 식단, 구석기 시대Paleo 식단, 오키나와 식단, 채식주의, 생식. 그 외에 더 요상한 식단들도 많다. 쿠키 식단, 래스터패리언에티오피아 황제를 신으로 신봉하는 자메이카 출신의 흑인 식단, 마스터 클린즈 식단레몬 디톡스 다이어트의 일종.

나는 그 모든 식단을 죄다 시도해보고 싶다. 그런데 기존 습관들을 너무 빨리 바꾸면 변화가 정착되기 어렵다는 연구 결과들이 있다. 그렇다면 내 계획은 새로운 식단들을 천천히 섭렵하는 것이 되어야 한다. 다섯 살 내 아들이 차가운 수영장 물속에 처음 들어갈 때처럼.

그렇게 해서 '몸 개조'를 위한 내 첫 식단이 만들어졌다. 바로 초콜릿, 술, 커피 더 많이 섭취하기.

"건강을 위하여!"

도전 첫날 아침, 커피를 따르면서 아내에게 말했다.

같은 날 밤, 우리 부부의 친구인 폴과 리사가 워싱턴에서 우리 집으로 찾아왔다.

"자네, 그 건강 어쩌고 하는 건 언제 시작하나?"

"오늘 시작했어."

폴의 질문에 나는 삼각형 모양의 초콜릿 조각을 씹으면서 말했다. 그런 나를 폴이 이상하다는 듯 쳐다봤다.

"오늘 아침에는 커피도 두 잔이나 마셨어."

"그게 새로 시작한 건강 프로젝트래. 초콜릿, 커피, 와인."

옆에 있던 아내가 한마디 보탰다.

"어째 이번 프로젝트에 전심을 다하는 것 같은데?"

폴이 말했다.

"그럼 헤로인은 어때요? 헤로인에 항산화 성분이 많이 들었다는 소리를 들었거든."

리사의 말에 모두가 웃음을 터뜨렸다.

한 방 먹었다. 하지만 폴과 리사는 과학이 내 편이라는 사실을 인정해야 한다. 이걸 생각해보자.

- 다크 초콜릿에는 항산화 성분이 가득해 심장 질환 및 심장마비의 위험을 줄여준다. 뿐만 아니라 초콜릿은 눈에도 좋다. 또 많지는 않지만 초콜릿이 대비 민감도두 영역 간 밝기 차이에 대한 민감도를 향상시켜준다는 연구 결과도 있다.
- 알코올은 적정량만 지킨다면(여자의 경우는 하루에 한 잔, 남자는 하루에 한두 잔) 심장에 좋고, 술을 적당히 마시는 사람이 술을 전혀 못하는

사람, 또는 술 없이 못 사는 사람보다 더 오래 산다는 연구 결과가 꽤 있다. 주종은 맥주든 어떤 술이든 상관없다. 꼭 고급 레드 와인이어야 할 필요는 없다. 물론 레드 와인에는 노화 방지에 좋다고 해서 많은 사랑을 받는 레스베라톨이 함유되어 있기는 하다.

• 커피는 알츠하이머뿐 아니라 몇 종류의 암(방광, 유방, 전립선, 간) 발병률을 낮춰준다. 커피는 몇 가지 해로운 면(하루에 두 잔 이상 마시면 불면증을 유발하고 콜레스테롤을 높인다)도 있고, 사촌인 녹차보다 건강 면에서 처지기는 하지만 적정량을 지킨다면 해악보다 혜택이 더 많다.

하지만 나도 이 '못된' 식단이 내 건강에 지속적인 도움을 줄 거라고는 기대하지 않는다. 초콜릿, 알코올, 커피는 일단 제외되어야 한다. 일반적으로 맛이 좋으면 몸에는 좋지 않은 법이니까. 잭 라란_{미국 피트니스계의 대부이자 전설적인 보디빌더}이 입버릇처럼 한 말이 있다.

"맛이 좋으면 뱉어라."

생각해보면 참 요상한 일이다. 이 부분에서 '진화'는 우리 인간을 배신했다. 지금 인간의 몸은 그 자체로 굉장히 신비롭기는 하나 여러 면에서 성능이 안 좋은 기계 같다.

생각해보라. 만일 진화가 제대로 이루어졌다면 우리의 입은 건강한 음식을 맛이 좋다고, 건강하지 못한 음식을 뱉어내고 싶다고 느껴야 한다. 그랬다면 할로윈 때 아이들은 바구니 한가득 사탕이 아니라 퀴노아_{남아메리카 안데스 산맥에서 자라는 곡물}나 콜리플라워를 채웠을 텐데 말이다. 슈퍼마켓에서는 청경채 빙과가 불티나게 팔렸을 것이고…….

문제는 우리가 현대에 살고 있지만 입맛은 원시시대와 같다는 점이다. 조상들이 초원을 돌아다닐 때부터 어느 한 방향으로 입맛이 길들여진 건 다 그럴 만한 이유가 있었다. 우리 입맛은 건강한 음식과 궁합이 잘 맞았고 설탕을 좋아하는 쪽으로 진화되었다. 왜? 과일 안에 당분이 들어 있으니까. (야생에 흔치 않은) 과일은 영양소, 섬유소, 칼로리가 높은 건강식이다. 우리는 소금을 좋아하는 쪽으로 진화되었다. 왜? 우리 몸이 물을 보유하기 위해 소금을 필요로 하니까. (야생에 역시 흔치 않은) 소금은 때로 사람의 목숨을 구하기도 했다.

그런데 우리는 식물에서 설탕을 따로 추출하는 법을 찾아냈다. 그래서 이제는 빵, 프라푸치노에 설탕을 마구 집어넣고 있다. 우리는 소금도 캐내서 스프, 부리또, 오렌지색 치즈 과자에 마구 집어넣고 있다. 설탕도, 소금도 너무 많이 먹으면 건강에 좋지 않다.

한술 더 떠, 우리의 수명이 길어졌다. 우리는 수많은 전염성 질환의 치료법을 찾아냈다. 이 모든 게 또 다른 문제를 불러일으켰다. 단기적으로는 건강한 음식이 장기적으로는 해롭게 돼버렸다(지방이 다량 함유된 음식 덕분에 원시인들은 다음 사냥 때까지 굶어죽지 않을 수 있었다).

내 의문은 이것이다. 건강한 음식을 좋아하도록 내 몸을 개조할 수 있을까? 키친타월 맛이 나지 않는 건강 음식을 가려내는 법을 터득할 수 있을까?

그 답은 '예스'다. 하지만 아직은 아니다. 지금 나는 여전히 초콜릿, 커피, 알코올이라는 '맛난' 삼총사(맛도 좋고 건강에도 좋은 드문 식품 세 가지)를 즐기고 있다. 최소한 건강하다는 이야기가 있으니까 말이다. 하지만 조사를 많이 하면 할수록 머리가 복잡해진다. 초콜릿의 경우를 보자. 사실 '진짜로' 건강하다 할 수 있는 초콜릿은 100퍼센트 카카오 초콜릿이다. 설탕, 버터가 들어간 것이 아니고.

나는 인터넷 쇼핑몰에서 초콜릿 한 봉지를 주문했다. 유기농에 저온 발효를 하고 가공을 거치지 않은 것으로. 그러니까 내가 주문한 초콜릿은 유기농 인증을 받고 저온 발효를 거친, 순도 100퍼센트 초콜릿이라는 말이렷다.

초콜릿은 3일 뒤 배달돼왔다. 나는 손가락으로 초콜릿 가루를 살짝 집어 입안에 털어 넣었다. 전반적인 맛은 씁쓸했다.

"그게 뭐야?"

군것질거리를 찾아 부엌으로 들어오던 아내가 물었다.

"천연 초콜릿이야."

나는 대답하며 반사적으로 줄리에게 초콜릿 봉지를 내밀었다. 줄리가 초콜릿 가루를 한 움큼 집어 입안에 넣었다.

앗, 살짝 주방 세제 같은 맛도 난다는 사실을 미리 말했어야 했나? 하지만 순식간에 벌어진 일이라 그럴 겨를이 없었다. 한편으로는 아내의 반응을 보고 싶은 마음도 있었고…… 1초, 2초. 드디어 아내에게서 반응이 나왔다. 언젠가 우리 친구가 여자 둘이 반문화적, 반위생적 행위를 벌이고 있는 인터넷 동영상을 보여주었을 때의 표정.

양 조절

건강하게 먹기 위한 도전이라면 '못된' 식단보다는 좀 더 바람직한 것을 시도해야 한다. 나도 안다. 하지만 채식주의나 애트킨스저탄수화물, 고

단백형 식이요법 식단은 아직 해보지 않고 있다. 선택 사안이 너무 많아 목하 고민 중이다.

그러다 거의 모든 건강 전문가들이 공감하고 있는 무언가를 발견했다. 그것은 우리가 음식을 징그럽게도 많이 먹고 있다는 사실이다.

일단 음식의 '양'과 관련해 심각한 문제가 있다. 1인분의 '크기'가 한창 성장기에 있는 아이처럼 급격히 커지고 있는 것이다. 그래서 나는 음식 개조를 나눠서 하기로 했다. 먼저 '양'부터 해결하고, '질'은 그 다음이다.

그런데 어떻게 '덜' 먹는다? 한 가지 방법은 식욕 억제다. 꽤 공신력 있는 연구 결과를 보면, 식사 전에 물을 한 잔 마시면 평균 열량 섭취가 줄어든다고 되어 있다.

이 시점에서 전문가의 도움을 받아보기로 했다. 일요일 오후, 나는 줄리와 함께 웨스트 체스터의 어느 호젓한 언덕에 있는 집을 방문했다. 열량 제한 운동의 리더들을 만나러 간 것이었다.

혹시 이 열량 제한Calorie Restriction, 즉 'CR'이라는 것을 들어보았는지? CR은 정신적 장애를 일으키거나 인권을 해하지 않는 범위 내에서 이루어지는 '극한의' 식단이라 할 만한 것이다.

그 기본 아이디어는 인체가 '기아' 상태를 유지하면 수명이 길어진다는 것이다. 하루에 30칼로리를 덜 먹으면(성인 남자의 경우는 1일 필요 열량인 2,500칼로리가 아니라 1,750칼로리) 신진대사 속도를 낮춰 질병에서 해방된다. 그래서 100세도 거뜬하고 120세, 아니 그 이상도 바라볼 수 있다.

꼭 정신 나간 소리인 것만은 아니다. 알고 보면 상당한 과학적 증거가 그를 받쳐주고 있다. 1934년에 코넬 대학교에서 이루어진 연구만 해도 그렇다. 연구원들은 극도로 열량이 낮은 식단을 제공했을 때 생쥐의 수명이 두 배로 늘어나는 것을 목격했다. 지렁이, 거미, 원숭이를 대상으로 한 실험에서도 비슷한 결과가 나왔다. 그런데 열량을 제한하면 왜 동물의 수명이 늘어나는지는 과학자들도 100퍼센트 확실한 답을 찾아내지 못했다. 동물이 배고픈 상태에서는 세포를 손상시키는 활성 산소의 생성이 위축된다는 이론은 있다. 또 동물의 몸이 배고픈 상태를 감지해 그것을 방어기제로 전환시켜 물질대사를 지연시킨다고도 한다.

그런데 사람도 마찬가지일까? 연구는 이루어지고 있지만 아직은 뭐라 말하기에 이른 상태다. 하지만 그 가능성만으로도 수없이 많은 '열량 제한가'들이 생겨났다. 그들은 디지털 저울로 일일이 음식량을 재고, 엑셀로 복잡한 열량 계획표를 만들고, 하루에 두 끼만 먹으면서 자신의 입을 최고 귀빈들만 입장 가능한 소호 VIP 클럽처럼 대우한다.

줄리는 나를 내려준 뒤 근처에 있는 친구 집으로 차를 몰고 갔다. 이야기는 나중에 따로 듣겠다고 했다.

초인종을 누르니 어떤 남자가 현관문을 열었다. 이름은 폴 맥글로딘. 열량 제한 관련 비영리 단체의 연구 책임자면서 그 방법론을 다룬 『CR하는 법*The CR Way*』의 저자다. 마른 체형이지만 그렇다고 젓가락처럼 마르지는 않았다. 젓가락보다는 펑크록의 리드 보컬 쪽에 더 가까웠다.

"어서 오세요."

폴이 인사를 건넨 뒤 집 안으로 안내했다.

"차 좀 드시겠어요?"

나는 '저열량' 민들레 차를 마시는 데 동의했다. 그런 우리 곁에는 폴의 아내, 그리고 같이 책을 집필한 메레디스 애버릴도 함께 있었다.

폴은 어깨가 홀쭉했지만 64세의 나이치고는 기운이 넘쳐 보였다.

"우리가 열량을 제한하는 목적은 살을 빼기 위해서가 아닙니다. 가능한 한 정신적, 육체적 건강을 확보하기 위해서입니다. 그와 더불어 살은 자연히 빠지게 되지요."

폴은 74킬로그램에서 62킬로그램까지 살이 빠졌다고 했다. 평소 아침은 든든히 먹고(연어, 보리, 야채 스프는 아주 많이), 점심은 가볍게 먹고(야채 스무디, 야채 스프레드, 발아 곡물 빵), 저녁은 안 먹는다고 한다.

나는 그들도 이미 자주 들었을 농담이 튀어나오려는 것을 눌러 참아야 했다. 오래 살긴 하겠네요. 그런데 라사냐와 와플 없는 세상에 누가 살고 싶대요? (아니면 이렇게 바꿔 말할 수 있다. 오래 살지 못해도 150년을 산 것처럼 느낄 텐데요?)

그런데 내가 시작하기 전에 폴이 그런 냉소적인 질문의 싹을 잘랐다. 그는 폭식 없는 자신의 삶을 사랑한다고 했다. 그것도 아주 많이.

"말 그대로 기분이 끝내준다니까요. 열량을 제한하면 모든 면에서 기분이 좋아집니다. 육체적, 정신적 모두요."

폴은 무엇보다 열량 제한 식단 덕분에 머리가 맑아졌다고 힘주어 말했다.

"많이 먹어야 즐겁다는, 참으로 이상한 믿음이 존재합니다."

메레디스가 말했다.

"하지만 사실은 그렇지 않습니다. CR 사람들과 함께해보면 그들이 얼마나 활동적이고 유쾌한지 아실 겁니다."

그때 폴이 끼어들더니 자신은 크리스마스와 추수감사절에 '폭식' 대신 '단식'을 한다고 했다.

"CR을 해보시면 에너지가 솟을 겁니다. 시작하면서 바로 기분이 좋아지거든요. 다른 사람들과 교제하고 싶어지고 재미있는 이야기들도 마구 쏟아져나오죠."

CR을 하면 음식을 먹는 한 입, 한 입을 소중히 여겨야 한다. 그래서 폴은 '음미吟味 명상법'이라는 것을 개발했다. 그 명상법에 대해 그의 책에서 읽은 적이 있다. 나는 그 자리에서 해볼 수 있는지 물었다.

폴이 그렇다고 하더니 냉장고에서 블루베리가 든 큰 그릇을 하나 내왔다. 우리는 블루베리 그릇을 앞에 놓고 눈을 감았다. 잠시 후, 폴이 시작했다.

"마음의 눈으로, 누군가 당신에게 선물을 주었다고 상상해보세요."

폴이 어린이 프로그램 진행자 같은 부드러운 목소리로 말했다.

"그 선물은 아주 독특한 방식으로 당신의 몸을 건강하게 해줄 겁니다. 숨을 들이마시고 내쉬는 사이, 당신은 그 선물이 블루베리라는 것을 알아차립니다. 지금, 그릇으로 손을 뻗어 블루베리를 하나 집어든다고 상상해보세요. 딱 하나만입니다. 그걸 입술로 가져갑니다. 당신은 블루베리의 향이 어떤지 맡기 시작합니다. 어떤 냄새가 날까요? 자, 마음의 눈으로 당신은 그 블루베리를 집어서 입으로 가져갑니다……. 그리고 블루베리를 씹지 않고 혀끝에 그대로 둡니다……."

그쯤 되자 폴의 말을 듣고 있던 내 입안에 침이 고였다. 과연, 그의

'혀'는 대단했다.

"당신은 혀 밑에서도 블루베리 맛을 느낄 수 있나요? 입천장은 어떤가요? 당신은 그 맛을 뇌 전체에, 입 전체에, 코 전체에 온전히 스며들게 할 수 있나요?"

아, 나는 원한다. 그 블루베리를.

"자, 이제는 블루베리 하나를 천천히 입안으로 가져갑니다. 블루베리를 씹지 말고 그대로 계십시오. 그래서 당신의 뇌, 혀, 입천장, 볼이 그 경험에 동참하게 해주세요. 자, 이제 준비가 되셨으면 블루베리를 씹어보세요. 아주 천천히……. 블루베리의 껍질 맛이 느껴지나요? 그 껍질이 터지면서 안쪽의 과육과 섞이는 게 느껴지나요?"

오, 놀라워라. 느껴진다!

그렇게 몇 분 정도가 지났다. 내 평생 그때처럼 블루베리가 맛있었던 적은 없었다. 참으로 묘하고 요상한 '의식'이었다. 20분 동안의 그 '음미 명상법'을 해보고도 블루베리에 감사하는 마음이 안 든다면 당신의 혀는 돌로 만들어진 것이 분명하다.

폴의 집을 나서면서 나는 교훈 하나를 챙길 수 있었다. 나는 내가 먹는 것에 집중할 필요가 있다.

블루베리에 대해 생각하느라 '15분'이라는 시간을 써야 할 필요는 없을지 모른다. 하지만 내 입속으로 들어가는 것에 집중을 한다는 건 건강을 위해 아주 중요하다. 코넬 대학교 심리학과 교수인 브라이언 완싱크 박사는 자신의 저서 『나는 왜 과식하는가』에서 오늘날 비만이 확대되는 주원인은 우리가 세상 천지에 널린 음식을 시도 때도 없이 열려 있는 우리 입속으로 무심히 퍼넣고 있기 때문이라고 지적했다.

우리는 음식을 먹으면서 이런저런 일을 하기 좋아한다. 그런데 그것은 살이 찌는 지름길이다. 연구 결과에 따르면 TV를 시청하면서 무언가를 먹을 경우 최대 71퍼센트까지 더 많이 먹게 된다고 한다. 어쨌든 운전하면서, 일하면서, 걸으면서 음식을 먹으면 더 많은 양을 먹게 된다.

나는 상황을 이렇게 만드는 것에 기여한 사람을 하나 알고 있다. 그 '산만한 먹기'를 처음 시작한 사람의 정보는 백과사전을 통해 알았다. 18세기 영국에 실존했던 도박광으로, 그는 카드 게임에 방해받지 않기 위해 간식으로 먹을 수 있는 음식 하나를 개발했다. 그의 이름은 존 몬터규 샌드위치 백작 4세. 그렇게 별 생각 없이 만들어진 (나 또한 사랑해 마지않는) 샌드위치가 지금 엄청난 문제를 일으키고 있다.

세상에서 제일 집중해서 먹는 사람

집으로 돌아오면서 나는 미국에서 '제일 정신 바짝 차리고 먹는' 사람이 되기로 결심했다. 그 야무진 포부가 바로 그 다음 날 엉망이 되고 말았지만……

나는 기사 마감 때문에 한창 정신이 없었다. 그러다 오전 11시 무렵, 내 책상 위에 빈 플라스틱 그릇과 숟가락이 놓여 있는 것을 발견했다. 나도 모르는 사이 썰어놓은 복숭아를 한 그릇이나 먹어치운 뒤였다. 사실 그건 내가 아니었다. 지각없고 달달한 음식이라면 자다가도 벌떡 깨는 얼빠진 또 다른 내가 한 짓이었다.

나는 도움이 필요하다. 내 자신을 실험실 생쥐로 취급해야 할 필요가 있다. 완전히 뒤집어놓아야 할 필요가 있다. 나를 둘러싸고 있는 음식 환경을 바꿀 필요가 있다. 나는 우리 집을 '지방'과 맞서 싸울 수 있는 곳으로 만들기 위해 『환경이 중요하다*Situations Matter*』라는 책을 쓴 터프트 대학교의 샘 소머스 교수를 포함한 행동 과학자들 몇 명에게 전화를 돌렸다.

그렇게 수요일 밤, 나는 특별한 저녁 식탁을 꾸미고 가족들을 초대(아니, 강요)했다. 나, 줄리, 우리 세 아들들. 재스퍼는 다섯 살, 쌍둥이 동생들인 루카스와 제인은 세 살이다.

"호, 당신 상을 아주 잘 차렸는데?"

줄리가 말했다.

"고마워."

내가 차린 저녁상차림은 이러했다.

- 공룡 캐릭터가 그려진 우리 아들의 플라스틱 접시. 지름이 20센티미터밖에 안 된다(우리 인간에게는 접시에 담긴 것을 전부 먹으려는 습성이 있으므로 접시가 작을수록 열량도 줄일 수 있다).
- 칵테일 새우를 먹을 때 쓰는 미니 포크. 삼지창만 한 포크를 쓸 때보다 천천히 먹게 된다(천천히 먹을수록 배 속으로 들어가는 음식의 양도 적어지게 마련. 감사하게도 신은 원래 우리 인간의 몸을 '천천히' 기능하게 만들었다. '배부르다'는 메시지가 위에서 뇌까지 도달하려면 약 20분의 시간이 필요하다).
- 식탁 매트 옆에 세워둔 화장용 손거울(무언가를 먹는 자신의 모습을 보면 덜 먹게 된다는 연구 결과가 있다).

저녁 메뉴는 토마토소스에 당근을 곁들인 홀 휘트whole wheat: 도정하지 않은 밀가루 파스타였다. 나는 남은 음식은 부엌에 갖다놓았다. 여분의 음식에 유혹을 받지 않기 위해서다.

우리 집은 별로 종교적이지 않다. 그래서 식사 전 기도도 하지 않는다. 그래도 나는 음식이 접시 위에서 '짠!' 하고 즉석에서 만들어지는 게 아니라는 사실을 아이들에게 일깨워주고 싶었다.

"우리, 음식이 어디서 오는지 이야기해볼까?"

"슈퍼마켓!"

큰아들 재스퍼의 대답.

"맞아. 하지만 그 전에 토마토를 기르는 사람이 있어야지. 그리고 그걸 따는 사람도 필요하고, 또 그걸 상자에 담아 트럭에 싣고 옮기는 사람도 있어야겠지? 그러니 음식이 식탁에 오르기까지 얼마나 많은 수고가 들어가는지 알고 감사해야 해."

아이들이 멈칫, 말이 없다.

"우리가 다 먹고 나면 그때는 화장실로 가는 거야."

재스퍼가 말한다.

다섯 살 이하 꼬마들에게 배설은 엄청난 '금언' 효과를 발휘한다. 아이들이 좋아서 웃고 난리도 아니었다.

"화장실로 간 뒤에는 바다로 가지."

제인이 덧붙였다.

나는 파스타를 한 입 넣고 씹었다. 좀 더 씹었다. 인터넷에서 '씹기'를 옹호하는 웹 사이트들을 본 적이 있다. 그곳 분위기는 나름 꽤 뜨거웠다. 그곳의 회원들은 '씹기'를 잘하면 위통이 없어지고, 신진대사도 좋아지고, 머리가 맑아지고, 복부 팽만감이 줄고, 뼈가 튼튼해진다고 주장하고 있었다. 어째 살짝 과장이 없지 않아 보인다. 하지만 '씹기'를 잘하면 좋은 점이 확실히 두 가지는 있다. 우선 음식의 영양분을 더 많이 짜낼 수 있다. 그보다 더 중요한 건 씹기를 잘하면 날씬해진다! 아무래도 천천히 먹게 되기 때문이다.

15분 뒤, 아이들이 자리에서 일어났다. 줄리는 이메일을 확인하러 다른 방으로 갔다. 홀로 식탁에 남은 나는 '씹기'를 실천하면서 거울에 비친 내 모습을 보고 있었다. 천천히 먹기와 6세 이하 아이들. '가까이 하기엔 먼' 관계. 많은 노력이 필요할 것 같다.

수명 연장을 위한 먹기

우리 할아버지와 함께 식사를 하면 얻는 게 있을 것 같았다. 할아버지는 올해 94세. 고로 인내심 하나는 남다를 테니 말이다. 덤으로 '장수'에 대해 조언을 들을 수 있을지도 몰랐다.

할아버지는 61번가에 위치한 작은 아파트에 살고 있다. 현관문을 열고 들어가니, 할아버지가 코끝에 안경을 걸치고 무지막지하게 큰 컴퓨터 모니터 앞에 앉아 이메일을 쓰고 있었다. 글자 크기가 최소한 72포인트는 되어 보였다. 한 페이지에 글자가 두 개나 들어갈까? 하지만 중요한 건 100세를 코앞에 둔 우리 할아버지가 이메일을 쓰고 있다는 사실이었다.

할아버지는 늘 그렇듯 내게 주먹을 들어 보이며 인사를 건네왔다.

"이걸 마무리할 동안 잠깐만 기다려."

우리 할아버지는 아주 멋진 사람이다. 이름은 테오도르 킬. 샘솟는 에너지와 테오도르 루스벨트의 배짱(할아버지 이름도 그에게서 따왔다)을 지녔다. 살아오면서 뭔가 복잡한 일이 생기면 나는 늘 할아버지를 떠올리곤 한다.

할아버지는 변호사였다. 하지만 그것만으로 할아버지를 다 설명할 수는 없다. 할아버지는 노동 분쟁 조정을 하면서 대중교통 운전사, 제과 제빵사, 건설 현장 인부들이 연루된 숱한 노사 분규를 해결하는 데 일조했다. 인권 운동에도 적극 가담했고, 마틴 루터 킹 주니어를 후원하는 기금 마련에도 앞장섰다. 할아버지는 조랑말 분양소를 운영하기도 했다. 마지막 사업은 생각처럼 잘되지 않았지만…….

하지만 지금도 우리 할아버지는 어이없을 정도로 많은 프로젝트에 발을 담그고 있다. 그 점이 중요하다. 할아버지는 컴퓨터 강의를 통해 농촌 지역 교육에 힘쓰면서 카리브에 있는 친환경 호텔에 투자도 하고 있다. 지속 가능형 음식을 먹을 것을 권장하고, 인구 과밀 방지를 위해 투쟁하고 있다(이쪽에 투신하기 전에 할아버지 자신은 이미 자식을 여섯이나 두었어도).

할아버지는 결코 유순한 성품이 아니다. 그 점이 할아버지가 장수하는 비결이 아닌가 싶기도 하다. '성공적인 노화'를 주제로 한 맥아더 연구뉴잉글랜드 주민 1,000명 이상을 8년 동안 추적 조사한 공신력 있는 연구는 적극적인 사회 활동, 유대 관계, 지적 도전을 그 핵심 요인으로 결론지었다. 은퇴는 할 수 있다. 하지만 은퇴 후에도 열정적으로 임할 수 있는 무언가를 찾아야 한다.

나는 할아버지와 '느린' 식사를 했다. 내가 집에서 가져온 칵테일 새우 포크로 샐러드를 집어들었다. 대개 점심 식사를 마치면 할아버지는 손으로 식탁을 한 대 내려치곤 했다. 하지만 오늘 우리는 한 시간이 넘게 대화를 나누면서 식사를 했다. 그때까지 할아버지가 식탁을 내려치는 일은 없었다.

우리는 대중교통이며, 로버트 모세_{지금의 뉴욕을 축조한 도시 계획가}(할아버지는 별로 좋아하지 않지만)의 업적에 대해 이야기를 나누었다. 할아버지가 지난밤 본 영화에 대해서도 집중 토론을 벌였다. 할아버지가 보고 또 보는 영화, 〈바람의 상속〉이었다. 할아버지만큼 유능한 변호사인 클래런스 대로우의 삶을 다룬 작품이다.

"클래런스 대로우를 실제로 만난 적 있으세요?"

내 질문에 할아버지가 고개를 흔들었다.

"시티 대학교에서 강연하는 모습을 한 번 본 적은 있지."

"그때 그 사람이 뭐라고 했는지 기억나세요?"

"기억나. 우리가 어떻게 존재할 수 있는지, 그 엄청난 불가사의에 대한 이야기를 했지. 이 지구상에 수십억이 넘는 인구 가운데서 하필 내 어머니, 아버지가 만나 결혼을 한다, 그 절묘한 현상에 대해서 말이야. 그 많고 많은 정자 중에서 내 유전자를 품은 딱 한 개의 정자가 하필 난자에 닿아 수정이 된다는 내용이었지. 아마 죽을 때까지 못 잊을 거야."

94세 할아버지 입에서 '정자'라는 단어가 나오니 살짝 민망하기는 했다. 하지만 그 말에도 역시 중요한 의미는 있었다. 우리는 우리가 존재한다는 사실에 놀라워해야 하고 늘 경이로운 마음을 유지해야 한다는 것이다.

중간 평가: 첫 번째 달

건강 프로젝트를 시작한 지 한 달이 지났다. 현재의 내 상태. 1.5킬로 그램 감량. 줄리의 평가에 의하면, 내 몸매가 4개월 임산부에서 3개월 반 임산부로 바뀌었다. '집중해서 먹기'가 효과를 발휘하고 있다. 최소한 조금은.

'집중'은 이달의 가장 중요한 테마가 되고 있다.

숨을 쉬면서 나는 내 폐 속에서 공기를 먹고 부풀어 오르는 미세한 폐포들을 그려본다. 컴퓨터 자판을 찍을 때면 내 손가락뼈를 잡아당기는 줄 비슷한 굽힘근을 상상한다. 뭐든 먹을라치면 효소를 품은 점액질(이것이 소장에서 땅콩버터를 분해한다)을 분비하는 췌장이 머리에 떠오른다.

하지만 이 '집중'은 달콤 쌉싸름한 축복에 속한다. 불안증을 동반하기 때문이다. 그것도 아주 심한.

내 몸이 어떻게 하면 '잘못' 기능할 수 있는지 그 고무적이지 못한 측면에 대해서도 너무 많이 알게 되었기 때문이다. 질병 통제 센터는 철자순으로 수백 종의 질병을 분류해 놓았다. 언젠가 유명 온라인 동영상 강의에 한 의사가 나와서 우리 몸이 300조 개의 세포로 이루어졌고 그 각각의 세포는 부단히 자기 복제를 하는데, 뭔가 잘못되어 암세포가 되는 데는 그 복제 세포 중 하나면 충분하다는 이야기를 한 적이 있다. 우리 엄마도 조심하라고 한 적이 있었다. 어째 상당 부분 그 출처가 의심스러운 이야기였지만. 의과대학에 들어간 학생들이 첫해에 세상 모든 질병에 대해 배우고 나서 공황 상태에 빠진다는 것이었다. 그 치료 방법은 2학년이 되어야 가르쳐준다나.

어쨌든 내 몸 여기저기 '불완전한' 구석에 대해 더 신경이 쓰인다. 허리는 결리고, 잇몸은 내려앉고, 자세는 40킬로미터에 접어들어 탈진한 마라톤 선수 같고……. 이와 동시에 완벽한 건강을 위해 내가 일궈내야 하는 변화가 얼마나 많은지 새삼 절감했다. 책상 위의 그 장장 53페이지에 달하는 '할 일 목록'……. 부담 백배.

내가 구사할 전략은 한 번에 하나의 신체 부위에 집중하는 것이다. 하지만 그날 집중해야 하는 부위가 어디든 상관없이 기회가 있을 때마다 목록에 있는 다른 과제들을 해결했다.

예를 들어 지난 주 꽃가게를 지나다 아레카 야자나무 화분을 사려고 가게로 들어간 것이 그런 경우다. 아레카 나무는 공기 정화에 좋다고 알려져 있다. 그런데 그 넙대대한 잎사귀들이 우리 집 거실 전체를 차지해버렸다. 아이들은 나뭇가지를 피하려 웅크린 채 저녁 식사를 해야 했다. 줄리가 당장 도로 갖다 주라고 했다. 그래서 나는 산세비에리아 작은 화분 다섯 개로 바꿔왔다. 나사NASA 연구에 따르면 산세비에리아도 공기 정화에 효과적이라 했다.

앞으로 해야 할 일이 태산이다. '오래 잠자기'도 시작해야 한다. 더 좋은 음식을 먹어야 한다. 그리고 운동도 해야 한다. 가끔 공원에서 400미터 정도 뛰는 것을(그러고 나면 이틀은 몸져눕는다) 빼면 나는 평생 땀날 일이 없다. 하지만 이제 그 세월도 안녕이다. 이제는 다른 것의 시작이다.

제2장

심장

피를 뛰게 하기 위한 도전

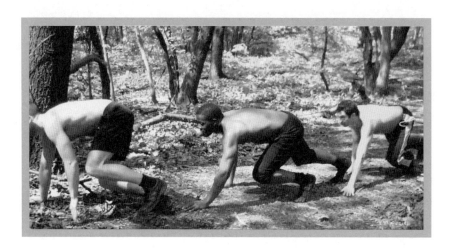

나는 운동을 좋아했던 적이 단 한 번도 없다. 어른이 되어서도 헬스클럽에 가서 운동을 해본 적이 없다. 줄리가 그 사실을 알고 얼마나 실망하던지……. 그래도 내 나름대로는 그것을 합리화할 만한 이유가 있었다.

이유 1: 짐 픽스 아이러니

운동과 건강한 삶을 반대하는 입장의 가장 전통적인 논리는? 나도 살아오면서 자주 들었고, 그만큼 다른 사람들에게 자주 들려준 이야기가 있다.

현대 피트니스 혁명의 주역으로, 1977년 『달리기 백과*The Complete Book of Running*』를 쓰기도 했던 짐 픽스는 겨우 52세 때 죽었다. 버몬트에서 평소처럼 달리기를 하고 나서 심장마비로 쓰러졌다. 그런데도 굳이 운동을 해야 할까? 언제 죽음이 들이닥칠지 모르는데도?

이유 2: 결국 의학 발전이 우리를 구해줄 것이다

뭐, 오래된 이야기다. 내가 좋아하는 또 다른 이유이기도 하다. 내 친구이자 예전에 인턴이었으며 폴만큼이나 내게 나쁜 영향을 미치는 케빈이 말하는 식이다.

"담배를 안 피웠는데 이제는 피워볼까 생각 중이야. 왜냐하면 '시간' 때문이지. 폐암에 걸리기까지는 30년이라는 시간이 필요해. 그러니 내가 암에 걸릴 때쯤 되면 유전자가 코팅된 나노 사이즈 로봇 알약이 나와서 단 5분 만에 날 고쳐줄 거야."

나는 이 이야기를 꽤 자주 생각한다. 하긴, 지금의 의학 발전 속도는 광속 수준이다. 내가 운신도 못할 정도로 뚱뚱해질 무렵이면 체중 조절을 한 번에 해주는 알약이나 파인애플 맛 셰이크가 개발되어 나를 고쳐줄 것 같다. 내 이가 썩어서 누렇게 뿌리만 남으면 줄기세포로 완벽하게 새로운 앞어금니가 올라오게 할 수 있을 것 같다.

2010년, 로널드 디피노 박사가 책임지고 있는 하버드 대학교의 한 연구실에서는 실제로 생쥐를 이용해 '노화의 역행'을 이루어냈다. 그때 사용된 것이 '텔로머라아제'라는 효소였다. 그것이 염색체 말단에 붙어 작은 보호 마개 역할을 한다는 것이다. 그리고 그 마개가 노화의 주원인인 염색체 기능 소진을 막아준다. 지금으로부터 10년이 지난 뒤, 누가 아는가? 그게 사람에게도 적용 가능해질지. 그렇게 되면 건강을 좇는 자도, 건강을 무시하는 자도 수명이 같아질지 모르는 일이다.

이유 3: 헬스클럽은 세균이 득실대는 만병의 근원이다

가벼운 강박증을 갖고 있는지라 나는 '세균'과 관련된 이야기라면 솔깃해진다. 나보다 앞서 땀에 쩐 1,000여 개의 손이 만지고 간 덤벨을 만지고 싶은가? 이 흥미롭지만 다분히 비위 상하는 주제를 전미 운동 전문가 협회가 다룬 바 있다. 그 내용에 따르면 헬스클럽에서, 또 스포츠를 하다가 피부가 세균에 감염되는 일은 흔하다고 한다. 그리고 운동선수들은 그런 전염성 질병의 절반 정도를 경험한다고……. 「뉴욕 타임스」가 이런 헤드라인으로 경고한 적이 있다. "당신이 헬스클럽에서 얻어오는 것은 '운동'뿐이어야 한다!"

이상이 내가 운동을 하지 않는 이유다. 다시 말해 내 어깨 위에서 내려올 줄 모르는 백해무익한 악마들인 셈이다. 어쨌든 귀가 솔깃해지는 주장들이다.

하지만 나는 올해만큼은 이런 생각들을 무시해야 한다. 아니면 머릿속에 떠오를 때마다 떨쳐내야 한다. 그건 할 수 있다. 결국 짐 픽스의 일은 하나의 예에 불과하다, 안 그런가? 일반적으로 운동은 수명을 연장시켜준다. 멋진 몸매를 갖는다는 건 즐거운 일이다. 기름에 쩐 초콜릿 바나 먹어대며 의학 발전만 기다리고 앉아 있다가는 그런 즐거움을 맛볼 수 없을 것이다. 운동은 매일 삶의 효율성을 높여주기도 한다. 그러니 운동을 하면 나는 더 많은 꽃과 나무를 심고, 더 맑은 정신으로 생각을 하고, 지역 봉사도 더 많이 할 수 있게 된다.

게다가 믿을 만한 정보원들은 한결같이 주기적인 운동을 권한다. 운동, 운동. 벌써 1,000번도 더 읽었다. 운동은 심장 관련 질환과 암 발병률을 줄여준다. 스트레스를 진정시켜주고, 집중력을 향상시켜준다. 그런데 운동을 한다고 반드시 살이 빠지는 건 아닌 듯하다. 하긴 운동을 하면 배가 고파져 더 먹게 된다. 그것도 부분적인 이유다.

그런데 운동의 다른 장점은? 그 또한 정보가 엄청나다.

그중에서도 제일 논란이 되는 건 운동을 얼마나 많이 하는가, 어떤 종류의 운동을 하면 좋은가 하는 문제다. 알고 보니 이 문제가 보통 과열 양상을 띠고 있는 게 아니다.

국립 과학 아카데미 산하 기관으로서 검증된 의학 연구에 주력하는 미국 의학 연구소에서는 하루 60분 동안 적절한 강도의 신체 활동(시간당 4~4.5킬로미터 정도 속도로 걷기나 달리기)을 하거나, 시간을 줄이는 대신 좀 더 강도 높은 운동(시간당 8.8킬로미터 속도로 30분 동안 조깅)을 할 것을 권하고 있다.

오즈 박사의 책, 『내몸 사용설명서』를 보면 한결 부담이 덜어진다. 젊음을 유지하는 방법으로 일주일에 세 번, 20분간의 유산소 운동에 약간의 웨이트 리프팅을 추가하면 된다고 하기 때문이다. 오즈 박사는 그보다 심한 운동은 신체적 소모가 따르기 때문에 신체 나이가 올라간다고 설명한다. 일주일에 세 번, 20분 정도면 된다. 그래서 나는 오즈 박사가 마음에 든다.

이와 달리 유산소 운동 무용론을 주장하는 사람들은 우리 몸의 근육이 실패점에 이를 때까지 웨이트 트레이닝만 해야 한다고 강조한다. 이 문제는 나중에 다뤄보려 한다.

초보자로서 나는 유산소 운동과 웨이트 트레이닝을 섞은 의학 연구소의 '매일 운동 요법'을 시도해보려 한다. 그리고 내 어깨 위의 악마들과 정면 대치해서 헬스클럽을 다니는 4,500만 미국인들에 끼어보고자 한다.

헬스클럽에 대한 내 처녀성을 잃다

나는 '크런치'라는 이름의 헬스클럽을 선택했다. 우리 아파트에서 두 블록 떨어진 거리에 있다는 게 이유의 전부다. 이 못 말리는 게으름. 건강한 마인드는 아니다. 나도 안다.

크런치는 철저하게 '기본'만 갖춘 헬스클럽이다. 하나 내세울 게 있다면 스트립 바에나 있을 법한 기둥을 잡고 추는 '폴 댄스' 같은 이상야릇한 강좌가 있다는 것 정도다(공교롭게도 '체육관gymnasium'이란 단어의 어원인 고대 그리스어는 그 뜻이 '발가벗는 곳'이다. 그러니 폴 댄스도 알고 보면 헬스클럽의 기원과 꽤 잘 맞아떨어진다고 할 수 있다).

토니 윌킹이라는 사람이 내 담당 트레이너로 배정되었다. 나는 그에게 지금 '죽도록 건강하기'라는 주제로 책을 쓰고 있어서 내 몸을 키워야 한다는 설명을 했다. 나는 'B'컵(어째 남성미 물씬한 용어는 아니지만)을 채울 정도의 가슴을 원한다고도 했다.

"제가 도와드릴 수 있습니다. 하지만 그것이 꼭 건강과 같은 의미인 것은 아닙니다."

토니의 말인즉 건강은 '크기'와 상관없다는 것이다. 건강은 전체적인 몸 상태와 관련이 있다고.

"그리고 말입니다. 비포 · 애프터 사진이 필요합니다. 건강 음료 광고 같은 데서 볼 수 있는 그런 사진요."

그러면서 토니는 피트니스 산업계의 비밀을 누설했다. 그런 멋진 사진을 찍는 시점의 시간 차가 몇 달도 아니고, 몇 주도 아닌 같은 날! 남자 모델의 가슴 털을 깔끔하게 밀고, 배에다 미끄덩거리는 오일을 잔뜩 바르고, 있는 대로 힘을 주면 '짜잔!' 하고 새로운 몸이 만들어진 다나. 포토샵도 필요 없다. 한술 더 떠 광고 회사들은 온 동네 헬스클럽을 뒤져 제일 몸 좋은 사람을 찾는다. 그러고는 그 사람의 현재 사진을 찍은 뒤, 1만 달러를 주고 살을 찌우라고 한다. 한 달 뒤 같은 사람의 사진을 찍는다. 그렇게 광고에 쓸 사진을 뽑고 나서 '비포'와 '애프터' 사진의 순서를 바꿔치기 하면 된다. 여기서도 알 수 있듯 몸매를 망가뜨리는 일은 유지하는 것보다 비교도 안 되게 쉽다!

내게는 꽤 유익한 정보였다. 부담을 덜 수 있기 때문이다. 혹시라도 일을 그르치면 가슴 털을 빡빡 밀고 기름으로 목욕 한번 해주면 될 테니 말이다.

겉보기에 토니는 아주 엄하고 군대 훈련 교관 같아 '건드리면 가만 안 둬.' 분위기다. 토니의 이전 직업은 살인자나 강간범을 상대하는 보호 관찰사였다. 하지만 토니는 무서운 사람이 아니다. 오히려 그 반대다. 최소한, 살인이나 강간을 저지르지 않은 사람들에게는 다정하고 재미있다.

"러닝머신에서 몇 분간 몸 좀 푸실래요?"

토니가 살짝 미안해하면서 물었다.

아, 러닝머신. 나는 그게 참 싫다. 러닝머신treadmill은 원래 1800년대에 말을 연결해 곡물을 빻거나(그래서 이름에도 '분쇄기mill'라는 뜻의 단어가 들어간다), 범죄자를 교화하는 용도로 쓰였다. 그리고 러닝머신은 비교도 안 되게 쉽긴 하지만, 시지푸스그리스 로마 신화에 등장하는 왕으로 떨어지는 바위를 언덕 위로 계속 굴려 올리는 형벌을 받음가 받은 벌을 생각나게 한다. 그러니 내가 러닝머신을 싫어할 이유는 아주 많다.

러닝머신에 올라가자 나는 이내 헐떡이기 시작했다. 고작 시속 4킬로미터였다. 나는 100걸음도 채 못 떼고 숨이 턱에 찼다.

나는 나머지 시간에는 제자리에서 다리 운동을 하거나 체스트 프레스를 하거나 아령을 들면서 대충 보냈다. 내가 든 건 4.5킬로그램짜리 아령이었다. 나는 내 왼편에서 25킬로그램 역기를 마치 치약 다루듯 들었다 놨다 하는 탱크톱 차림의 남자를 계속 흘끔거렸다.

"그 사람은 신경 쓰지 마세요. 선생님도 지금 아주 잘하고 계시는 겁니다."

토니가 말했다.

헬스클럽을 나설 때 내 마음은 민망하기도 하고 한편으로는 뿌듯하기도 했다. 땀도 좀 흘렸다. 뭐, 흥건할 정도는 아니었지만……. 어쨌든 그리 나쁘지 않았다. 아령을 해서인지 내 팔뚝이 좀 부풀어 오른 것 같아서 흐뭇했다.

집에 돌아오자 줄리가 나를 껴안더니 헬스클럽 입성 선물이라며 무언가를 내밀었다. 바로 분홍색 초를 꽂은 에너지 바였다.

"이런 날이 오기를 오랫동안 기다렸어."

지난 10년 동안 줄리의 새해 소망은 한결같았다. 내가 헬스클럽에 등록하는 것이었다. 줄리에게는 내 헬스클럽 등록이 우리의 결혼 생활에 빛을 던져준 셈이었다.

다음 날, 나는 근육통 같은 걸 느끼지 않았다. 상서로운 징조. 그런데 근육통이 꼭 운동한 그 다음 날에 오지 않을 수도 있다는 사실을 미처 몰랐다. 이틀 정도 지나고 나서 느끼는 경우도 있다(이를 '지연성 근육통'이라고 하는데 근섬유 속의 작은 뼈들이 원인이다. 특히 평소에 운동을 안 하던 사람들이 잘 느낀다). 드디어 근육통이 시작되었다. 다리를 쭉 편 채 앞으로 고꾸라질 듯 걸어 다녔다. 화장실 변기에 앉을 때는 족히 1분이 걸렸다. 용케 변기에 앉고 나서는 옆의 세면대 기둥을 붙들고 있어야 했다. 그런데 얼핏 그 고통이 즐겁기도 했다. 나는 분명 무언가 이루고 있는 중이다. 안 그런가?

원시인 되기

나는 헬스클럽을 일주일에 몇 차례 다니고 있다. 어째 즐거움이 조금씩 줄어드는 것 같았다. 이제는 다른 요법들도 시도해보고 싶다. 올해만큼은 운동 잡식가가 되어볼 필요가 있다. 그래서 실내 헬스클럽 운동과 극을 이루는 것을 시도해보기로 했다. 그중 원시인 운동 요법이란 걸 해볼 참이다. 이것은 지극히 자연적이고, 야만적이며 오로지 '야생'에서만 이루어진다. 내게는 센트럴파크가 '야생'이다.

이번 일요일에 나는 다른 네 남자들과 바위를 던지고, 맨발로 맨해튼의 자연보호 지역을 달려보려 한다.

원시인 운동. 이걸 하는 사람들은 '구석기 시대 운동'이라는 용어를 더 선호한다. 그 기본 개념은 간단하다. 우리 인간은 먹고, 운동하는 것과 관련해 수백만 년 동안 특정 방향으로 진화를 해왔다. 그러다 최근 인류 역사에서 모든 것이 바뀌었다. 인간은 1만 년 전에 경작을 시작했다. 그러다 몇백 년 전부터 하루 종일 책상 앞에 앉아 있기 시작했다. 우리 인간의 총체적 건강을 고려해볼 때 원시인 운동 옹호자들은 자연을 벗 삼아 운동을 하고 원시인처럼 먹는 등 우리가 옛날 방식으로 돌아갈 필요가 있다고 주장한다.

나로서는 이 원시인 요법의 상당 부분이 못마땅했다. 특히 육류 위주의 식단이 그랬다. 그 부분에 대해서는 나중에 다룰 생각이다. 하지만 그렇다고 원시인 운동 요법을 지나칠 수만은 없었다. 분명 긍정적인 여지도 있었다. 확실히 우리 몸은 어떤 '다른' 시기에 어울리는 것 같다. 그런 만큼 한번 도전해보고 싶었다.

원시인 운동의 배경에는 39세의 이완 르 코레라는 이름의 프랑스인이 있다. 관련 회사를 운영하면서 웨스트버지니아에서 태국에 이르기까지 전 세계를 돌며 워크숍을 열고 있는 그가 마침 뉴욕에 와 있었다. 우리는 108번가와 센트럴파크 웨스트가 접하는 공원 입구에서 만났다.

이완은 검은색 반바지와 지퍼 달린 스포티한 스웨터 차림으로 나타났다. 깜짝 놀랄 만치 잘생겼다. 날렵한 턱선, 깔끔하게 빗어넘긴 갈색 머리, 느끼하지 않고 적당해 보이는 근육.

"여기, 참 멋진 곳이군요. 아주 자연적입니다. 아주 원초적이에요."

그는 언덕 위로 달려 올라가 나무와 바위가 어우러진 최적의 장소를 찾기 위해 주변을 둘러보았다.

나는 한쪽에 다른 두 명의 '원시인'들과 서 있었다.

그중 한 원시인의 이름은 존 듀랜트. 하버드 대학교 졸업생인 26세 청년이었다. 어깨까지 내려오는 짙은 갈색 머리에 군복 같은 파란색 반바지를 입고 있었다. 또 다른 사람은 블라드 애버버크. 고향인 우즈베키스탄 억양이 심한 29세 청년으로 짧은 머리도 짧은 턱수염도 모두 붉은색이었다. 블라드는 원시인이 아닐 때는 빨간색 스마트 카인공지능, 첨단 IT 기능이 장착된 미래형 자동차를 몰고 다닌다고 했다.

두 사람은 원시인 운동과 관련해 「뉴욕 타임스」에 나면서 서로 잘 아는 사이가 되었다. 그들은 몇 분 동안은 다정하게 이야기를 나누는 듯했다. 그러다 블라드가 견해 차이로 존을 밀어붙이기 시작했다. 블라드는 원시인이라면 생고기를 먹어야 한다고 생각했다. 그의 식단에는 풀 먹인 '날' 소고기와 내장이 포함되어 있다. 존은 인간이 불을 발견한 건 훨씬 더 전의 일이라 고기를 익혀 먹어도 괜찮다고 생각했다.

"그거, 어디서 들은 정보입니까?"

블라드가 존에게 묻자 존이 한숨을 쉬면서 말했다.

"지금은 이런 논쟁을 하고 싶지 않네요."

블라드는 기분이 상했는지 다른 쪽으로 가버렸다. 내가 보기에 블라드는 보수파 원시인, 존은 급진파 원시인 같았다.

이완이 준비가 되었다. 우리는 윗옷을 벗어 근처 바위에 쌓아두었다. 날씨는 상쾌했지만 태양은 개인 용무가 있는지 구름 밖으로 좀처럼 나오지 않아 쌀쌀했다. 나는 좀 훈훈해질까 싶어서 두 팔을 엇갈려 몸에 둘렀다.

"우리는 왜 상의를 벗을까요?"

이완이 바위 위에 올라서서 물었다.

"우리 몸에 좋기 때문입니다. 우리 몸을 강인하게 해주고, 그게 다시 우리 정신을 강인하게 만듭니다. 그래야 자연과 동화가 됩니다."

우리는 라산이라는 이름의 흑인 원시인까지 합쳐 모두 다섯 명이었다. 곁에서 하나도 아니고 두 개나 되는 외국 TV 방송국 카메라가 이완의 모습을 담고 있었다. 하나는 독일, 하나는 프랑스. 프랑스 TV 프로듀서는 아니나 다를까, 시종 담배를 물고 있었다.

우리는 몸을 덥히기 위해 제자리 뛰기를 했다.

블라드가 내게로 몸을 기대더니 말했다.

"당신이 있어서 다행이네요. 안 그랬다면 몸 좋은 순서로 제가 꼴찌가 될 뻔했어요."

그러면서 새삼 확인이라도 하는 양 내 가슴을 힐끗 쳐다보았다.

"네. 감사한 일이죠?"

"기분 나쁘라고 한 말은 아니에요. 그저 사실을 말한 거죠."

나는 예전에 '획기적인 정직'이라는 운동에 대해 글을 쓴 적이 있다. 그 운동을 실천하는 사람들은 뇌와 입 사이에 존재하는 필터를 제거한다. 대단히 불유쾌한 경험이었다. 혹시 블라드는 그 단체의 회원?

이완이 운동에 앞서 자연을 벗 삼은 운동의 중요성에 대해 가르침을 주었다. 그가 바위, 언덕, 그리고 고르지 못한 땅을 가리켰다.

"여기가 헬스클럽보다 훨씬 낫습니다. 우리의 몸과 뇌가 편안함을 느낄 수 있으니까요. 헬스클럽에서는 결코 경험할 수 없습니다. 거기서는 근육, 오로지 근육만 키우거든요. 그것은 비효율적일 뿐 아니라 지루합니다."

우리가 할 첫 운동은 달리기였다. 우리는 한 줄로 낙엽을 밟아가며, 또 깨진 병이나 튀어나온 바위를 피해가며 달렸다.

발소리가 요란하게 달리면 안 된다. 발을 뗄 때도 가볍게, 착지도 발가락 끝으로 가볍게 해야 한다. 팔을 휘두르면 안 된다. 자연스럽게 옆구리에다 늘어뜨리고 달려야 한다.

달리기를 할라치면 팔은 있는 대로 휘젓고, 발끝이 무겁기 짝이 없는 나로서는 그 모든 게 '자연스러움'과 정반대였다. 시간이 좀 지나면 자연스러워지려나?

일행과 함께 나무를 돌던 내가 유리 조각을 밟았다. 하마터면 비명을 지를 뻔했다. 징징댄다고 할까 봐 아무한테도 말은 하지 않았다. 우리는 원형으로 둘러서서 숨을 고르기 시작했다.

"매일 어느 정도나 달리기를 하세요?"

블라드가 이완에게 물었다.

"저는 무슨 도표를 만들거나 심장박동 수를 재거나 하지는 않습니다. 그저 자연적이고 원초적인 걸 느낄 수 있으면 됩니다. 그래서 어떤 날은 5분만 달리기도 하고, 또 어떤 날은 내리 세 시간을 달리기도 하지요."

다음 운동은 조금 더 원초적이었다. 넘어져 있는 10미터짜리 통나무 위를 엎드린 채 기어가는 것이었다. 먹이를 쫓는 호랑이의 자태라나 뭐라나……

"통나무 위를 수영하는 것과 비슷하지요. 온몸의 근육을 편안하게 풀어줘야 합니다."

이완이 통나무 위로 올라가더니 등을 곧게 펴고 기어가기 시작했다.

우리 모두 그 뒤를 따랐다. 만만치 않았다. 내 발은 계속 미끄러지고 어깨가 당겨왔다. 호랑이처럼 여유 있게 기어보려 했으나 내 모습은 똥 마려운 원숭이를 벗어나지 못했다.

나무 위에서 내려서자 이완이 또다시 격려 멘트를 날렸다.

"요가에서는 몸과 마음이 접촉한다고 하지요. 그것도 괜찮습니다. 하지만 충분치는 않습니다. 여러분은 정신, 마음, 자연을 만나게 해야 합니다."

이쯤에서 TV 방송국 프로듀서들은 존과 이완이 나무에 올라가 자연과 '교접'하는 모습을 담고 싶다고 했다. 그 덕에 나는 블라드, 라산과 이야기를 나눌 짬이 생겼다.

"체지방이 어느 정도나 됩니까? 제가 보기엔 18퍼센트 정도 될 것 같은데요."

나는 아직 체지방 측정은 해보지 않았다고 했다.

"혈중 지방이 아주 많아 보여요. 근육 사이에 낀 지방이죠. 소에 비유하자면 우지가 엄청 많이 나오겠는데요."

"아, 그런가요?"

나는 화가 났어야 했다. 블라드는 30분 사이 내 몸에 대해 두 번이나 모욕을 주었다. 하지만 사교술이라고는 눈곱만큼도 없어 보이는 그에게서 얼핏 매력적이기까지 한 편안함이 느껴졌다. 그는 우리 집 다섯 살짜리 꼬마 같았다.

원시인들 사이의 대화가 흔히 그렇듯 우리의 대화는 식단으로 이어졌다. 블라드가 풀 먹인 소고기를 놓고 생식 예찬론을 펼쳤다.

"소의 골을 파는 가게를 찾았어요."

예상 가능한 일이지만 블라드는 채식주의자를 못 견뎌했다. 지난 몇 년 동안 채식주의자 몇 명과 사귄 적은 있다고 했다.

"그중 한 사람을 처음 만난 자리에서 '원시인'으로 개종시킨 적이 있어요. 결과는 좋지 못했죠."

원시인 운동에 여자가 별로 없다는 사실은 맥 빠지는 일이었다. 블라드는 언젠가 데이트하던 여성을 집으로 데려갔던 일을 들려주었다. 그녀는 욕실이 너무 더럽다며 바로 나가버렸다고 했다.

그 말을 듣자 처음으로 블라드가 안쓰럽게 느껴졌다. 위생 관련 제품을 배제한 생활 원칙을 조금만 수정한다면 여자를 사귀기가 한결 쉬워질 거라고 말해주고 싶었다. 짐작컨대 블라드는 방취제나 치약을 쓰지 않는 게 분명했다.

프랑스 TV 프로듀서가 뭔가 빠른 어조로 말하는 폼이 이완을 걱정하는 듯했다. 그녀의 말을 알아들을 수는 없었지만 'dangereux'라는 단어가 귀에 들어왔다.

이완이 고개를 저었다.

흠, 어쩐지 불안한 예감. 우리는 줄을 서서 "셋." 하는 구령에 맞춰 통나무 하나를 어깨 위로 들어 올렸다. 전신주만큼이나 거대한 통나무였다. 내 무릎이 삐끗했다. 나는 얼른 다시 균형을 잡았다.

우리가 비틀거리며 10미터쯤 전진하자 이완이 통나무를 땅에다 내려놓자고 소리쳤다. 우리는 모두 "끄응." 한숨을 내지르며 통나무를 땅바닥에 던지듯 내려놓았다.

그때 블라드가 이완에게 다가갔다.

"이건 어떻게 하죠?"

블라드가 자신의 어깨를 가리키며 물었다. 통나무를 지고 가다가 긁힌 것 같았다.

이완은 그냥 어깨를 으쓱해 보였다. 누군가가 "알로에 베라가 좋아요." 하고 한마디 했다.

"적들의 피를 바르세요."

존의 말에 우리 모두 웃었다. 블라드만 빼고. 원시인 종족의 분열 조짐이 느껴졌다. 나는 블라드가 걱정됐다. 그가 빨리 정신을 차리고 이 '알파 메일동물 세계에서 서열이 제일 높은 수컷'들과 동족애를 회복할 수 있기를 바랐다. 그가 할 수 있을지는 모르겠지만…….

그때 이완이 발을 들어 올리더니 나무에 올라가다가 찢겼다면서 피가 흐르는 자신의 발가락을 가리키며 말했다.

"찢기고 긁힌 상처는 우리의 육체를 새롭게 만들어줍니다."

마지막 운동은 전력 질주였다. 이론에 따르면 구석기 시대에는 지금의 조깅 같은 '한가로운' 달리기가 거의 없었다. 걷기 아니면 전력 질주였다. 허기진 호랑이한테 쫓겨도 전력 질주, 영양을 잡기 위해서도 전력 질주.

이완이 함박웃음을 지어 보였다.

"살아 있다는 느낌이 드시나요? 이게 바로 제대로 된 운동입니다. 준비운동 같은 건 필요 없습니다. 그냥 달리세요!"

앗, 그런데 이거 아시는지? 정말로 내가 살아 있다는 느낌을 받았다! 황홀함. 자유로움! 내 심장이 있는 대로 부풀었다가 줄어드는 게 느껴졌다. 이 온몸으로 느껴지는 짜릿함!

머리가 희끗한 여성이 다가오더니 어째서 한 무리의 남자들이 상의 실종된 차림으로 달리기를 하고 있는지 물었다. 우리는 설명을 했다.

"아, 그렇군요. 난 또 강도떼인 줄 알고요."

그 여성은 사뭇 진지한 어조로 말하더니 멀어져갔다.

우리는 걸어서 길을 되돌아왔다. 다음 전력 질주를 준비하기 위해서였다.

"좀 더 고른 길에서 해보면 안 될까요? 발이 좀 아파서요."

블라드가 물었지만 이완이 냉정하게 대답했다.

"강해지세요."

모두가 웃었다. 이번에도 블라드만 빼고.

우리는 다시 자전거 인파를 헤치고, 울타리를 타 넘어가며 달렸다. 이완과 존이 앞서 달렸다. 내가 몇 발짝 블라드를 앞서 달렸다. 그는 인정하지 않았지만.

"당신이 있어서 다행이에요. 나만큼이나 느리네요. 꼴찌가 되고 싶지는 않았거든요."

이 동정하기 힘든 작자 같으니라고…….

그것으로 모든 게 끝났다. 뉴욕의 '초원'에서 헐떡거린 지 세 시간이 지났다. 나는 춥고 피곤했다. 그리고 집에 가서 내 원시인 아이들을 돌봐야 했다.

작별 인사를 하는데 이완이 내가 쓰는 책의 주제를 다시 물었다.

"최고로 건강한 사람이 되어보려고 애쓰는 내용입니다."

"당황스럽게 하고 싶지는 않지만 제가 바로 최고로 건강한 사람입니다. 건강하려고 '애쓰는' 사람이 아니라 '이미' 건강한 사람이죠."

이완이 웃으며 말했다.

나는 집으로 돌아와 20분 동안 발가락에 박힌 유리 조각을 빼내야 했다. 그 사이 블라드에 대해, 그리고 그의 모욕적인 언사들에 대해 줄리에게 이야기했다.

"그래서 이제부터 당신은 짐승 가죽을 걸치고 달릴 생각이야?"

아니, 그럴 것 같지는 않다. 하지만 원시인 운동을 무시해서도 안 될 것 같다. 적어도 하늘 아래서 운동하는 것에 대한 이완의 생각에는 일리가 있다.

나는 늘 실내에서의 삶을 선호해왔다. 우디 앨런의 말을 인용하자면 "자연과 나는 둘이다". 하지만 올해는 그러지 않으려 한다. 최근 연구 결과에 따르면 바깥에 있는 것만으로도 건강에 좋을 수 있다고 한다. 꽃가루 알레르기가 없는 사람에 한한 소리겠지만. 일본 의과대학의 한 연구에서는 두 시간 동안 숲속을 걸으면 천연 항암 세포, 즉 강력한 면역 세포가 50퍼센트나 증가한다고 발표한 바 있다. 그리고 2010년에 이루어진 일본의 연구에서는 280명의 피실험자들에게 공원과 도시를 걷게 했더니 자연 속에서 산책한 사람들의 경우 스트레스 호르몬인 코티졸의 분비가 줄었고, 심장박동 수가 줄었고, 혈압이 낮아졌다.

그런데 과연 위대한 '자연'은 어째서 위대한가? 이론에 의하면 식물은 '피톤치드'라는 화학물질을 분비한다. 그 화학물질을 이용해 식물은 스스로를 썩지 않게 보호하는데 그것이 사람에게 같은 효과를 줄 수도 있다.

아니, 사실은 그보다 더 단순할 수 있다. 자연을 보기만 해도 우리 마음이 차분해질 수 있다. 1984년 델라웨어 대학교에서 이루어진 유명한 연구가 있다. 담낭 수술을 받고 회복 중인 환자들을 두 그룹으로 나누어 병원의 다른 방에 배치했다. 한 그룹은 창밖으로 푸른 초원을, 다른 그룹은 벽돌담을 내다보도록 전망을 구성했다. 자연 경관을 볼 수 있었던 사람들은 상대적으로 회복 속도도 빨랐고, 강력한 진통제를 써야 하는 경우도 적었다. 여담이지만, 그 사람들이 간호사들을 대하는 눈빛도 달랐다고…….

운동과 노화

며칠 뒤, 나는 할아버지 댁을 방문하기 위해 센트럴파크를 달리고 있었다. 도중에 숨을 고르려고 몇 번 멈춰서긴 했지만 주저앉지 않고 2.5킬로미터를 뛰었다. 대단한 발전!

할아버지의 아파트에 도착하자 할아버지가 내 건강 도전이 어떻게 돼가느냐고 물었다. 원시인에 대한 이야기를 들려주자 할아버지가 웃음을 터뜨렸다.

할아버지는 하루에 대부분의 시간을 보내는 리클라이너_{주로 가죽으로 덧대어지고 다리를 뻗어 올리게 되어 있는 현대식 안락의자}에 앉아 있었다. 할아버지의 발은 혈액순환이 좋지 않은지 퉁퉁 부어 있었다. 할아버지는 디스크 때문에 걷는 것을 힘들어했다. 그런 할아버지의 모습을 보고 있자니 기분이 이상했다. 나와는 달리 할아버지는 거의 한평생을 활동적으로 살아왔다. 테니스, 달리기, 자전거, 원반던지기. 내가 아는 사람 중에 집에 로잉머신_{'노젓기'를 응용한 운동기구}을 갖고 있는 사람은 할아버지가 유일했다. 아, 스카이 콩콩도 있었다.

돌아가신 우리 할머니 역시 운동이라면 자다가도 벌떡 깨는 분이었다. 할머니는 나만 보면 축 처져 있지 말라고 늘 핀잔을 주었다.

"지난번에 할머니 생각이 났어요. 할머니가 오케스트라 지휘자들이 장수하는 이유가 팔을 많이 흔들기 때문이라고 늘 말씀하셨잖아요. 지금 제가 읽고 있는 책에서 그게 맞을 수도 있다고 하네요."

그러자 할아버지가 웃으면서 허공에 대고 지휘하는 시늉을 했다.

"현명한 사람이었지."

할머니는 6년 전, 68년째 결혼기념일을 목전에 두고 돌아가셨다. 두 분의 결혼 생활은 훌륭했다. 완벽하지는 않을지 모르지만 썩 훌륭했다.

할아버지는 할머니를 놀려먹기 좋아했다. 저녁 식사 중에 누군가의 결혼이 다가온다는 쪽으로 대화가 흘러가면 할아버지는 이내 서재로 가서 『바트렛의 인용구 모음집Bartlett's Quotations』을 갖고 나왔다. 그러고는 '결혼'에 대해 조지 버나드 쇼가 했던 말을 큰 소리로 읽었다.

이제 이 두 사람은 가장 폭력적이고, 가장 비이성적이고, 가장 미혹적이고, 가장 덧없는 열정의 영향권 아래 놓이게 되었다. 두 사람은 죽음이 두 사람을 갈라놓을 때까지 그 흥분되고, 비정상적이고, 피곤한 상태 속에서 변치 않고 살아갈 것을 맹세해야 한다.

그러고 나면 할아버지는 허리가 휘게 웃었다.

"당신도 참……."

말은 그리 하면서 할머니도 웃었다. 그 다음은 할머니의 복수 타임이 이어졌다. 결국 언젠가 할머니는 그 페이지를 찢어버렸고, 그 바람에 결혼에 대한 낭독 시간도 갑작스러운 종말을 맞았다.

어쨌든 그렇게 할아버지는 누군가를 놀리는 일마저 열심이었다. 할아버지는 1932년 코넬 대학교 학생으로 할머니를 만날 당시의 과도한 열정(할머니를 보려고 남학생 접근 금지인 여학생 기숙사 벽을 타고 올라갔다)을 지금도 어느 정도는 갖고 있다. 할머니가 돌아가시기 직전까지 할아버지는 길을 걸을 때 할머니의 손을 잡고 다녔다. 그러다 또 여지없이 할머니를 공격하고("당신도 참……").

"네 할머니는 내가 아는 가장 훌륭한 여자였다."

할머니가 돌아가시고 몇 주 뒤, 점심을 먹다가 할아버지가 그렇게 말했다. 그때 할아버지의 두 눈에는 눈물이 고여 있었다.

두 분의 결혼 생활은 할아버지가 꾸준히 하고 있는 유산소 운동 못지않게 할아버지의 장수에 기여했는지 모른다. 행복한 결혼 생활이 건강에 도움이 된다고 밝힌 연구 결과들은 상당히 많다. 심장마비뿐 아니라 폐렴, 암, 치매 발병률도 줄여준다.

내 마음에 들건 안 들건 통계적으로 봤을 때 결혼은 분명 건강에 도움이 된다. 하지만 내게 '숫자'를 보여달라. 타라 파커 포프가 『더 나은 삶: 멋진 결혼의 과학_For Better: The Science of a Good Marriage_』에도 썼듯이, 고무적이지 못한 결혼 생활은 건강에 아주 나쁘다.

"최근 연구 결과에 따르면, 힘든 결혼 생활은 상습적인 흡연만큼이나 심장에 나쁜 영향을 끼칠 수 있다."

그런데 어째서 결혼이 건강에 도움이 된다는 걸까? 포프는 보다 친근한 이유 몇 가지를 이렇게 정리했다.

- 기혼자는 과음, 외박 같은 건강치 못한 활동에 참여할 가능성이 적다.
- 결혼에 의해 조성된 가족적, 사회적 유대 관계가 스트레스를 줄여준다.
- 기혼 남자는 배우자의 잔소리 덕분에 의사를 만날 확률이 높다.

마지막 부분은 결코 사소한 문제가 아니다. 고집이 보통 아닌 우리 할아버지만 하더라도 할머니가 등 떠밀지 않았다면 과연 의사를 만나러 갔을까? 내 보기에 할머니는 지금도 나름의 방식으로 할아버지를 지켜주고 있다. 병원에서 눈 감기 전, 할머니는 자식들에게 아버지를 잘 돌봐줄 것을 신신당부했다.

할아버지와 한 시간 정도 이야기를 나눈 뒤 나는 작별 인사를 했다. 센트럴파크를 다시 가로질러 집까지 뛰어갈 생각이었다. 그런데 이게 웬일? 빈 택시가 빨간 불에 걸려 바로 내 코앞에서 서는 게 아닌가? 내가 달리 뭘 할 수 있으랴. 나는 의지 약한 남자다.

내 자신 속이기

운동이 조금만 더 즐거웠으면 좋겠다. 끝내주게 좋은 사이클용 반바지, 스포츠 브라를 대거 보유하고 있는 만큼 줄리는 헬스클럽을 사랑한다. 줄리가 헬스클럽에 가 있는 동안 소파에 드러누워 책 읽는 시간을 기다릴 때의 내 심정으로, 줄리는 헬스클럽에 가는 시간을 기다린다.

베스트셀러 『본 투 런』에서 저자인 크리스토스퍼 맥두걸은 '달리기'가 인간에게 선사하는 그 황홀한 즐거움에 대해 쓰고 있다. 나는 아주 드문 경우를 제외하고는 좀처럼 달리기의 기쁨을 느끼지 못한다. 나는 빈둥거리면서 즐거움을 느낀다. 시간이 지나면 나도 몸 쓰는 일을 좋아하게 되는지 모른다. 중매로 결혼한 사람들이 살면서 사랑을 느끼듯 말이다. 하지만 지금 당장은 궁합이 맞지 않는다.

그렇다면 머리를 좀 쓸 필요가 있다. 나로서는 운동과 관련해 내 자신을 속이는 것이 유일한 방법이다. 밤에 문 앞에 반바지와 운동화를 내놓는 게 하나의 전술이 될 수 있다. 시각적 자극이 주어지면 운동하러 나갈 가능성이 커진다는 연구 결과가 있기 때문이다(나름대로 효과는 있었다. 칠칠맞게 아무 데나 바지를 두느냐면서 줄리가 냉큼 치워버리지만 않으면).

하지만 내가 제일 좋아하는 전술은 '에고노믹스egonomics'에 대한 글을 읽고 착안해낸 다분히 엉뚱한 방법이다.

에고노믹스는 노벨 경제학상 수상자인 토머스 셸링이 창안한 이론이다. 셸링 박사의 이론에 따르면 우리에게는 근본적으로 두 개의 자아가 존재한다. 그 두 개의 자아는 자주 대립 관계에 놓인다. 예를 들면 팝 타르트를 먹고 싶어하는 현재의 자아가 있다. 그리고 팝 타르트를 먹은 걸 후회하는 미래의 자아가 있다. 이때 건강한 결정을 내릴수 있는 비결은 미래의 자아를 존중하는 것이다. 미래의 자신을 귀히여기라. 당신의 친구, 혹은 사랑하는 사람을 대하는 것과 똑같이 '그'를 대하라.

하지만 미래의 자아? 너무 추상적이다. 그럼 내 미래의 자아를 좀더 구체적으로 만들어보면 어떨까? 그래서 나는 아이폰으로 '아워페이스HourFace'라는 앱 프로그램을 내려받았다. 기존의 사진을 디지털로 '노화'시켜주는 프로그램이다. 나는 내 사진을 찍어 프로그램을 실행시켰다. 그 결과는 충격적이었다. 내 얼굴이 점점 늘어지는가 싶더니노인성 반점이 퍼졌다. 내 얼굴은 성경에 나오는 그 못된 피부병에 걸린 것 같았다.

나는 그 사진을 출력해서 내 방 벽, 비판적 시각과 열린 마음의 균형을 강조했던 칼 세이건의 말과 나란히 테이프로 붙였다. 그랬더니?효과가 있었다! 운동화 끈을 매야 하나, 풀어야 하나 고민이 될 때마다 내 눈에 '늙은' A.J.의 모습이 들어온다. 외모가 마음에 안 들어도 네 안의 '노인'을 생각하라. 이 운동은 그를 위한 것이다.

내 미래의 자아는 내 아들들을 위해 그들 곁에 있어줘야 한다. 아이들은 '그'를 알 자격이 있다.

중간 평가: 두 번째 달

몸무게 **76킬로그램**

야간 수면 시간 **6시간(바람직하지 못함)**

헬스클럽 방문 **12회(좀 더 자주 갈 수 있었음)**

벤치 프레스 **25킬로그램, 15회 반복**

이번 한 달 동안 체중은 고작 500그램이 빠졌다. 하지만 그게 다 근육 무게가 더해졌기 때문이다. 욕실 거울 앞에 서서 팔뚝과 가슴에 눈곱만 한 변화라도 있는지 찾아볼 때 최소한 내 자신에게 그렇게 말한다.

나는 여전히 먹는 양을 자제하려고 최선을 다하고 있다. 집에서는 꿋꿋하게 공룡 그림이 그려진 아이들 접시를 사용한다. 레스토랑에 가면 주 메뉴의 절반 정도는 작은 버터 접시에 덜어 먹고, 나머지 절반은 싸달라고 해서 집에 가져온다. 음식을 씹는 횟수는 한 입에 열 번 정도? 전문가 수준은 아니어도 무난한 편이다. 그리고 어딜 가든 파란색과 흰색이 섞인 칵테일 새우 포크를 바지 뒷주머니에 꽂고 다닌다. 그 바람에 청바지 뒤쪽에 조그만 구멍이 생겼고, 포크를 깜빡 접시 위에 그냥 두고 나와 웨이터한테서 돌려받은 게 여러 번이다.

그렇게 '양' 문제는 그럭저럭 잘해나가고 있다. 하지만 도대체 그 '양'을 무엇으로 채울지가 문제다. 건강한 메뉴의 '내용'이 뭔지는 아직도 감이 잘 안 잡힌다.

이번 달에는 최소한 설탕을 줄여보기로 했다. 많이 먹으면 독이 된다고 거의 모든 사람이 동의하고 있기 때문이다. 그런데 설탕이란 놈은 아주 사기성이 농후하다. 사례가 될 만한 예가 있다. 「에스콰이어」취재 건으로 공항에 갔을 때 '헬시 가든'이라는 이름의 편의점이 눈에 들어왔다. 이름에서 건강미가 풍겼다. 그래서 가게로 들어가 둘러보았더니 웬걸? 진열대에는 소금 팍팍 뿌린 첵스 믹스 과자, 젤리, 초콜릿 칩 쿠키, 그리고 과일과 견과류를 섞어놓은 '헬시 믹스'가 있었다. 헬시 믹스 안에는 호두, 아몬드 등 그런대로 영양가 있는 것들이 들어 있었다. 그런데 그중 바나나 칩이 보였다. 그 바나나 칩에는 정제 설탕, 코코넛 기름, 무엇보다 바나나 향이 함유되어 있었다. 바나나에 굳이 바나나 향을? 떳떳치 못한 바나나임에 틀림없다.

설탕을 줄이고 보니 전반적으로 조금 건강해진 것 같은 기분이 든다. 피곤한 정도가 덜하고 기운이 나는 것 같다. 예전 내 몸 상태가 구름, 혹은 안개 낀 상태였다면(베이징 정도) 지금은 그 오염 정도가 한껏 줄었다(휴스턴 정도). 계단을 몇 개씩 한 번에 뛰어 올라가도 만화 캐릭터가 사랑에 빠졌을 때처럼 심장이 튀어나올 것 같은 일도 없다.

그런데 정말 이 모든 게 헬스클럽을 다니고, 식단을 제한하고, 샤워를 더 많이 해서일까? 글쎄올시다. 아직은 잘 모르겠다. 아무래도 휴식을 좀 가져야 할 것 같다. 다음 신체 부위 때는 땀범벅과 배고픔을 동반하지 않는 무언가를 했으면 좋겠다.

제3장

귀

소음 없이 살기 위한 도전

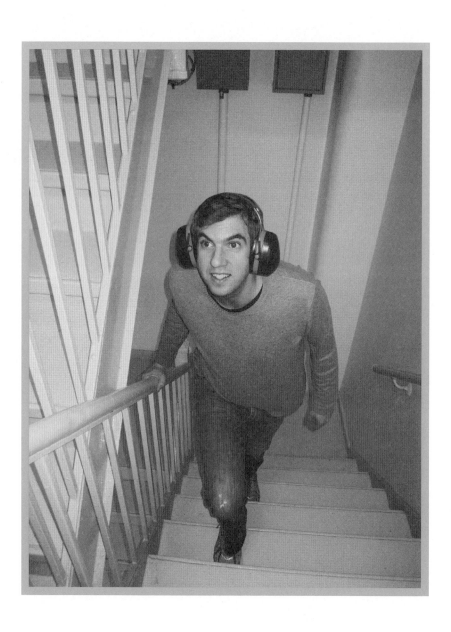

세 아이들을 데리고 일본식 즉석 구이 식당으로 저녁을 먹으러 갔다. 그곳은 우리 아이들이 제일 좋아하는 음식점이다. 휙휙, 공중 부양을 하는 음식들과 마체테라틴 아메리카 원주민들이 사탕수수 자를 때 주로 쓰는 날이 넓은 칼 만 한 칼이 나오기 때문이다. 결코 거부할 수 없는 매력의 결합.

하지만 '건강'과는 거리가 멀다.

먼저, 음식이 그렇다. 소금과 기름 덩어리. 둘째, 그릴에서 뿜어져 나오는 연기가 그렇다. 온 방 안을 가득 메운 연기가 눈이 매울 정도로 매캐하다.

게다가 오늘 밤 새삼 느낀 게 또 있다. '소음'이다. 그릴 위에서 '치익' 타들어가는 간장 소리에 사람들이 떠드는 소리가 더해져 더 시끄럽게 들린다. 거기다 우리 세 아이들……. 나는 그 아이들을 몹시 사랑한다. 하지만 녀석들은 상상을 초월할 정도로 시끄럽다(제인은 엄마가 낮잠을 자니 조용히 다니라고 하면 "발끝으로!"라고 소리를 지르며 다닌다). 게다가 오늘 아이들의 손에는 친구의 생일 파티에서 받아온 조그마한 플라스틱 나팔이 하나씩 들려 있다. 와줘서 고맙다는 답례치고는 흔치 않은 품목이었다. 왜? 말보로 담배하고 면도기를 쥐어주시지? 차라리 그쪽이 나았을 것 같다.

'기계체조'가 주제였던 그 생일 파티가 끝난 이후로 아이들은 계속 나팔을 불어대고 있다. 이건 마치 내 개인 소유의 남아프리카 축구단이라도 대동하고 다니는 기분이다. 애피타이저가 나오기 직전에서야 그 지긋지긋한 나팔을 녀석들로부터 떼놓을 수 있었다.

그러고 보니 이 세상은 너무 시끄럽다. 건강 프로젝트를 하면서 점점 더 피부로 느껴지기 시작했다. 나는 자료들을 읽어보고, 그 소음들이 그냥 지나칠 사소한 문제가 아님을 알았다. 알고 보면 '소음'은 현대인의 건강을 해치는 꽤 큰 요인이다. 청각에 해를 끼칠 뿐 아니라, 뇌와 심장에까지 영향을 준다. 쉽게 말해 우리 귀를 기준으로 생각해보면 '간접흡연'인 셈. 어떤 사람은 더 심하게 소음을 '청각적인 독가스'라고 표현하기도 한다.

그런데 이런 소음 오염이 주요 질병 원인으로는 별 주목을 끌지 못한다. 하지만 소음의 무차별 공격에 대항해 그나마 목소리를 높이는, 용감하면서도 살짝 기이한 운동가들은 있다. 뉴욕시티 대학교 심리학과 알린 브론자프트 교수가 그런 사람이다. 동의를 얻어 나는 그녀의 집으로 찾아갔다.

짧은 갈색 머리에 아담한 몸집의 브론자프트 교수는 과연 교통 소음을 '적절히' 차단해놓은 집에서 살고 있었다. 우리는 부엌 식탁에 앉아 '소음'에 대한 본격적인 이야기를 시작했다.

소음 정도가 이렇게 심한 세상에서 살면 무엇이 문제인가?

"가장 큰 문제는 청각 상실입니다."

현재 2,600만 명의 성인이 소음 때문에 청각을 잃은 채 살아가고 있다. 요즘에는 이어폰을 안 끼고 다니는 사람이 없으니 그 숫자는 증가 일로에 있다고 한다.

이어폰을 안 끼더라도 나이가 들면서 우리는 청각이 약해지게 되어 있다. 달팽이관 안의 유모 세포가 손상되기 때문이다. 보통 성인은 초당 1만 6,000사이클, 아기들은 초당 2만 사이클의 소리를 들을 수 있다. 청각은 상대적으로 톤이 높은 소리를 감지하는 능력이 먼저 약해진다. 이는 여자들과 아이들의 목소리가 더 빨리 들리지 않게 된다는 뜻이다.

청각 손실만 해도 심각하지만 그렇다고 그게 문제의 전부인 것은 아니다. 소음은 우리의 스트레스 레벨, 심장 혈관계, 집중력에까지 상당한 영향을 미친다. 소음은 실제적으로 인간의 몸에 생물학적 반사작용을 불러일으킨다. 아드레날린 증가, 혈압 상승……. 그런데 지금 우리는 거의 매일, 그것도 하루 종일 시끄러운 소음의 융단폭격을 받고 있다. 다시 말해 우리의 생물학적 반사작용 본능이 거의 극한의 지경에 와 있다는 말이다. 어떤 조사에서 보면 시끄러운 환경에서 일하는 사람들은 조용한 환경에서 일하는 사람보다 심장에 문제가 생길 확률이 두세 배나 높아진다고 한다. 이와 관련해 조지 프로흐니크는 자신의 책 『침묵의 추구』에서 세계 건강 기구의 주장을 언급하고 있다.

"매년 발생하는 4만 5,000건의 치명적 심장 발작의 원인은 소음과 관련된 심장 혈관계 긴장이 원인일 수 있다."

소음은 우리 귀와 심장을 공격할 뿐 아니라 뇌에도 적지 않은 무리를 가한다.

브론자프트 교수는 소음이 인간의 정신을 교란시킨다는 사실을 처음으로 과학적으로 입증해 보인 사람 중 한 명이다. 1970년 그녀는 뉴욕 시 지하철 노선도 설계에 일조하며 교통 자문가로 일을 하고 있었다. 그때만 해도 교수는 소음 오염에 대해 그다지 신경 쓰지 않았다(희한한 건 사실 그녀는 소음에 별로 민감하지도 않았다. 공중 건강 문제로 소음에 관심을 갖게 된 것뿐이라고).

그러다 그녀는 맨해튼 워싱턴 하이츠에 있는 한 공립학교에서 획기적이라 할 만한 연구를 주도하게 되었다. 그 학교의 교실은 몇 학급이 옥외 지하철로와 정면으로 인접해 있었다. 학생들은 5분 간격으로 지하철이 덜컹거리며 지나가는 소리를 들어야 했다. 한편, 반대쪽을 향하고 있던 다른 교실들은 지하철 소음에 직접적으로 노출되지 않았다. 과연 차이가 있었을까? 6학년 때까지 '조용한' 교실에서 공부한 아이들은 읽기 과목에서 '시끄러운' 교실의 학생들보다 1년이나 앞선 결과를 나타냈다. 그 후 브론자프트 교수가 결론을 내리기까지 성인 및 학생을 대상으로 일련의 연구가 추가로 이루어졌다.

브론자프트 교수가 연구를 시작했을 때 세상은 유기농 음식과 그리스 동상에 옷을 입히자는 움직임 사이 어디쯤에서 '반反소음' 운동이 일어나고 있었다. 그랬던 것이 지금은 부쩍 주류에 가까워지고 있다. 생활 속에서 소음 방지 천장, 수정 비행 패턴, 제품의 소음 관련 경고 표시가 부쩍 늘어났다. 풍력 발전소, 산악용 오토바이 경주로, 낙엽 치우는 기계 등에 불편한 심기를 드러내는 행동가들이 늘고 있다.

"이건 비단 대도시의 문제만이 아닙니다."

브론자프트 교수가 말했다.

거의 두 시간이 흘렀다. 반소음 운동가인지는 모르겠지만 교수는 그렇다고 조용한 성격은 아니었다. 말이 아주 많았다. 그녀는 시끄러운 이웃 사람에게 살해당한 노파를 소재로 소설을 구상하고 있다는 이야기를 내게 들려주었다. 제목은 '시끄럽게 죽다'라고 했다.

"제 소설 속에 섹스가 나올까요? 그렇습니다. 아주 많이 나옵니다. 제 딸은 차마 읽지도 못했어요. 소음에 대해서는 나올까요? 나옵니다. 살인도 나오고, 미스터리도 있습니다. 하지만 문학적인 접근은 아니에요. 제가 좀 학구파라서요."

나는 학교에 가 있는 아이들을 데리러 가야 한다며 그녀의 말을 끊었다. 작별 인사를 한 뒤 버스를 타고 집으로 오는 내내 나는 덜컹덜컹, 끽끽, 요란한 교통 소음을 무시하려 애썼다.

주의해서 듣기

그날 저녁, 나는 내 삶의 '볼륨'을 줄이기로 결심했다. 먼저 아이들의 방부터 시작했다. 나는 삐삐, 끽끽, 윙윙, 요란한 소리를 내는 장난감들을 죄다 끄집어내 소리의 근원인 플라스틱 스피커를 배관용 테이프로 막았다. 거의 30분이 걸렸다.

"아빠, 뭐해요?"

큰아들이 물었다.

"장난감이 고장 나서 고치는 거야."

나는 '반' 거짓말을 했다.

그 작업은 꽤 성공적이었다. 적어도 내 눈에는 그랬다. 아직도 '닭 춤 추는 엘모'가 "다 같이 날개를 퍼덕거려요." 하고 외치는 소리가 들리긴 한다. 하지만 이제는 물 받은 욕조에 엘모가 머리를 푹 담그고 내는 소리 같다(녀석의 머리를 정말로 그러고 싶다).

다음은 '보호' 단계다. 나는 오렌지색의 실리콘 귀마개를 샀다. 한 일주일 정도는 효과가 있었다. 하지만 귀마개가 귓구멍에서 계속 빠지는 게 문제였다. 여행을 다닐 때마다 한 움큼의 귀마개를 잃어버리고 왔다. 그래서 소음 제거 헤드폰을 샀다. 가격이 무려 300달러나 했다. 스트레스 유발.

출장차 애틀랜타로 가는 비행기 안에서 그 헤드폰을 써보았다. 두 귀에 덮어 쓰고 작동 스위치를 누르니 웬걸, 세상은 조용해지지 않았다. 딩동 하는 비행기 안전벨트 신호음이 여전히 들렸다. 헤드폰 볼륨을 10에서 7로 내렸다. 그러자 꿈속 같고 엄마 자궁 속 같은 아늑함이 밀려들었다.

그 이후로 몇 주 동안 헤드폰을 쓰는 빈도가 높아졌다. 이 글을 쓰는 지금도 나는 은색과 검은색이 섞인 대형 헤드폰을 쓰고 있다. 그런 내 모습은 JFK 공항 활주로의 수하물 관리자 같다.

일할 때도, 학교로 아이들을 데리러 갈 때도, 이를 닦을 때도 나는 헤드폰을 착용한다. 이런 나를 보고 사람들이 묻는다.

"지금 뭘 들으시는 거예요?"

그러면 나는 '침묵'이라는 편안한 소리를 듣는다고 대답한다.

그런데 헤드폰은 '멍청이'처럼 보일 우려가 있다. 얼마 전 내 친구의 집에 헤드폰을 쓰고 갔다.

"그것 좀 벗어."

엘리베이터를 기다리고 있는데 줄리가 내게 말했다.

"왜?"

"바보 같아."

"이건 선글라스하고 비슷한 거야. 내 귀를 보호해주거든. 선글라스는 눈을 지켜주잖아. 같은 맥락이지. 해로운 자극의 근거를 차단하는 거야. 그런데 어째서 선글라스는 괜찮고, 헤드폰은 바보 같다는 거야?"

"그냥 좀 벗어."

나는 그 말대로 했다.

그런데 그 때문에 소음이 우리 삶에 얼마나 해로운지 줄리에게 더 증명해 보이고 싶었다. 그래서 얼른 인터넷에서 소음 측정기를 주문했다. 모양이 꼭 체온계처럼 생겼다. 나는 어디든 그걸 갖고 다니면서 틈만 나면 남몰래 꺼내들고 소리를 측정했다.

그러다 발견한 게 몇 가지 있다. 이것은 명심할 부분이기도 하다. 데시벨 수준이 85(낙엽 치우는 기계 소리) 이상이면 영구적인 청각 손실을 일으킬 수 있다.

- 타임 스퀘어에 있는 데이브 앤 버스터 레스토랑 겸 전자 오락장 **102**
- 뉴욕의 C호선 지하철역 **110**
- 〈버블 버블 인어 친구들〉의 마지막 5분을 놓쳐 제인이 징징대는 소리 **91**
- 줄리가 보던 「타임」을 치운 사람이 나인지 아닌지를 놓고 줄리와 한 판 설전을 벌였을 때 측정 불가. 원인은? 내가 측정기를 입가로 가져가기만 하면 줄리

가 입을 닫아버렸기 때문.

중간 평가: 세 번째 달

몸무게 **76킬로그램**

쓰러지기 직전까지 한 팔굽혀펴기 횟수 **34회**

공원 산책 **8회**

혈압 **115/75**

매사추세츠 대학교의 한 연구에 따르면 헤드폰 덕분에 내 미각이 좋아질지도 모른다. 그 연구에서 배경 소음이 우리 입안에 있는 미뢰를 무디게 한다는 사실을 발견했기 때문이다.

내게는 좋은 정보다. 건강한 음식에서 얻을 수 있는 혜택이 좀 더 필요해서다. 나는 '제대로' 먹기 위해 노력하고 있지만 꾸준히 못하고 있다.

오즈 박사의 웹 사이트에서 건강 음식 목록을 내려받았으니 이제부터는 본격적으로 영양에 신경 써보려 한다. 그 일환으로 한 자리에서 '건강 음식 많이 먹기'의 자체 기록을 갱신해보기로 했다. 지금까지의 기록은 '8'이다. 어제 30분 동안 점심에 먹을 샐러드를 만들었다. 재료는 망고(비타민 C의 치주염 예방 효과), 펜넬(항염 효과), 블루베리(당연히 항산화 성분), 아보카도(불포화지방산), 석류씨(피부 콜라겐을 지켜주는 엘라그산), 다크 초콜릿, 해초 다진 것, 콩(아연 공급)을 넣었다. 건강한 음식을 먹는 데 '승부욕'을 이용하는 아이디어가 마음에 든다. 비록 내 자체 기록을 깨는 '나 홀로' 경쟁이긴 하지만……

한편 나는 매일 운동을 하려고 노력하고 있다. 그런데 일주일에 네 번이 한계다. 그 횟수를 좀 늘려보고자 온라인 쇼핑몰에서 300달러를 주고 러닝머신을 사기로 했다.

"그 큰 걸 어디다 두려고?"

"침실에 둘까?"

줄리가 나의 말에 멈칫했다.

"덩치 큰 기계를 집에 들이는 건 심히 내키지 않지만 당신 건강에 도움이 된다면야……."

러닝머신은 한동안은 효과가 있었다. 나는 시속 8킬로미터에 속도를 맞추고 거의 매일 3~4킬로미터 정도를 뛰었다. 그러다 아래층에 사는 이웃에게서 전화가 걸려왔다. 알고 보니 우리 집이 있는 4층 전체가 불안에 떨고 있었다. 우리 집 러닝머신에서 시작된 진동이 아파트 이쪽 끝에서 저쪽 끝까지 번졌던 모양이다. 한 이웃은 벽에 걸린 그림이 왜 매일 밤 춤을 춰대는지 궁금해했다고 한다.

브론자프트 교수의 소설이었다면 나는 잠자다 살해당하고도 남았다. 그래서 어쩔 수 없이 나는 러닝머신을 포기해야 했다. 지금 그 러닝머신은 묵묵히 내 침실을 지키고 있다. 아깝게 날린 300달러를 상기시켜주면서…….

헬스클럽으로 돌아갔다. 좋아서 몸살 나는 정도는 아니지만 예전처럼 그곳이 부담스럽지는 않다. 헬스클럽에서 마음에 드는 몇 가지를 찾아냈기 때문이다. 나처럼 정기적으로 오는 손님들과 고개를 까닥하면서 나누는 인사가 좋다. 내가 자전거 운동을 하는 동안 탈무드를 읽으며 기다리는 남자, 이두박근을 단련하다가 꼭 타잔처럼 가슴을 막 두들기는 남자, 1985년 제이미 리 커티스 주연의 영화 〈퍼펙트〉에서 그대로 걸어나온 것 같은 착각을 불러일으키는 복장(목 긴 양말에 하얀색 머리띠)의 남자.

그리고 우리의 토니가 있다. 그는 내가 나날이 발전한다며 아낌없는 격려를 날린다. 3주 동안 7킬로그램 덤벨에서 헤어나오지 못하고 있는데도 말이다. 이해심 많은 멘토인 그는 헬스클럽 에티켓도 잘 가르쳐준다.

"역기를 세게 내려놓지 마세요. 그러면 사람들이 안 좋게 볼 겁니다. 당신이 약하다고 생각할 거예요. 하지만 좀 끙끙대는 소리를 내다가 세게 내려놓는 건 괜찮아요. 사전 계획은 필요하지만요."

그렇게 전반적으로 느낌은 괜찮다. 아니, 좋다. 고등학교를 졸업하고 처음 느끼는 기분인 듯싶다.

그런데 마음을 좀 놓으려 할 때마다 여지없이 스트레스 유발성 자료들을 보게 된다. 어떤 최근 연구 결과가 머릿속에서 떠나질 않는다. 내가 하루에 한 시간씩 운동을 하는 게 아무 의미가 없을 수도 있다는 내용이다. 한 시간 운동하고, 깨어 있는 나머지 열여섯 시간 동안 아무것도 안 하면 건강하고 전혀 상관없어진다는……

제4장

엉덩이

앉아 있는 삶에서 벗어나기 위한 도전

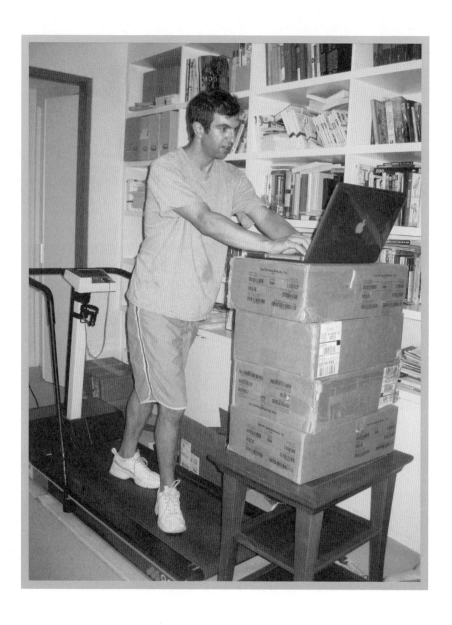

네 번째 달로 접어들었다. 이제 내 '앉아 있는 삶'과 전면적인 전쟁을 벌일 때가 되었다. 결코 내가 하고 싶어서 하는 전쟁은 아니다. 나는 평생 단 한 번도 '앉아 있는 삶'에 반감을 느껴본 적이 없다. 그게 나하고 얼마나 궁합이 잘 맞는데……. 건강 프로젝트를 하기 전 나는 하루 10~12시간 정도는 끄떡없이 앉아서 보냈다. 내 의자와 엉덩이는 소울 메이트 관계다.

언젠가 줄리에게 기립박수에 대해 불평한 적이 있다. 그게 꼭 필요한 건가 싶어서 말이다. 〈위키드〉가 아무리 재미있어도 그냥 편안히 앉은 상태에서 좋다고 표시하면 안 되나? 팔을 들어 보이거나 머리를 숙이거나 발을 굴리면 안 되나? 그냥 앉아서 말이다.

그런데 자료를 읽으면 읽을수록 불편한 진실을 발견한다. 하루 종일 가만히 앉아서 TV를 보면 건강에 안 좋다고 한다. 그것도 아주 많이…….

원래 인간은 앉아 있게 만들어지지 않았다. 하긴, 인류 역사를 통틀어 우리가 이렇게 '움직이지 않는' 때도 없었다. 하버드 대학교의 존 레이티 교수에 따르면 구석기 시대 선조들은 하루에 10~15킬로미터 정도를 걸어 다녔다. 우리의 조상님들은 하루에 우리보다 훨씬 많은, 평균 800칼로리를 소비했다. 『블루존』이라는 책에 의하면 오키나와, 사르디니아처럼 '장수촌'으로 유명한 문화권은 그 주민들이 높은 지대로 음식을 실어나르는 등 하루 종일 몸을 움직인다는 특징을 갖고 있다(평생 처음 뉴욕에 언덕이 많았으면 하는 생각이 들었다. 뉴욕은 너무 '평평해서' 위험하다).

미국인의 문제는 우리의 삶을 너무 발칸식으로 나눈다는 것이다. 헬스클럽에 가서 한 시간 운동한다(그것도 의무적으로). 그러고는 하루 종일 앉아서 지낸다. '움직임'은 상자 안에 담겨 단단히 봉해져버렸다.

열두 살 무렵, 나는 모든 일상 활동을 같은 것들끼리 엮어서 한꺼번에 하는 엉뚱한 상상을 한 적이 있다. 이를 테면 한 달 동안 이 닦기만 하고, 그 뒤로는 한 평생 이를 안 닦는 거다. 2년 동안 화장실에서 산다. 6주 동안 섹스만 한다. 그런데 지금 우리네 사는 모습이 그것하고 별반 다르지 않은 것 같다. 정도가 좀 덜하다는 것뿐……. 우리는 앉아 있고, 또 앉아 있고, 또 앉아 있다가 어느 순간 일어나 격렬하게 움직인다.

과학적 연구에 따르면 우리는 헬스클럽을 아무리 정기적으로 다녀도 앉아 있는 생활이 주는 해악에서 완전히 벗어날 수 없다. 그래서 나는 운동과 삶을 가로막고 있는 벽을 허물 계획을 세웠다.

우선 내가 '게릴라 운동(또는 내 친구 말대로 '맥이 있는 운동')'이라

부르는 것으로 시작했다. 몸을 움직이는 활동을 내 삶 곳곳에 분배한 것이다.

집에 올 때는 아파트 계단을 네 개씩 뛰어오른다. 공항에서는 자동 이동기People Mover를 타지 않는다. 그렇다. 나는 내가 '직접' 움직인다. 나도 안다! 가히 영웅적인 행동이다.

한번은 건강 관련 자료에서 횡단보도에서 신호를 기다릴 때 '건너지 마시오' 신호판을 붙잡고 턱걸이를 해보라고 추천한 글을 보았다. 해봤다. 다섯 살인 큰아들 녀석조차 나를 창피해했다. 그래서 그만두었다.

지금까지 가장 큰 변화는 볼일 보러 갈 때 뛰어서 가는 거다. 문자 그대로 '뛰어서'. '볼일 보러 가다run errands'는 영어에서 가장 왜곡이 심한 표현이다. 우리는 '뛰어서run' 볼일 보러 가지 않는다. '걸어서' 볼일 보러 간다. 아니, '운전해서' 볼일 보러 간다.

하지만 지난 몇 주 동안 나는 그걸 문자 그대로 실행해보았다. 잡화점에 뛰어가서 칫솔을 사고 집으로 올 때도 뛰어서 왔다. 슈퍼마켓에도 뛰어가고, 이발소에도 뛰어가고, 학교로 아이들을 데리러 갈 때도 뛰어갔다.

이렇게 뛰면서 볼일을 보면 안 좋은 점이 있다. 회사에 회의가 있어서 뛰어가는 동안 셔츠가 땀에 흥건히 젖었다(그래서 요즘은 가방 안에 방취제를 넣어 갖고 다닌다). 그리고 자가용이나 버스로 볼일 보러 갈 때보다 시간이 오래 걸린다(항상 그런 건 아니다. 총 거리가 열 블록 이하면 별 문제 없다).

또, 사람들을 짜증나게 한다. 다 큰 어른이 벌건 대낮에 평상복 차림으로 뛰어다니면 안 된다. 지난번에는 청바지에 헐렁한 코트를 걸치고 길거리를 뛰어 내려가는데 유모차를 밀고 가던 한 여성이 멈춰서서 나를 향해 소리쳤다.

"어디 사고 났어요?"

어디서 폭탄이라도 터진 줄 알았던 모양이었다.

뛰어서 볼일을 보러 가는 것는 의지력을 요구한다. 내 말을 듣지 않는 다리를 움직이게 하려면 "10, 9, 8……." 하고 카운트다운을 해야 한다. 하지만 좋은 점도 있다. 우선 어쩌다 헬스클럽을 빼먹어도 죄책감을 덜 수 있다.

"내게는 이 세상이 헬스클럽이야."

내 자신에게 그렇게 말한다. 시리얼, 오렌지가 든 내 가방이 덤벨이다. 그리고 뭔가 생산적인 일을 하고 있다는 뿌듯한 느낌도 있다. 어쨌든 한 번에 여러 가지 일을 해내고 있으니까 말이다.

이제 내게는 새로운 표현이 생겼다. 나는 줄리에게 이렇게 말한다.

"'뛰어서' 볼일 보러 다녀올게."

뛰지 않을 때도 나는 앉아 있는 걸 피하려 애쓰고 있다. 그런데 앉아 있지 말라는 자료들은 정신적으로 고무적이지 못한 효과를 준다. 도무지 마음 편할 날이 없다. 오래 앉아 있으면 죄책감이 든다. 앉아 있은 지 30분 정도 지나면 초콜릿 칩 쿠키 반 통을 비웠을 때처럼 찝찝한 기분이 밀려든다.

생물학자이자 저술가인 올리비아 저드슨의 설명에 의하면, '앉아 있기'는 크게 두 가지 문제를 갖고 있다. 첫째는 뻔하다. 앉아 있을 때 열량 소모가 적다. 둘째는 좀 생소하지만 중요한 문제다. 장시간 앉아 있으면 우리 몸의 물질대사에 변화가 생긴다는 것이다. 리파아제라고 하는 분자는 근육의 지방 흡수를 도와주는 역할을 한다. 그런데 앉아 있을 때 우리 몸에서는 리파아제가 만들어지지 않는다. 그래서 앉아 있으면 제 세상 만난 지방이 체지방으로 축적되거나 동맥을 막는 등 못된 짓을 한다.

그래서 나는 움직이지 않을 때는 최소한 서 있기라도 하려고 애쓴다. 올리비아 저드슨의 책에 있듯 "앉아 있기와 비교하면 사실 가만히 서 있기도 힘든 일에 속한다. 서 있으려면 다리 근육에 힘을 들어가고 허리와 어깨 근육도 사용해야 한다. 그리고 서 있는 동안 우리는 이쪽 다리에서 다른 쪽 다리로 중심을 옮기기도 한다. 이 모든 게 열량 소모에 기여한다".

어젯밤 줄리와 함께 영화 〈스타 트렉〉을 보러 갔다. 영화가 시작한 지 40분 정도 지났을 때, 나는 자리에서 빠져나와 극장 뒤쪽으로 가서 서 있었다.

잘한 거야. 아니, 노느라고 앉아 있다니? 그건 무기력하고 허약한 사람들이나 하는 짓이지. 나는 스스로를 옛날, 셰익스피어 글로브 극장에 입장료 1페니를 내고 서서 연극을 보던 그 강인한 1층석 관람객의 자손이라 세뇌시켰다.

"저기, 빈자리가 많은데요."

극장 안내원이 내게 속삭였다.

"고맙습니다만 전 괜찮아요."

'차르르' 돌아가는 영사기 소리가 내 귓가에 들렸다. 그 한편으로 느껴지는 극장 안내원의 의심에 찬 눈빛……

빨리 글쓰기

자, 이제는 책상이다. 과도한 앉아 있기 '범죄'가 가장 많이 발생하는 요주의 지역.

뭔가 조처를 취해야 한다. 지난 한 주 동안 나는 서서 일하는 것으로 작업 방식을 바꾸었다. 내 책상 위에 종이 상자를 세 개 쌓고 그 위에 노트북을 얹었다. 그러고는 서서 이메일을 쓴다. 언젠가 나보코프러시아 태생의 미국 소설가가 서서 소설을 썼다는 소리를 들은 적이 있다. 그렇다면 내가 쓰는 이메일에서 『창백한 불꽃』 정도의 문학성이 느껴지기를…….

그리 나쁘지 않았다. 다만 앞으로 옆으로 몸을 자주 움직였다. 그런 내 모습은 '통곡의 벽'에서 기도를 올리는 정통파 유대인과 비슷할 것 같다. 손에 토라 대신 맥북을 들고 있는……. 내 발밑에는 백과사전을 두 권 겹쳐두었다. 가끔씩 한쪽 발을 쉬게 하기 위해서다. 오래 서 있기 위해서는 필수다.

그런데 정말로 획기적인 변화가 찾아온 건 책상에 '움직임'을 결합시켰을 때였다.

나는 우디 앨런의 〈바나나〉라는 영화에 나왔던 엑스쿠시어Execusier를 자주 생각했다. 그건 정말이지 획기적인 발명품이었다. 책상과 운동의 결합. 수화기에 팽팽한 고무 밴드가 달려 있어서 전화를 받으면 바로 이두박근 운동이 되는 그런 식이었다. 하지만 현실에서는 아무리 인터넷을 뒤져봐도 엑스쿠시어를 찾을 수 없었다.

그래서 바로 그 다음 대안을 찾았다. 메이요 클리닉 연구원으로 있는 제임스 르빈 박사의 아이디어다. 그는 책상이 러닝머신에 붙어 있어야 한다고 생각했다. 우리는 일하면서 걸어 다닐 수 있어야 한다. 르빈 박사는 수는 많지 않아도 충성도는 꽤 높은 '러닝머신 책상' 마니아들을 양산해냈다.

시중에서는 러닝머신과 책상을 합체시킨 제품을 400달러에 살 수 있다. 혹은 직접 만들 수도 있다. 나는 후자를 택했다. 우리 집에 이미 러닝머신이 있기 때문이다(아래층 이웃 주민들의 불평 덕분에 벽장 신세가 돼버렸지만). 내가 직접 만든 러닝머신에서 '걷기'를 하는 이상, 이웃들도 항의하지 못할 것이다. 대단히 문명적이고, 대단히 조용하니까 말이다. 걷는 속도는 시속 1.5킬로미터밖에 되지 않는다.

나는 나무 상자 위에 노트북을 조심스레 올려놓고 러닝머신을 가로질러 긴 장대를 걸쳐놓았다. 잠깐씩 팔을 쉬어주기 위한 용도다. 그 정도 모양을 갖추는 데 사전, 서류함, 배관용 테이프가 대거 동원된 것은 물론, 쌓고 무너지기도 여러 차례 반복되었다. 하지만 성과는 있었다.

지금 나는 러닝머신을 하고 있다. 이번 장을 쓰면서 2.5킬로미터를 걸었다. 이 책이 그 대부분의 내용을 러닝머신 위에서 쓴 첫 책이 되면 좋겠다.

그런데 곱지 않은 시선들이 있었다. 우선 마티 고모의 잔소리. 내가 한 번에 여러 가지 일을 한다는 것이다. 그러면 그 순간에 전념할 수 없다고.

"걸으면서 글을 쓰면 산만하지 않아?"

줄리도 내게 그렇게 물었지만 나는 전반적으로 러닝머신 책상이 마음에 든다. 처음에는 좀 어색했다. 처음의 고비를 넘어야 한다. 의자가 나를 부르는 소리……. 하지만 걸으면서 일하다 보니 오히려 집중력이 좋아지는 것 같다. 앉아 있으면 늘 엉덩이가 들썩인다. 자꾸 일어나고 싶다. 간식을 먹으러 가고 싶고, 화장실에 가고 싶고, 화분에 물 주러 가고 싶고……. 이렇게 자꾸 일을 피할 수 있는 무언가를 찾는다. 그런데 러닝머신 책상에서 일을 하다 보니 그런 산만함을 잠재울 수가 있다. 게다가 걸을 때는 자고 싶어도 잠을 잘 수 없다. 결코 작은 일이 아니다.

그건 그렇고, 러닝머신 책상을 사용한 이후로 혹시 내 글 쓰는 스타일이 바뀌었을까? 내 글에서 좀 더 활동적인 에너지가 느껴지지는 않을까? 나로서는 모르겠다. 하지만 걷다 보면 왠지 자신감도 생기고 긍정적인 생각이 든다. 예를 들어 이메일에 답장할 때도 괜히 씩씩해진다.

"그렇다니까! 산악자전거를 타러 가고 싶어 죽겠어! 일기예보에서 천둥 번개가 친다고 하든지 말든지 알 게 뭐야?"

조금 자중해야 할 것 같다.

노인 앞에서 서 있기

오늘 나는 할아버지 집에서 꽤 오랜 시간을 서서 보냈다. 이제는 앉아 있지 않는 게 차라리 자연스러울 지경이다. 구약은 노인 앞에서 서 있을 것을 명한다. 문득 성경 말씀대로 살아봤던 과거가 생각났다. 나는 주로 할아버지의 푹신한 갈색 리클라이너 뒤에 서 있었다.

오늘은 할아버지와 같이 영화를 보는 날이었다. 예전에 할아버지와 함께 일했던 친구분이 찾아와 할아버지가 나오는 다큐멘터리를 보고 싶어했다. 제인 고모가 DVD를 넣고 재생 버튼을 눌렀다. 그 다큐멘터리는 예술가인 크리스토스와 그가 만든 센트럴파크의 '문The Gates'에 대한 것이었다. 여기서 말하는 '문'이란 2005년 센트럴파크에 모습을 드러냈던 그 철제 봉에 드리운 오렌지색 천의 물결을 말한다. 우리 할아버지가 바로 크리스토스의 담당 변호사였다. 나는 전에도 그 다큐멘터리를 보았다. 하지만 할아버지와 같이 보면 남다른 즐거움이 있다. 할아버지 역시 젊고 자신만만했던 자신을 보면서 남다른 재미를 느낀다.

그 영화는 30여 년 전, 할아버지와 크리스토스의 첫 만남으로 시작된다. 타이핑 치는 사람들의 즐거운 웃음소리가 들리면서 크리스토스와 그의 아내 잔 클로드가 할아버지의 사무실로 들어선다. 할아버지는 뭔가 중요한 전화를 받고 있다("좋아.", "알았어.", "그 기록이 틀림없는지 확인하자고."). 할아버지가 두 예술가를 향해 고개를 까딱해 보이자 두 사람이 의자에 앉는다.

드디어 할아버지가 전화를 끊는다. 그러고는 집게손가락으로 관자놀이를 짚은 자세로 이 부스스한 머리의 괴팍한 불가리아 남자와 그의 프랑스인 아내가 풀어놓는 황당무계한 계획을 듣는다. 그 부부는 센트럴파크에다 자그마치 1만 8,000개나 되는 '문'을 설치하고 싶어한다.

1979년의 할아버지는 어이없어 코웃음을 쳤다. 2010년의 할아버지는 리클라이너에 앉아 있다가 웃음을 터뜨렸다.

"그 전에 저 사람들을 한 번도 만난 적이 없었어. 이름만 겨우 들은 정도였지. 나는 저 두 사람, 정신이 어떻게 된 줄 알았어."

대화가 끝나고, 할아버지는 두 예술가의 변호사가 돼주기로 한다. 그리고 두 사람에게 센트럴파크 관리부에 청원서를 내야 한다고 말한다.

"두 분은 공원 관리부 사람들의 입장에서 생각을 해봐야 합니다. 그 사람들은 잘못될 수 있는 것에 대해 생각할 겁니다. 유대인이라면 뭐라고 말할까요? 아일랜드인이라면 뭐라고 말할까요? 폴란드인라면 뭐라고 말할까요?"

할아버지는 26년간 크리스토스의 변호사였다. 그 세월 동안 할아버지는 수도 없이 많은 회의, 위원회, 기금 마련 행사에 참석했다.

"언젠가는 현실로 이루어질 줄 알았지."

할아버지는 늘 그렇게 말했다.

그리고 드디어 그 일이 이루어졌다. 센트럴파크에 넘실거리는, 희한하면서도 아름다운 오렌지빛 천의 물결……

그 다큐멘터리는 2005년, '문'이 대중에게 공개되면서 끝이 난다. 크리스토스 부부가 자동차 뒷좌석에 앉아 센트럴파크를 돌아볼 때, 두 사람 사이에 앉아 있는 사람이 우리 할아버지다. 등은 1979년 때보다는 좀 더 굽었고, 2010년 지금보다는 덜 구부정하다. 하지만 아이처럼 신기해하는 건 여전했다.

"와우! 와우! 와우!"

'문'을 지나가면서 뱉어내는 할아버지의 탄성.

2010년의 할아버지가 미소를 지으며 말했다.

"저걸 만드는 데 26년밖에 안 걸렸어."

엄청난 세월이었다. 그리고 불굴의 의지, 낙관적인 자세, 끈기에 대한 멋진 교훈이었다. 하나의 작은 '개념 예술' 프로젝트가 현실화되다!

나는 할아버지의 장수 비결이 혹시 불굴의 의지와 낙관적인 자세가 아닐까 생각해본 적이 많다. 연구 결과들도 내 생각이 틀리지 않고 한다. 듀크 대학교는 15년간의 실험을 통해 심장병 환자 중 긍정적 마인드를 가진 사람의 생존 가능성이 30퍼센트나 더 높다는 사실을 발견했다. 한편, 차이가 없다고 주장하는 연구들도 있다. 특히 암의 경우는 긍정적 마인드와 회복의 상관관계에 대한 증거 기반이 약하다. 긍정적인 태도를 견지한다고 무조건 암을 이길 수 있는 것은 아니다(나중에 더 자세히 다룰 생각이다).

지나치게 낙관적인 자세는 건강에 해로울 수 있다. 정기적으로 건강 검진을 받으러 가고 약을 챙겨 먹으려면 어느 정도의 불안은 느끼는 게 좋다. 꼼꼼하게 건강을 챙기려면 굳은 의지도 있어야 한다. 캘리포니아 리버사이드 대학교의 심리학 교수인 하워드 프리드맨이 주도한 '90세 장수 연구'에서는 심하지 않게, 하지만 꾸준히 하는 '걱정'이 장수와 밀접한 관계가 있다고 밝혔다.

그게 바로 내가 채택한 마음가짐이다. 걱정이 살짝 가미된 적당한 낙관주의. 그 정도는 나도 할 수 있을 것 같다.

내가 집을 나서려 하자 내가 만류를 하는데도 할아버지가 리클라이너 팔걸이를 손으로 짚고 몸을 일으켰다. 할아버지는 제인 고모의 어깨를 잡고 몸을 지탱했다. 할아버지의 구부정한 등이 바닥과 45도 각도를 이루었다. 할아버지의 다리가 후들거렸다.

"조만간 다시 볼 수 있니?"

할아버지가 물었다.

"물론이죠."

내가 대답했다.

중간 평가: 네 번째 달

몸무게 **74.8킬로그램**

지금까지 이 책을 쓰면서 걸은 거리 **136.7킬로미터(목표는 1,600킬로미터)**

이번 달에 먹은 호두의 양 **790개**

스쾃 머신에서 들어 올린 무게(3세트, 15회 반복) **18킬로그램**

내가 마신 염소유의 양 **10잔**(『블루존』에 의하면, 대표적인 장수 문명에서는 염소유를 마신다)

내 전반적인 건강 상태는? 별로 안 좋다. 감기에 걸렸기 때문이다. 그렇게도 '걷기'에 힘쓰며 건강해지고자 애썼건만 감기에 걸리다니……

제니퍼 애커먼의 『감기의 과학』을 보면 19세기 시인 찰스 램이 감기와 관련해서 쓴 멋진 글귀가 있다.

"만약 당신이 내게 내일 세상의 종말이 온다고 말한다면, 나는 그저 이렇게 대답하렵니다. '아, 그렇군요.' 그걸 생각하기에 지금 내 머리는 그럽 거리(런던에 있는 가난한 삼류 작가들의 거주지)의 다락방 같아서요."

내 머릿속이야말로 그 다락방 상태다. 합리적인 생각이란 걸 도무지 찾을 수가 없다. 하지만 램과 달리 나는 초연할 수 없고 짜증만 난다.

어떻게 내 몸이 이렇게 나를 배신할 수 있나?

하긴 새삼스러운 일은 아니다. 내 면역 체계는 늘 '세균'을 두 팔 벌려 반겨온 처지가 아닌가 말이다. 내 몸은 세균에 너무 정중하다. 이건 뭐, 세균 '손님'에게 얼마든지 머물다 가라며 맛난 아티초크 딥까지 내오는 남부 여주인의 생물학적 버전이다. 나는 해마다 대여섯 차례는 감기치레를 한다. 하지만 나와 달리 줄리는 좀처럼 앓은 적이 없다. 내가 나보다 면역 체계가 더 좋은 사람과 결혼한 것을 우리 아이들은 감사해야 한다.

이번에 걸린 감기를 기회로 어째 석연치 않은 이런저런 치료법이며 민간요법을 시도해보았다. 아연 보조제, 소금물로 입안 헹구기, 숙면 취하기, 네티 포트 사용하기 등.

나는 네티 포트의 효과에 제일 놀랐다. 한 번도 본 적 없는 사람을 위해 설명하자면 네티 포트는 찻주전자같이 생겼다. 하지만 산딸기 차가 아니라 소금물을 따라 붓는다는 것이 다르다. 그것도 입이 아닌 콧구멍 속으로! 소금물이 코로 들어가서 안쪽을 돌다가 다른 쪽 콧구멍으로 흘러나온다. 그 원리인즉, 코를 깨끗이 씻으면 가래가 묽어져서 제거하기 쉬워진다는 것이다.

그런데 그 느낌은 상당히 부자연스러웠다. 내 콧속으로 구불구불한 강이 흐르는 느낌? 기침이 나왔다. 입에서도 뭐가 튀어나왔다. 무섭지만 참았다. 나는 해부학적으로 보았을 때 그다지 바람직하지 않은 각도로 머리를 기울여야 했다. 그런데 결과는 기대했던 것보다 훨씬 좋았다. 콧속이 뻥 뚫리면서 끈끈하던 점액질이 씻겨나갔다. 머릿속이 텅 비고 맑아진 느낌. 내 머리가 공기 좋은 몬태나가 된 느낌. 나는 네티 포트를 매일 사용할 생각이다.

그런데 줄리도 그걸 사용했다. 다음 날 아침 그 안을 보니 줄리가 아이들에게 주려고 담아 놓은 삶은 달걀이 있었다. 윽, 어찌나 놀랐던지. 줄리는 그냥 어깨를 으쓱해 보였다.

제5장

면역계

세균 정복을 위한 도전

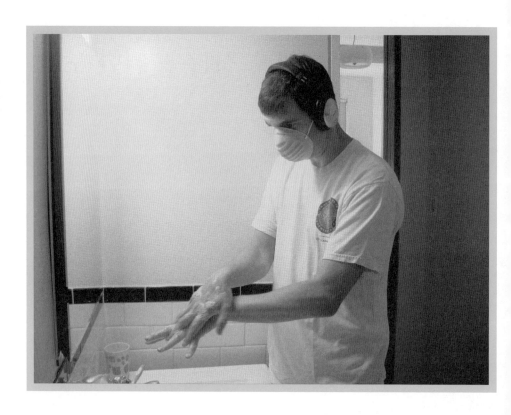

감기 덕분에 이번 달에는 세균에 전념해보기로 마음먹었다. 나로서는 사뭇 열정이 느껴지는 주제다.

나는 오랫동안 세균 퇴치 제품의 충성도 높은 소비자로 살았다. 아마 당신도 익숙한 장르일 것이다. 나는 지금 화장실 변기보다 리모컨에 세균이 더 많다는 것을 이야기하고 있다. 부엌에서 쓰는 스펀지는 세균의 온상이고, 당신의 지갑은 보호 장비를 착용하고 만져야 한다.

그런 기사에는 으레 자외선 빛으로 안 씻은 손을 찍은 사진이 실린다. 잭슨 폴록의 추상화를 연상시키는 사진들마다 손에 묻은 세균들이 보라색 야광을 발한다.

나는 세균의 엄청난 숫자를 전달하기 위해 언론에서 들이는 그 섬세한 노력이 마음에 든다. 사실 당신의 배 속에는 이제껏 지구상에 존재했던 그 어떤 인류보다 더 많은 세균이 들어 있다(이건 사실이다). 우리 손에 묻은 세균을 물방울로 바꿀 수 있다면 올림픽 수영 경기장을 채

우고도 남을 것이다(이 또한 사실이다). 우리 집 문손잡이에 있는 세균을 글자로 바꾼다면 조이스 캐럴 오츠 전집보다 더 길 것이다. 그것도 청소년 소설과 수필 작품을 다 포함해서(아마도 사실일 것이다)…….

나는 특히 아스페르길루스 곰팡이나 클로스트리듐 균처럼 유독 고약해 보이는 녀석들을 확대해 보여줄 때가 좋다. 녀석들의 편모를 한번 보라! 얼마나 짜릿한지 모른다.

세균을 보고 짜릿해하는 건 건강에 좋지 않을 성싶다. 하지만 어쨌든 내가 그것들로부터 피학적 쾌감을 느끼는 것 같긴 하다. 그것이 내가 몇 년째 고군분투하고 있는 세균 공포증 비슷하게 발전되었다.

내가 세균에 관한 자료들을 들여다보고 있으면 줄리는 질색을 한다. 줄리는 세균에 대한 반응 스펙트럼에서 나하고는 완전히 반대쪽에 있다.

"현대 사회는 위생 관념이 지나치게 투철해. 그게 우리 면역을 약하게 만들고 있어."

줄리가 늘 하는 말이다. 그리고는 아이들에게 이렇게 말한다.

"괜찮아. 모래 장난을 해도 괜찮아. 아빠가 잔류 대장균 어쩌고 해도 괜찮아. 공원 식수를 마셔도 괜찮아."

몇 달 전, 제인이 우리 동네에 있는 턱없이 비싼 아이스크림 가게에서 아이스크림콘을 하나 샀다. 그 아이스크림을 바닥에 떨어뜨렸는데, 놀랍게도 제인은 전혀 당황하지 않았다. 그리고 곧바로 바닥에 엎드리더니 골든레트리버처럼 길바닥에 떨어진 아이스크림을 혀로 핥기 시작했다. 뒤쪽에서 걸어오던 여자가 보고 기겁을 했다.

그런데 줄리의 반응은? 태연자약하기 이를 데 없었다. 줄리에게는 뉴욕 거리가 하나의 대형 접시다.

그렇다 보니 줄리는 이번의 내 인터뷰 건도 마음에 들어 하지 않았다. 내가 만날 사람은 미생물 비디오계의 론 제레미_{미국의 유명한 포르노 배}우 격인 인물이다. 바로 뉴욕 대학교 랑곤 메디컬 센터 임상 미생물학 및 면역학 교수인 필립 티어노 박사다. 그는 '세균 박사'로도 잘 알려져 있다.

"그 사람은 도움이 될 것 같이 보이지만 사실은 해로운 사람이야."

줄리 말이 맞는지도 모른다. 하지만 내 목표가 살아 있는 가장 건강한 사람이 되는 것이라면 나는 세균을 정복할 최선책을 찾아낼 필요가 있다.

내가 티어노 박사의 연구실을 찾아갔을 때 그는 독성 강한 바실리균의 슬라이드를 들여다보고 있었다.

어럽쇼? 세균 박사가 악수를? 이런 모순이 있나. 나는 팔꿈치를 내밀어 팔꿈치 인사를 제안했다.

"오호, 뭘 아시는 분이시네요."

티어노 박사가 말했다.

으쓱한 기분. 우리는 현미경, 11개의 세척액 병, 2,000여 권의 생물학 관련 책들이 탑처럼 쌓인 그의 복잡한 사무실로 들어갔다. 바흐의 음악이 흘러나오고 있었다.

티어노는 먼저 세균이 잘못된 '홍보'로 불이익을 당하고 있다는 사실을 알 필요가 있다고 입을 열었다. 알고 보면 대부분의 박테리아는 해가 없다. 사실 우리 인간 자체가 대부분 세균이다. 우리 몸은 약 90퍼센트가 세균 세포이며 DNA를 가진 건 10퍼센트의 인간 세포뿐이다. 세균은 우리 내장, 입, 눈썹 등 곳곳에 존재한다.

우리는 세균에서 왔다. 지구상에서 가장 오래된 인간의 흔적은 오스트레일리아에서 발견된 35억 년 전의 화석 세균 세포다.

"이 세상에는 15만 6,000종의 세균이 있습니다. 하지만 그중 병원균으로 분류되는 건 아주 적습니다. 약 2,000종쯤 될까요?"

어쨌든 그 2,000종에는 근접하지 않는 게 좋다. 현재 세계 사망 원인 1위는 심장 혈관계 질환이고 그 다음 2위가 세균성 감염 질병이다.

'손 씻기'는 티어노 박사가 대단한 열정을 갖고 임하는 활동 중 하나이다. 그는 금연 운동과 더불어 손 씻기에 대해서도 대대적인 공중 보건 교육 캠페인이 필요하다고 생각한다.

"건강을 위해 우리가 할 수 있는 가장 중요한 활동입니다. 감염균은 그 80퍼센트가 직접, 혹은 간접적인 접촉에 의해 전염되거든요."

이때 바로 손 씻기가 열쇠가 된다. 티어노는 지난 4년 동안 감기에 걸린 적이 없다고 했다. 그가 손 씻기 시범을 보여준다고 해서 우리는 함께 화장실로 갔다. 그는 손에 물을 묻히더니 물비누를 짜서 30초 동안 거품을 낸 다음 손을 물속에 담갔다.

"손목, 손가락 사이사이, 손톱."

그는 손바닥을 부딪쳐 철썩철썩 소리를 내기도 하고 문대기를 반복했다. 엄지손가락을 이용해 손톱 밑까지 후벼서 닦고는 손목을 탁탁 두드렸다. 그야말로 '장인'의 시연이었다. 평범한 이들의 '5초간 손에 물 적시기'와는 차원이 달랐다.

사무실로 돌아와서 나는 이미 그가 익히 들어왔을 질문들을 퍼부었다.

효과가 있다.

"하지만 충분한 양을 써야 해요. 100원짜리 동전 크기 정도는 되어야 합니다."

질병 통제 예방 센터와 마찬가지로 티어노 박사는 손을 씻을 수 없는 상황에서는 알코올이 함유된 젤을 쓰라고 권했다.

"저는 그걸 아주 좋아하는데 제 아내는 냄새를 싫어해요."

내가 티어노 박사에게 말하자 그가 손을 흔들어 보였다.

"뭐가 이상해서요? 보드카하고 비슷하다고 가르쳐주세요."

언젠가 퓨렐 홈페이지에 들어가 시간을 보내다가 세균이 잠복하기 쉬운 99개 장소의 목록을 본 적이 있다(비행기에 비치된 잡지, 영화 관람권, 가스 펌프 키패드, 호텔 방의 에어컨 조절기 등). 신기하기도 했고, 겁이 나기도 했다. 그런데 정작 퓨렐 디스펜서_{휴지·향수 등을 필요량}만큼 내는 장치는 거론이 안 되어 있었다. 거기야말로 세균의 서식지가 아닐는지……. 참으로 맥 빠지는 건강 딜레마가 아닐 수 없다.

"아뇨. 세균은 알코올이나 항균 비누 등에 내성을 키우지 못합니다. 항생제에 내성을 키울 수 있을 뿐이죠."

박사는 그래서 감기가 걸릴 때마다 항생제를 쓰지 않도록 자제해야 한다고 충고했다. 적어도 그의 관점에서는 그것들이 초강력 세균의 원인은 아니었다.

항균 비누는 꼭 써야 할까요?

"보통의 경우에는 항균 비누가 필요 없습니다. 일반 비누와 따뜻한 물로 잘 씻으면 됩니다."

하지만 요리할 때, 특히 육류를 다룰 때는 예외라고 했다. 희한한 것은 티어노 박사는 항균 비누에 다량 함유된, 그 말 많은 화학 성분인 트리클로산이 해롭다는 데 동조하지 않았다(독성 성분에 대해서는 나중에 자세히 다루기로 하자).

마스크를 쓰는 건 어떤가요?

티어노는 비행기에서는 마스크를 쓴다고 했다.

"한번은 프랑스행 비행기를 탔는데 바로 내 뒤에 앉아 있던 여성이 기침을 하는 겁니다. 그래서 스튜어디스를 불러 그 여성이 많이 아픈 것 같으니 다른 자리로 옮기게 해달라고 부탁했죠. 그랬더니 스튜어디스가 그러더군요. '이 비행기는 만석이라서 곤란합니다.' 그때 하필 제가 마스크를 안 갖고 있었어요. 3일 뒤에 여지없이 감기가 오더군요."

그는 다시는 그런 일이 없도록 조심할 거라고 했다.

나는 헤어지면서 티어노 박사에게 예전에 쓴 '성경'에 관한 책을 한 권 주었다. 그는 고맙다며 책을 먼저 잘 닦고 나서 읽어보겠다고 말했다.

그곳을 걸어 나오는데 기분이 묘했다. 뿌듯하기도 하고 한편으로는 스트레스도 느껴지고……. 줄리가 옳았다. 그는 도움이 될 것 같지만 실은 해로운 사람이다.

위생 가설

형평을 기하기 위해 나는 세균을 대하는 줄리의 시각에 대해서도 비슷한 시간을 고민해보기로 했다. 사실 많은 과학자들이 줄리와 입장을 같이하고 있다.

과학자들은 그런 자신들의 이론에 '위생 가설'이라는 이름을 붙였다. 위생 가설은 현대 선진 국가의 어린이들이 세균에 '충분히' 노출되지 않아 면역 체계 발달 능력이 퇴보하고 있다고 보는 것이 기본 골자다. 즉, 우리의 면역 세포들이 '나쁜 적'을 인식하고 퇴치하는 법을 배울 기회를 갖지 못하고 있다는 것이다. 다시 말해 오늘날 알레르기나 천식 환자가 급속도로 증가하고 있는 데는 지나치게 '깨끗한' 이 세상에도 책임이 있을 수 있다는 말이다.

나는 이 위생 가설의 대표서 『왜 먼지가 건강에 좋은가?*Why Dirt Is Good*』의 저자이자 면역학자인 메리 루부시에게 전화를 걸었다.

"극적인 변화가 있었습니다."

메리 루부시가 말했다.

"인류 진화에서 처음 몇천 년은 '청결'이란 개념이 아예 없었습니다. 그러다 어느 시점에서 청결과 건강 사이에 상관관계가 있다는 것을 알게 되고 그 뒤로 지나친 주의를 기울이게 된 겁니다."

티어노 박사처럼 루부시도 '남다른' 자신의 건강을 자랑했다.

"저는 감기에 걸리거나 두통을 느낀 기억이 거의 없습니다. 철저한 위생 관념 같은 것도 없는데 말입니다."

나는 그게 전화 인터뷰여서 매우 다행이라고 말하고 싶은 것을 눌러 참았다.

"손 씻기에 대한 제 기준은 이렇습니다. 손이 더러워 보이거나 안 좋은 냄새가 나면 씻는다."

내가 아들이 길바닥에 떨어진 아이스크림을 핥아먹었다는 이야기를 했다.

"잘한 겁니다. 아드님은 자라서 건강한 어른이 될 겁니다."

그녀가 말했다. 전화를 끊고 나는 줄리에게 메리 루부시의 견해를 들려주었다.

"아주 현명한 사람이네."

줄리가 말했다.

그날 밤, 줄리가 오이를 썰다가 한 조각을 바닥에 떨어뜨렸다. 줄리가 허리를 굽혀 오이를 집더니 그것을 제인의 접시에 놓았다.

"위생 가설!"

그러더니 음흉하게 웃는다. 아내에게 새로운 무기가 생겼다.

나는 일주일간 티어노 박사의 세균 전쟁 계획을 내 생활에 적용시켜보기로 했다. 줄리와 아이들은 제외시켜주기로 약속했다.

• 일주일마다 전화기와 리모컨을 세심하게 닦는다(젖은 키친타월로 닦는다고 정말로 세균이 제거될까? 전자 제품들을 죄다 물에 넣고 팍팍 삶을 수 있으면 좋으련만……).

• 과일과 야채는 물, 과산화수소, 식초를 섞은 물에 5~10초 정도 담가둔다("과산화수소를 넣어요?" 내가 큰 그릇에 사과를 담고 과산화수소를

붓고 있는 걸 보더니 우리 집 아이들을 봐주는 보모가 와서 물었다. "그거, 안전한 거 맞아요? 나는 머리 염색할 때나 쓰는 줄 알았는데요." 나는 책에 안전한 것으로 나와 있다고 말해주었다).

- 속옷은 일반 옷과 분리해서 세탁한다. 세균의 배설물이 옮지 않도록 하기 위해서다.
- 빨래는 햇볕에 내다 말린다. UV 광선이 세균을 죽이기 때문이다(뉴욕에서는 빨랫줄을 사용하지 못하게 되어 있다. 그래서 내 셔츠를 에어컨 실외기에다 널었다).
- 샤워 헤드를 분해해 철 수세미로 닦는다. 레지오넬라증의 원인이 되는 레지오넬라균을 제거하기 위해서다.
- 진공청소기로 커튼, 카펫, 소파를 자주 청소해준다.
- 전자레인지에 젖은 스펀지를 넣고 1~2분 정도 돌려준다.
- 침대에서는 세균 방지 시트, 세균 방지 베갯잇을 사용한다. 그래야 먼지 진드기가 우리 몸의 각질 찌꺼기를 갉아먹는 것을 방지할 수 있다. 먼지 진드기는 알레르기의 원인이 될 수 있다(내가 산 침대 시트는 표면이 좀 미끌미끌했다. 그래도 마음은 더 편안했다. 티어노 박사는 호텔에서 잘 일이 있으면 세균 방지 시트를 갖고 다닌다고 했다. 나는 '할 일 목록'에 그것을 추가했다).

벌써 반나절이 지났지만 목록에 있는 걸 다 해보려면 아직도 멀었다. 세균 전쟁은 하루 종일을 요하는 일이다. 그래도 뭔가 변화는 있는 것 같았다. 바빠진 건 그렇다 치고, 이 느낌은 뭐지? 그렇다. 혼자만 잘난 느낌……

'정확함'을 추구하는 이런 내 태도는 지금의 세균 집착과 무슨 연관이 있을까? 설마……. 하지만 우리의 뇌는 복잡다단한지라 세균 공포증이 내 도덕관을 흐리고 있을 가능성도 무시할 수 없다. 언젠가 두 명의 과학자가 쓴 꽤 흥미로운 칼럼을 「뉴욕 타임스」에서 읽은 적이 있다. 세균에 민감한 사람일수록 정치적으로 보수적인 성향을 띤다는 주장이었다.

두 사람은 실험에서 사람들에게 도덕적, 사회적, 금전적 태도에 대해 질문을 던졌다.

"손 세정제 디스펜서 근처에 서 있는 행위만으로도 사람들의 보수적 정치 성향이 짙어졌다. 세균에 노출되어 있다는 미약한 신호만으로도 사람들의 정치적 태도는 우파 쪽으로 기울었다."

그 두 과학자들은 초기 인류가 유해 세균을 품고 있는 타 부족들과 잦은 접촉을 하게 되면서 변화가 생겼다고 설명했다. 그 과정에서 인간의 진화 방향에는 '다른 편'에 대한 '혐오감'이 추가되었고, 타 부족과 상호 교류를 최소화하려는 성향을 보이기 시작했다. 이때의 '혐오감'이 외부인을 보다 경계하는 성향, 즉 '보수'와 연관된다.

내가 보수적 성향이 짙은 한 친구에게 이런 이야기를 했더니 그는 좀 황당하다고 했다. 하지만 최소한 진보주의자들을 '지저분하다'고 부를 근거가 생겼다며 흐뭇해했다.

중간 평가: 다섯 번째 달

몸무게 **74.3킬로그램**

쓰러지기 직전까지 한 팔굽혀펴기 횟수 **36개**

과학적 근거도 별로 없는 영양 보조제를 사느라 건강식품 상점에 갖다 바친 돈

127달러

내가 먹은 아보카도 양 **하루 1.5개**

이번 달에 제일 획기적인 뉴스! 헬스클럽 운동 덕분에 드디어 내 몸에 변화가 일어났다. 내 가슴이 약간 솟아올랐다. 요전 날은 달리기를 하는 중에 내 흉근이 튕기는 게 느껴졌다. 새로운 경험. 짜릿한 경험.

그러다 보니 매일 밤 거울 앞에서 내 가슴을 들여다보며 '발전'이 있는지 따져보느라 엄청난 시간을 쓰고 있다.

이제야 리얼리티 쇼 스타들이 왜들 그렇게 웃통을 벗지 못해 안달을 하는지 이해가 간다. 몸을 만드느라 그렇게 많은 시간을 들였으니 자신의 '위업'을 보여주고 싶은 것이 당연하지 않겠는가? 게다가 나는 다른 남자들의 몸도 의식하기 시작했다. 잘 빠진 이두박근을 보면 그렇게 부러울 수가 없다. 팔뚝에 드러나는 핏줄이 있나 흘끔거리다가 내 것과 비교한다. 나 원, 튀어나온 핏줄에 신경 써보기는 태어나서 처음이다.

아니, 사실은 신경 쓰고 살았는지도 모른다. 돌이켜보면 움푹 파인 내 초라한 가슴을 얼마나 의식해왔는지 내가 인정하지 않았을 뿐이었다. 나는 신경 쓰지 않는 척했다. 그런 것에 신경 쓰는 사람들보다 내가 한 차원 높은 사람인 척했다. 그러면서 라커 룸에서 옷을 갈아입는 것은 무지하게 싫어했다. 바닷가에 가서도 티셔츠를 입고 다닐 정도였다.

그런데 내 몸에 근육 비슷한 걸 가져보니 웬걸? 더 욕심이 났다. 내 친구이자 『포 아워 바디』의 저자인 티모시 페리스의 조언을 받아들여, 나는 매일 크레아틴골격근에서 발견되는 산성 물질을 보조제로 섭취하고 있다.

하지만 나는 '크기'에 대한 내 집착이 우습다는 건 알고 있다. 일반적으로 우리가 건강한 외모라고 간주하는 것과 '진짜' 건강한 것 사이의 연관 고리는 매우 약하다. 특히 근육에 관해서는 더욱 그렇다. 일본의 대표적 장수촌인 오카나와 사람들이 초콜릿 복근을 갖고 있을까? 글쎄올시다. 내가 본 사진들 속에는 그런 사람이 없었다.

음식 쪽으로는 여전히 '양' 조절을 하려 애쓰고 있다. 식사를 하기 전 80퍼센트만 먹게 해달라고 기도한다(배 속이 5분의 4 정도 찰 때까지만 먹으라는 일본 속담에서 힌트를 얻었다). 또 '씹기'에도 주의하고 있다. 나는 '사악한' 말린 망고를 중독이라 할 정도로 좋아한다. 이 참에 비닐 백을 꺼내 말린 망고 편을 하나씩 나누어 담았다. 그랬더니 효과가 있었다.

내 마음은 그 한 봉지를 배부를 정도의 양이라고 생각한다. 사실은 한 쪽뿐인데 말이다. 고로 내 마음은 바보다.

그런데 양 조절을 잘하다가도 나는 늘 근본적인 질문으로 돌아가곤 한다. 그 '양'을 무엇으로 채워야 하나? 나는 대체 뭘 먹어야 하나? 미국의 그 많은 영양 전문가들 중 누구 말을 들어야 할까? 다음 달에는 이 질문의 답을 꼭 찾아볼 참이다.

제6장

위, 다시 보기

완벽한 식사를 위한 도전

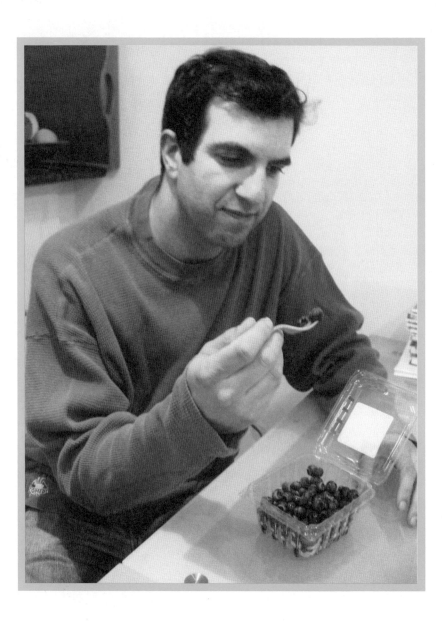

며칠 전에 꽤 흥미로운 이론을 우연히 발견했다. 콜로라도에 사는 스티븐 브래트맨이라는 의사가 새로운 섭식 장애인 '오소렉시아'를 발견했다. 그는 오소렉시아를 '건강한' 음식에 대한 '건강하지 못한' 집착으로 정의하고 있다.

그 핵심인즉, 건강한 음식에 과도하게 집착하면 스트레스를 자초하게 되는데, 그 스트레스가 주는 해가 건강한 음식을 먹어서 얻을 수 있는 잠재적 혜택보다 더 크다는 이야기다. 참으로 솔깃한 이론이었다. 나는 브래트맨 박사에게 이메일을 보내 인터뷰가 가능한지 물었다.

그가 흔쾌히 응해주었다. 그러면서 "제가 짜디짠 발언을 많이 하게 될 겁니다."라고 했다.

짜디짠 발언이라……. 흥미로운 단어 선택. 심지어 그는 '건강하지 못한 음식'을 형용사로 쓰고 있었다.

실제로 이야기를 나눠보니 브래트맨 박사는 과연 '소태 같은' 사람이었다. 그는 건강한 음식에 대한 집착을 '멍청하다'고 표현했다. 건강한 음식에 집착하는 사람들은 '해로운 공기'로 가득 차 있다고 했다. 결국 '식단'을 지나치게 강조하다 보면 건강에 해로울 수밖에 없다는 것이다.

"생활의 균형을 잃게 되니까요."

알고 보니, 브래트맨 박사 자신도 한때 건강한 음식에 심취했던 적이 있었다. 70년대에 그는 유기농 농장을 운영하면서 한 공공 기관에서 요리사로 일했다. 그는 그곳에서 하루 종일 토마토를 데치면서 알루미늄 냄비가 해로운지 아닌지 따져보는 일을 했다. 그러다 어느 날, 깨달음을 얻는 계기가 된 사건이 일어났다.

"과도하게 열정적인 한 방문객이 야채를 썰면 야채 고유의 에너지장이 파괴된다고 우기더군요."

화가 난 그는 넓적한 중국 식도를 휘둘러 상대를 쫓아버렸다. 그리고 건강 음식 세계에 '입맛'이 뚝 떨어져버린 그는 그 후 '오소렉시아 Orthorexia'라는 용어를 만들었다. '오소ortho'는 그리스어로 '옳다correct', '렉시아rexia'는 '식욕appetite'이라는 어원을 갖고 있다. 그래서 오소렉시아는 '옳은' 음식만 찾는 성향을 가리키는 말이 된다. 이 증상은 정신과 교본이라 할 수 있는 책, 『정신장애에 대한 진단 및 통계 편람』에 아직 등재되지는 못했지만 치료사 및 연구원들 사이에서 나름 인정을 받고 있다.

결국 브래트맨 박사에 의하면 건강 음식 집착증은 내 건강을 해친다. 하지만 아무리 그게 사실이라 해도, 나는 살아 있는 최고로 건강한 사람이 되기 위해 무엇을 먹어야 하는지 기본적인 지침이 필요하다. 과연 그가 추천하는 것은?

"뚱뚱해지지 않도록 조심하고 비타민을 챙겨 드세요."

그게 전부라고? 그게 브래트맨 박사의 건강 어드바이스? 나는 더 가르쳐달라고 떼를 썼다. 그러나 그는 내 청을 거절했다. 사실 모든 사람이 '비결'을 원한다는 게 문제라며…….

하지만 과학은 아직 그 단계까지 가지 못했다. 브래트맨 박사의 관점에서 보면 항산화제, 당 지수 등에 대한 이론은 아직 증거가 불충분하다. 영양 과학 분야의 증거 확보 정도는 골상학두개골의 형상으로 인간의 성격, 심리, 운명 등을 추정하는 학문보다 아주 조금 나은 수준이라고……. 혹은 그의 표현대로 하자면 "대학가에 난무하는 루머들보다 조금 나은 정도"다.

입장이 그렇다 보니 브래트맨은 건강식품 세계에서 '친구'를 만들지 못했다. 그의 웹 사이트는 악플 방문자들을 위한 코너가 별도로 있다.

나 또한 그의 말에 다 공감하는 건 아니다. 그의 주장들은 너무 급진적인 감이 있다. 하지만 우리가 분명 생각해봐야 할 중요한 이야기를 하고 있다는 생각은 든다. 왜냐하면 더 많이 알게 될수록 '영양'에 대해 우리가 알고 있는 지식이 신문 기사 헤드라인이 우리에게 믿게 하려는 것들보다 훨씬 적다는 사실을 깨닫게 된다.

'식품'은 말도 못하게 복잡하다. 식품은 '환원주의복잡한 것도 쪼개면 결국 단순한 것으로 귀결된다는 철학 원칙'를 거부한다. 우리는 툭하면 우리가 '비밀'이라고 생각하는 건강식품을 내놓는다. 당근은 베타카로틴이 많아서 암을 예방하고 어쩌고저쩌고……. 그래서 사람들은 너도 나도 베타카로틴 보조제를 먹는다. 그러고 나면 또 그게 단순하지 않았다는 사실을 알게 된다. 핀란드에서 실시한 한 대규모 연구에서 베타카로틴 보조제를 복용한 흡연가 사이에서 폐암 발병률이 증가했다는 결과를 발표했다.

우리가 매일 먹는 당근에는 수많은 미량 영양소가 다량 들어 있다. 그런데 그 미량 영양소들의 상호작용에 대해 우리는 아는 바가 별로 없다. 『잡식동물의 딜레마』를 쓴 마이클 폴란은 이런 말을 자주 한다.

"내가 보기에 현대 영양 과학은 1650년 무렵의 외과 수술 같다. 흥미롭긴 하다. 하지만 당신은 정말로 그 수술을 받고 싶은가?"

폴란의 말을 인용하자면, 우리가 할 수 있는 최선은 비 가공 식품을 먹되, 대부분 야채로 먹고 너무 많이 먹지 않는 것이다.

영국 의사이자 회의주의자면서 『배드 사이언스』의 저자인 벤 골드에이커는 가차 없기로 한술 더 뜬다. 그는 '지적 능력이 달리는' 영양학자들과 상식적인 식단을 권해주지 못하는 그들의 '범죄'를 입에 올린다.

문제는 무작위로 이루어진 이중맹검법 연구를 사람과 식단에 적용하기 힘들다는 것이다. 80년 동안 1만 명의 사람들을 한 방에 몰아넣고 절반에게는 야채만 주고 다른 절반에게는 고기와 달걀만 주면서 그 외 모든 음식을 똑같이 준다면 또 모르는 일이다. 그러면 '진짜' 데이터를 얻을 수 있을지도……. 하지만 제임스 본드 영화에 나오는 악인이 영양학에서 박사 학위를 받겠다고 작정하지 않는 한, 그런 실험은 불가능하다.

우리가 가진 대부분의 영양 지식은 근원이 두 가지다. 그 하나가 동물 실험이다. 이는 흥미로운 결과를 얻을 수는 있겠지만 인간에게도 적용 가능한지는 미지수다.

다른 하나는 유전학적 연구다. 좀 심하게 단순화시키는지 모르지만, 내가 알기로 유전학적 연구는 특정 질병의 원인을 규명하기 위해 특정 인구 군의 통계치를 분석하는 것을 말한다. 이는 꽤 유용한 도구다. 유전학은 담배와 폐암의 관계, 그리고 콜레라와 오수汚水의 상관관계를 밝히는 데 분명 도움이 되었다. 하지만 거기에도 한계는 있다. 음식과 물처럼 복잡한 주제에 관해서는 더욱 그렇다. 다른 결과가 나올 수 있는 숨은 변수가 얼마든지 많기 때문이다.

알코올만 해도 그렇다. 연구 결과로만 보면 음주는 건강에 좋을 수도 있다. 왜냐하면 적정한 양의 술을 마시는 사람이 술을 아예 안 마시는 사람보다 오래 살기 때문이다. 하지만 알고 보니 그 이유가 술 때문이 아니라 술이 곁들여진 교제, 즉 사회적 교류 때문이었다면? 다시 말해, 보드카보다 사실은 파티나 흥겨운 이벤트가 건강에 좋은 거라면?

과학 저술가인 게리 타웁스는 바로 이 문제에 대해「뉴욕 타임스 매거진」에 멋진 글을 썼다. 그의 정리에 의하면 이렇다. 우리는 '상관관계'와 '인과관계'를 혼동하는 경향이 있다. 유명한 예를 하나 들어 보자. 여권을 소지한 사람의 비율이 높은 지역은 당뇨병 환자가 현격히 적다. 그렇다면 우리는 당뇨병에 걸리지 않기 위해서는 여권을 가지면 된다고 결론지을 수 있다. 이게 맞는 논리인가? 그렇지 않다. 여권을 소지한 사람들은 상대적으로 부유한 층이다. 부유한 사람들은 상대적으로 건강한 음식을 챙겨 먹을 만한 여유가 있다.

이렇게 복잡하니 내 기분이 한편으로는 좋고, 한편으로는 씁쓸하다. 이제는 '영양'에 관한 신문 기사들이 왜 그렇게 이랬다저랬다 말을 바꾸는지 알게 되어서 기분 좋다(콩이 비결이다! 아니, 콩은 독이다!). 기자들이 어설프다거나 무슨 꿍꿍이가 있어서가 아니었던 것이다. 다만, 너무 복잡해서였다.

그런데 한편으로 맥이 빠진다. 지금으로서는 이거냐 저거냐 확실한 답이 없다는 말이니까…….

접시 전쟁

그렇다 해도 포기할 수가 없다. 아직도 나는 뭘 먹어야 하는지, 기본적인 가이드라인을 확보하고 싶다.

첫째, 브래트맨 외에 대부분의 사람들이 공감하는 것으로 시작하자. 연구 결과마다 우리더러 가공되지 않은 식품을 더 많이 먹을 것을 권한다. 그리고 우리 식단에는 설탕이 너무 많다. 또, 설탕보다 정도는 덜할지언정 소금도 너무 많다. 그리고 전에도 언급했지만, 우리는 음식 자체를 너무 많이 먹는다.

이렇게 놓고 보면 우리가 공감하는 부분이 아주 많아 보인다. 하지만 그런 한편, 의견이 엇갈릴 소지도 다분하다. 아니, 실제로 논쟁이 이루어지고 있다. 영양학계는 의회와 비슷하다. 적대관계에 놓인 양측이 있고, 대부분의 사람들이 그 양극단 사이 어디쯤에 속한다.

왼쪽 끝에는 식물 중심의 식단을 옹호하는 사람들이 있다. 그리고 오른쪽 끝에는 저탄수화물, 고단백질 식단을 지지하는 사람들이 있다.

요즘은 식물 중심 식단을 지지하는 세력이 다수를 이룬다. 식물 중심 식단에서도 급진파들의 교본이라 할 수 있는 책이 2005년에 출간된 『건강 · 음식 · 질병에 관한 오해와 진실』이다. 코넬 대학교 영양 생화학과 교수인 콜린 캠벨이 쓴 책이다. 중국인 8억 8,000만 명을 대상으로 20년 동안의 실험에 근거한 놀라운 책이다. 과연 그 책의 결론은? 육식을 하면 심장병, 당뇨병, 유방암, 황반변성, 대장암, 골다공증 등에 걸리기 쉽다. 가장 건강한 식단은 육류를 완전히 배제한 식단이다. 소고기, 돼지고기, 닭고기, 달걀, 생선, 우유는 안 된다. 하지만 캠벨 박사는 그런 식단을 '채식주의'라고 부르기를 꺼려한다. 정치적인 색채가 느껴지기 때문이다. 하지만 기본적으로 채식주의가 맞다. 이게 한쪽의 입장이다.

다른 쪽 대표는 앞서 언급한 바 있고, 『좋은 열량, 나쁜 열량*Good Calories, Bad Calories*』과 『우리는 왜 살이 찌는가*Why We Get Fat*』를 쓴 게리 타웁스다. 그의 대전제 중 하나는 저칼로리 식단이 엉터리라는 것이다. 그게 잘못된 과학에 근거하고 있다고 지적한다. 사실 미국인들은 이미 1970년대부터 저칼로리 식단을 채용했다. 그 시기는 비만 인구가 다시 증가하던 때와 겹친다. 게리 타웁스는 저칼로리 식단 때문에 사람들이 배불뚝이가 되었다고 주장한다.

진짜 범인은 '지방'이 아니기 때문이다. 문제는 탄수화물이다. 그중에서도 정제된 탄수화물. 타웁스의 말을 들어보자.

"인슐린은 지방 세포에 지방을 집어넣는다. 그게 인슐린이 하는 일이다. 그리고 우리 체내 인슐린 수준은 우리 식단에 탄수화물이(섭취하는 양과 질을 모두 고려해서) 차지하는 비율에 따라 대부분 결정된다."

그리고 우리 몸속에 유입된 탄수화물에 설탕이 추가되는 농도가 높아지면 높아질수록 탄수화물의 폐해는 가중된다.

타웁스와 그 동지들은 가능한 한 탄수화물을, 특히 가공 과정을 거친 탄수화물, 당 지수가 높은 탄수화물(바나나 같은), 녹말이 많은 탄수화물(감자 같은)을 제한할 것을 권한다. 대신 단백질과 좋은 지방을 더 많이 섭취할 것을 강조한다. 소고기의 기름기 없는 부위, 달걀, 생선, 그리고 모든 종류의 야채(시금치, 브로콜리 등). 하지만 곡물은 피하는 게 좋다.

지난 10년 동안 나는 어느 쪽이었을까? 양극단 선상에서 보면, 나는 전자 쪽에 좀 더 가깝다. 하지만 나는 채식주의자는 아니다. 여전히 달걀과 연어를 먹는다. 하지만 소고기, 돼지고기, 양고기를 먹지는 않는다. 그래서 나 스스로를 '짝퉁' 채식주의자라고 부르곤 했다. 이제부터는 좀 더 세련된 호칭을 쓰고 싶다. '융통성 있는' 채식주의자.

내가 이쪽으로 기우는 이유는 두 가지다.

첫째, 나한테 육류에 대한 편견이 있기 때문이다. 내 친애하는 괴짜 마티 고모는 어렸을 때부터 내 뇌에 '반反' 육류 정보를 주입시켰다. 고모는 내게 끔찍한 도살장 비디오를 보여주었다. 그러면서 늘 고기가 발암물질의 온상이라고 말했다. 고모는 '고기'와 연관된 음식을 최선을 다해 역겹게 만든다. 내가 아이스크림을 먹을라치면 "고름을 먹으니 맛있니? 아이스크림이란 게 따지고 보면 소의 피고름이거든."이라고 하고, 내가 꿀을 먹을라치면 "벌이 토한 건 맛이 어때?" 하고 묻는다.

마티 고모의 그런 열정은 쉽게 잊히지 않는다.

내가 식물 중심 식단에 기우는 두 번째 이유는 기술적 측면에서, 내가 대부분의 과학자들이 믿는 바를 받아들이는 경향이 있기 때문이다.

나의 이런 반‡ 맹목적 수용 태도는 과학 지식의 복잡다단함이 낳은 어쩔 수 없는 반응이다. 내가 만약 19세기에 살았다면 나는 멘델의 콩 연구가 신빙성이 있는지 판단할 수 있었을 것이다. 하지만 C-반응성 단백질이 저밀도 지질 단백질 수준보다 심장 질환의 더 나은 지표인지 과연 내가 판단할 수 있을까? 그 하나의 물음에 몇 달 동안 이 한 몸 다 바쳐 연구하기 전에는 불가능한 일이다. 내가 지구 온난화를 믿는 이유도 그 때문이다. 국립 과학 아카데미가 실시한 설문조사에 따르면 기상 과학자의 97퍼센트가 환경오염에 의한 기후 변화를 믿고 있다. 나로서는 그들의 생각을 인정하는 것이 현명하다.

물론, 이런 입장에도 나름의 폐단이 있다. 과학은 완벽하지 않기 때문이다. 과학은 숱한 편견과 오류를 품고 있다. 하지만 그렇다 해도 과학은 그 혜택이 위험 요인보다 무게가 크다.

지금 대다수의 과학자들이 야채가 다량 포함된 식단과 육류성 지방, 육류성 단백질을 낮춘 식단을 지지하고 있다. 미국 농무부성의 2011년 영양 지침 역시 식물 중심 식단으로 살짝 기울어져 있다. 지난날, 미국 농무부성의 푸드 피라미드는 영양학자들로부터 육가공 업계의 로비가 지나치게 개입되어 있다며 질타를 받았다. 그랬던 것이 최근에는 육류성 단백질을 최소화한 식단을 추천하는 쪽으로 바뀌었다.

하지만 나는 타웁스의 조언을 무시하지만은 않을 생각이다. 단순 탄수화물이 좋지 않다는 그의 논리는 꽤 설득적이어서, 그 덕분에 내 입 속에 들어가는 내용물에도 변화가 생겼다. 지금 나는 뭐든 '흰색'을 입 속에 넣지 않도록 조심하고 있다. 단, 콜리플라워와 빨대는 예외다(빨대는 치아 부식을 방지해준다. 특히 혀 뒤쪽에 꽂아서 사용할 때).

쇼핑하기

세상에서 최고로 건강한 식단이 어떤 것인지 밝혀내기 위해서는 전문가의 도움을 받아 슈퍼마켓을 둘러볼 필요가 있다는 생각이 들었다. 그래서 나는 뉴욕 대학교 교수이자 『무엇을 먹을 것인가*What to Eat*』의 저자이기도 한 마리온 네슬레 박사에게 전화를 걸었다. 그녀는 '영양'에 관한 한 뛰어난 '사상가'로 인정받는 사람이다. 나는 그녀를 뉴욕 시내에 있는 홀푸즈Whole Foods: 유기농 식품 및 건강식품을 판매하는 대형 유통업체에서 만났다.

장소를 홀푸즈로 정한 이유는 단지 그곳이 건강식품을 많이 취급해서가 아니다. 그곳에 가면 건강하지 않으면서 건강식품으로 둔갑해 있는 '짝퉁'들이 많기 때문이다. 나는 짝퉁 건강식품에 엄청 잘 속는다.

지난 세월 동안 내 식단에는 짝퉁 건강식품이 엄청난 양을 차지했다. 나는 설탕을 때려 넣은 그래놀라 바도 먹었고, 이름만 건강해 보일 뿐 맛은 달디단 유기농 시리얼도 먹었다. 이쯤에서 낯 뜨거운 고백을 하나 해야 할 것 같다. 나는 심지어 비타민 워터도 마셨다. 이거 봐, 좋잖아? 녹차가 들었대!

나도 비타민 워터가 무늬만 비타민이지, 사실은 설탕물(한 병당 무려 32.5그램의 설탕이 들어 있다. 코카콜라 클래식의 39그램에 맞먹는 양)이라는 걸 알고 있다. 하지만 나는 여전히 이런 '사이비' 건강식품을 즐겨 먹고, 마신다. 적어도 내가 '올바른' 일을 하고 있다는 느낌은 주니까 말이다. 뭐가 올바른지는 알 수 없지만 최소한 나는 무언가를 하고 있다. 그렇지 않은가? 겉에도 '건강하다healthy'고 대문짝만 하게 쓰여 있고……

나는 네슬레 박사를 에스컬레이터 아래에서 만났다. 네슬레 박사는 우선, 다소 결함은 있지만 그래도 자신이 홀푸즈를 좋아한다는 말부터 하고 싶다고 했다. 자신의 책에 홀푸즈를 '홀 페이체크Whole Paycheck: 돈이 많이 들어 간다는 의미'라는 별칭으로 언급했던 걸 민망해했다.

"좀 진부한 시도였어요."

그녀가 말했다.

맞는 말이다. 홀푸즈는 우리의 통장을 거덜 낼 수도 있다. 하지만 건강식품 구매 비용이 동맥을 막는 유해 식품 구매 비용보다 높다는 사실을 '진부한' 표현 하나로 넘겨버려서는 안 된다. 그건 꽤 복잡한 이슈다.

나는 네슬레 박사에게 홀푸즈에서 제일 건강에 안 좋은 식품을 가르쳐달라고 했다.

"저쪽으로 가서 아침용 시리얼을 볼까요? 언제 봐도 재미있거든요."

우리는 1번 진열대로 갔다. 그곳에는 온통 농장, 논, 밭이 그려진 시리얼 박스들이 즐비했다. 네슬레 박사가 그중 하나를 집어들었다. 그녀가 회색 곱슬머리 위에 꽂아두었던 안경을 내려 코에 걸치더니 영양 성분표를 들여다보았다. 그러더니 미국인의 평균 독서 시간보다 더 오래 영양 성분표를 읽었다. 그녀는 한참이 지나서야 그 시리얼의 비밀을 풀어놓기 시작했다.

"건조 사탕수수액. 번역하자면 설탕이죠."

정말요? 듣기에는 '자연' 냄새가 물씬 묻어나는데요?

"유기농 당밀. 번역하자면 설탕."

아니, 그게 그거라고요?

"약간의 영양분은 있어요. 하지만 차이가 있는 정도는 아니에요. 설탕은 설탕일 뿐입니다."

그러면 아가베 시럽은요? 그건 좋은 설탕 맞겠죠, 박사님?

"아닙니다."

어떤 설탕은 다른 설탕에 비해 아주 조금 나은 경우도 있다. 하지만 말 그대로 아주 조금이다. 어떤 종류든 설탕은 과도하게 섭취하면 결국 지방으로 축적되어 대사 증후군, 당뇨병, 그 밖에도 많은 질병을 유발할 수 있다.

진열대를 따라 조금 더 내려가니, 이번에는 사이비 단백질 스낵이 즐비했다.

"보세요. 이것들도 전부 유기농이에요!"

네슬레 박사가 비꼬는 어조로 말했다.

"요즘 연구 결과들을 보면 재미있는 것이, 사람들은 '유기농'이라는 단어를 보면 열량이 낮을 거라고 생각한다는 거죠."

설탕 든 시리얼이 제일 건강에 안 좋다면 제일 건강한 음식은 대체 뭐란 말씀? 네슬레 박사가 야채 코너로 나를 데려갔다.

"여깁니다. 여기 있는 건 전부 건강에 좋아요."

"블루베리가 그렇죠? 이런 걸 '슈퍼 푸드'라고 하지 않나요?"

"네. 하지만 전 슈퍼 푸드를 믿지 않습니다."

잠깐만. 금방 뭐라고 하셨는지?

네슬레 박사는 우리가 과일, 야채의 영양가 순위를 매기는 데 지나치게 집착한다고 생각했다. 그녀의 주장은 브래트맨 박사의 생각과

일맥상통하는 데가 있었다. 우리의 추론 방식이 원인 분석에 치중해 있다는 것이다. 말하자면 이런 식으로 생각한다고 했다. 과일, 야채는 건강에 좋다. 과일, 야채에는 항산화 성분이 들어 있다. 고로 야채, 과일에 들어 있는 항산화 성분은 건강에 좋다. 이런 사고방식 때문에 우리는 항산화 성분이 제일 많이 든 과일이 최고로 건강에 좋다고 믿어 버린다. 그래서 사과나 오렌지 같은 과일은 건강에 '완벽하게' 좋은 정도는 아닌, '비非' 슈퍼 푸드로 폄하한다. 항산화 성분은 식품에 들어 있는 수많은 양질의 화학물질 중 하나에 불과하다.

네슬레 박사는 블루베리에 대한 우리의 집착이 부분적으로는 메인 주 야생 블루베리 경작자들의 교활한 마케팅 효과 때문이라고 말했다. 10여 년 전, 메인 주 블루베리 산업이 난항에 봉착했다. 이에 블루베리 경작자들은 몇 가지 전략을 구상했다. 블루베리를 사탕으로 만들어 내놓기도 했다. 한술 더 떠, 햄버거 토핑으로 넣자고 제안하는 캠페인도 벌였다. 하지만 아무것도 실효를 거두지 못했다. 그런데 어느 날, 터프스 대학교에서 야생 블루베리의 항산화 성분 함량이 대단히 높다는 발표가 나왔고, 야생 블루베리 마케터들이 그 결과를 적극 활용해 오늘날 블루베리가 건강식품의 상징처럼 되었다는 것이다.

우리는 홀푸즈 순례를 마치고 가까운 카페로 점심을 먹으러 갔다. 나는 양상추 샐러드를 주문하고 따로 드레싱을 달라고 했다.

"이 가게 프로피테롤초콜릿을 얹은 슈크림이 맛있나요?"

"네. 아주 맛있습니다."

네슬레 박사가 묻자, 웨이트리스가 대답했다.

"그걸로 할게요."

엥? 이 세상에서 제일 권위 있다 할 만한 영양학자가 설탕과 지방 덩어리 음식을 먹겠다고?

"자고로 음식은 즐기면서 먹어야 합니다. 우리 삶에서 제일 멋진 활동 중 하나죠."

내 눈썹이 치켜 올라가는 걸 눈치 챈 네슬레 박사가 말했다. 그러면서 자신이 야채, 과일도 많이 먹는다는 사실을 새삼 강조했다.

비록 박사 학위는 없지만 나는 이것만은 확실히 말할 수 있다. 마리온 네슬레 박사는 오소렉시아가 아니다.

중간 평가: 여섯 번째 달

몸무게 **72.5킬로그램**

하루에 뛰어서 볼일 보러 가는 횟수 **3회**

허리둘레 **34인치(35인치에서 줄었음)**

스쾃 머신에서 리프팅을 한 무게 **40킬로그램(발전!)**

취침 시간 **6.4시간**

이번 달 사용한 퓨렐 수(45밀리리터) **14병**

현재 전반적인 상태는? 뭐, 그런대로 괜찮다. 운동기구 위에서 쓰다 보니 글이 잘 안 나가 스트레스를 좀 받아서 그렇지……. 우리 집 벽장은 아령, 운동기구, 옷들이 어울려 이상한 조합을 이루고 있다. 내 손에 스카이몰SkyMall 제품 카탈로그, 휴대전화, 위스키 병이 들려 있는 느낌이다.

지금 나는 요가 매트와 스위스 운동 볼을 가져서 심히 뿌듯해하는 중이다. 압박 운동복도 하나 샀다. 몸에 쫙 달라붙는 이 은색 옷은 운동 후 근육이 붓는 걸 방지해 근육 회복을 도와준다. 하루는 헬스클럽에서 그걸 입었더니 그곳 직원들 반응이 뜨거웠다.

"헤이! 슈퍼맨!"

"나누nanu: '어머나', '이럴 수가'라는 의미의 독일어 감탄사, 나누!"

그 외에도 몇 가지 더 있었다. 그래도 그걸 입으면 포근함이 말도 못한다. 엄마 자궁 속 같다고나 할까?

나는 데릭 지터미국 프로 야구 뉴욕 양키스 소속의 스타 선수가 낄 것 같은 마우스피스도 맞추었다. 내가 중학교 때 끼던 교정기의 현대판이라 할 수 있는 이 마우스피스는 구강의 공기 유출입 경로를 열어주고, 입을 앙 다무는 걸 방지해주는 기능이 있어, 달리기를 좀 더 수월하게 할 수 있다(달리기를 할 때 나는 턱이 자연스레 앞으로 반 인치 정도는 돌출되므로 그거 없이도 같은 효과를 얻을 수 있긴 하지만).

그런데 지금 우리 집 벽장 안을 가득 메운 운동기구들 중에 가장 성공적인 구매는 사실 아주 단순한 기계다. 20달러 주고 산 만보기. 그 만보기가 두 개 있다. 내 만보기 실험에 줄리가 동참해주기로 했기 때문이다.

연구 결과에 따르면, 우리 몸에 관한 통계에 관심을 가지면 가질수록 건강한 라이프스타일을 확보하게 될 가능성도 그만큼 커진다. 이는 열량 소비부터 셀레늄 수준까지, 모든 건강 관련 수치를 추적하는 '자기 수량화 운동'의 근간이 된다.

미네소타 대학교에서 실시한 한 연구에 의하면, 매일 몸무게를 재는 단순한 행위를 통해서도 우리는 살을 뺄 가능성을 높일 수 있다. 매일 음식 일기를 작성하면 기름진 음식을 덜 먹게 된다는 연구 결과도 있다. 고로 만보기 같은 기계를 갖고 있으면 우리는 더 많이 걸을 수 있다.

줄리와 나는 거품 모양의 은색 만보기를 바지에 꽂고 다닌다. 우리는 하루에 '만 보' 달성을 목표로 잡았다. 대통령 직속 체력 스포츠 위원회가 '합리적인 목표'라고 간주하는 그 숫자다.

만보기를 차고 있다고 해서 무조건 움직이게 되는 건 아니다. 다만 '움직임'에 대한 우리의 생각이 바뀐다. '일'로 생각되던 걷기가 '게임'이 된다. 하루는 아들이 좋아하는 코끼리 인형을 30분 동안이나 찾아 헤맨 일이 있었다. 평소라면 그 30분은 좌절과 탄식의 한숨으로 얼룩지기 마련이다. 하지만 그날은 내가 500보를 달성했다는 사실에 집중할 수 있었다. 내게 찾아야 할 동물 인형을 더 많이 달라! 혹시 열쇠를 잃어버렸나? 내가 찾아줄 용의가 있다! 뭐든지 말만 하라!

러닝머신 책상 덕분에 거의 매일 만 보가 넘고 있다. 하지만 줄리는 요령을 피우지 않는 때가 없다. 커피를 만들거나 전화를 받으면서 걷기를 한다.

하루는 둘이서 공원을 걷는데 줄리가 발레리나처럼 작은 보폭으로 종종걸음을 치고 있는 걸 내가 눈치 챘다.

"내 다리가 당신보다 짧잖아. 내 약점을 만회해야지."

줄리는 이 경쟁 상황을 재미있어 한다. 우리는 꽤 손발이 잘 맞는다. 그렇다면 다음 달은 우리가 할 수 있는 또 다른 '공동 활동'에 전념해봐?

제7장

생식기

더 많은 성생활을 위한 도전

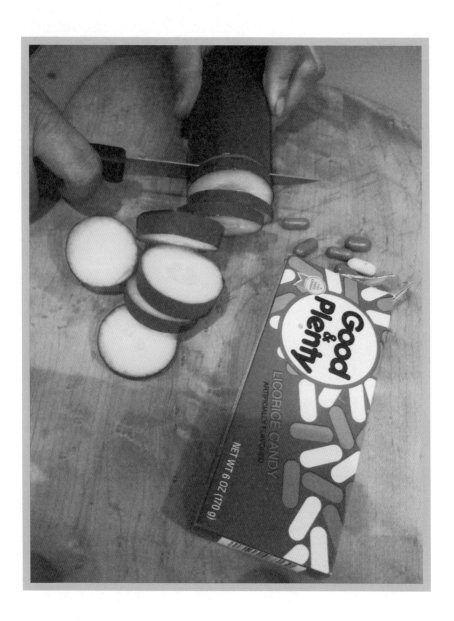

‘섹스’와 관련해서 이보다 논란이 되는 주제도 없을 것이다. 바로 이것
이다. 섹스는 건강에 좋은가, 아니면 반대로 건강을 해치는가?

　‘섹스는 위험하다’는 쪽으로 기우는 주장은 자연히 빅토리아 시대
전문가들이다. 그렇다고 빅토리아 시대 사람들이 전부 금욕적 기준을
따랐던 건 아니다. 삶을 아주 ‘뜨겁게’ 산 사람들도 있었다. 백과사전
에서 접한 인물 중 제일 마음에 드는 사람은 19세기 건강 전문가 실
베스터 그레이엄이다. 그레이엄은 전반적으로 정욕과 섹스를 부인했
다. 특히 그에게 자위행위는 『모비 딕』의 흰 고래였다. 그는 자위행위
가 광기, 무력감, 죽음을 부른다고 주장했다.

　그의 처방책은 무엇이었을까? 뜬금없게도 '맛없는' 음식이었다. 그
는 무분별한 성적 충동을 억제하는 열쇠가 양념도 치지 않고, 아무 맛
도 안 나는 음식에 있다고 믿었다. 그리하여 그레이엄은 건강식품의
효시라 할 수 있는 무언가를 개발했는데, 그것은 다름 아닌 ‘그레이엄

크래커'다. 원래 맥아, 밀기울, 소량의 꿀이 들어갔던 그레이엄 크래커는 호르몬 분비가 왕성해지는 사춘기 소년들의 성욕을 진정시킬 목적으로 개발되었다(원조 그레이엄 크래커는 어떤지 모르겠지만, 밀기울이 안 들어간 현대판 그레이엄 크래커는 그 기능을 제대로 발휘하는 것 같지가 않다. 최소한 내 경험적 증거에 의하면 그렇다. 내가 고등학생 시절, 스모어크래커를 겹쳐 초콜릿과 마시멜로를 끼워 즉석에서 만든 것를 얼마나 많이 먹었는데!).

비록 극단적이긴 했지만 그레이엄은 지금의 성 공포증과 비슷한 하나의 조류를 대변해주고 있다. 어떤 친구가 1901년에 출간된 『45세 남자가 알아야만 하는 것What a Man of Forty-five Ought to know』이라는 제목의 책을 내게 한 권 주었다. 그냥 재미 삼아 준 선물이었다(아직은 아니지만 어쨌든 내가 45세에 접근하고 있으므로). 그런데 의외로 그 내용이 상당히 흥미로웠다. 그 책에서는 심각한 어조로 이렇게 경고하고 있다.

"중년에 접어들면 남자는 성행위 후, 예전에 겪어보지 못한 심각하고 장기적인 무력감, 피로감을 느끼게 된다. 이는 중년 남자들에게 이제 분비되는 체액의 생성력이 약해질 수 있으니 최대한 그 사용을 절제할 것이며, 그 절제가 육체의 모든 기관을 살아 있게 해줄 최선의 미덕이 될 것이라고 알려주는 자연의 경고요, 조언이다."

내가 보기에는 필시 섹스를 중단하라는 의미이지 싶다.

그런 한편, 또 우리 역사에는 섹스가 건강을 증진시켜주는 열쇠라고 주장하는 전문가들도 많다. 11세기 철학인 도교에서는 섹스를 통해 에너지가 '합일슴一'을 이루면서 영원불멸에 도달할 수 있다고 믿었다(남자가 사정을 하지 않으면 더더욱). 솔직히 이건 너무 힘들지 않을까 싶다.

또, 특히 여성의 경우가 그렇지만 오르가슴을 느끼지 않는 게 건강에 좋지 않다고 주장하는 전문가들도 있다. 고대 그리스 시대부터 1950년대에 이르기까지, 의사들은 미혼 여성의 몸 안에는 독성을 지닌 액이 고이는데 그게 히스테리를 유발한다고 믿었다. 그 해독법은 '그곳'을 열과 성을 다해 마사지해주는 것이라고……. 메리 로취 박사는 자신의 책 『봉크』에서 최초의 바이브레이터는 여자들이 아니라, 자연 분만 시 수고를 덜고자 하는 의사들을 위한 것이었다고 말한다.

섹스를 옹호하는 입장으로 또 유명한 배우, 어네스트 보그나인이 있다. 나는 94세의 그를 아침 토크 쇼에서 보았다. 진행자가 장수 비결을 묻자 그가 이렇게 대답했다.

"저는 자위행위를 많이 합니다."

뭐, 이로써 증명 종료.

최근의 과학은 섹스를 '건강하다'고 보는 입장으로 기울고 있다. 굳이 덧붙이자면, '전반적으로' 건강하다. 하지만 '올바른' 종류의 섹스, 즉 합의하에 이루어지는 경우여야 한다. 또, 너무 과격해서 몸 어디가 부러지는 종류도 해당 안 된다(미국에서만 1년에 힘이 남아도는 1,000여 명의 남자들이 성기 골절을 겪는다). 그리고 운동을 꾸준히 하지 않으면, 섹스 후 심장 발작을 일으킬 가능성이 상대적으로 조금 더 높다.

하지만 전반적으로 볼 때, 빈번한 오르가슴은 건강 면에서 다양한 혜택을 준다. 럿거스 대학교 연구원들에 의하면, 오르가슴은 스트레스를 줄여주고 심장병, 유방암, 자궁 내막증에 걸릴 확률을 낮춰준다. 미국 의학 협회 저널에 발표된 한 연구에서는 한 달에 21회 이상 사정을 하는 남자가 전립선암에 걸릴 위험이 상대적으로 낮다는 사실을 발견한 바 있다.

섹스는 수명과도 관계가 있다. 영국의 한 연구에 따르면 일주일에 2회 이상 오르가슴을 느끼면 심장병으로 사망할 위험이 절반으로 줄어든다. 또 세간에는 신교도 성직자들이 천주교 성직자들보다 오래 산다는 주장이 있다. 물론 이런 종류의 역학적 연구는 가감해서 받아들일 필요는 있다(보그나인 박사에게는 안 된 말이지만, 대부분의 연구 결과는 두 사람이 하는 쌍방 섹스에 중점을 두고 있다).

그리고 섹스는 분명 인간관계에 도움이 된다. 오르가슴을 느끼면 우리 뇌가 호감을 주는 화학물질인 옥시토신을 분비해서 상호 간에 친밀함을 조성시킨다. 알고 보면, 남자의 정액에도 옥시토신이 들어 있다. 아마도 이 물질이 여자들의 후희後戱에 영향을 미치지 않나 생각된다.

아, 딸꾹질을 멈추게 하는 효과도 빼놓을 수 없다. 로취 박사는 4일 동안 딸꾹질을 하던 이스라엘 남자가 아내와 섹스를 한 뒤 딸꾹질이 멈추었다는 실례 연구 내용을 자신의 책에 썼다.

이래도 충분치 않다면, 이건 어떤가? 섹스는 그 자체만으로 좋은 운동이다. 부부 침실에서 이루어지는 이 은밀한 육체 활동이 유산소 운동 못지않은 효과가 있다고 주장하는 연구들은 꽤 많다. 어떤 성 연구에서 열 쌍의 부부가 다양한 체위를 시도했다. 그다지 로맨틱한 설정은 아니었다. 남편들은 전기 장치를 달고, 키스 방지 마스크까지 써야 했다. 호흡수를 측정하기 위한 조처였다. 그럼에도 불구하고, 결론은 섹스가 적당한 운동이 된다는 것이었다. 그리고 남자가 위로 올라가는 일반적인 체위가 남자 입장에서는 가장 많은 열량이 소비되었다(불공평하게 여자 쪽은 측정하지 않았다).

그렇다면 나로서는 다분히 실제적인 의문이 발동한다. 최고로 건강해지려면 나는 이 은밀한 운동을 얼마나 자주 해야 하는 건지? 그래서 킨지 연구소의 데브라 허버니크 교수에게 물어보았다. 그녀는 그에 관한 과학적 연구 결과가 없다면서 답하기 힘들다고 했다.

어쩐지 이 분야는 '다다익선多多益善'이 성립하는 영역이 아닐까 싶다. 최소한 어느 정도까지는 말이다.

줄리는 우리가 얼마나 섹스를 자주 하는지 정확한 숫자를 밝히고 싶지 않아했다. 하지만 미국인의 평균 횟수(2001년 설문 조사에 따르면 1년에 132회)보다 못 미치는 수준이라고 말하는 정도는 허락해줄 것 같다. 그래도 일본인의 평균 횟수(1년에 37회)보다는 많다(하지만 일본은 100세 넘게 장수하는 사람이 많다. 그래서 고개 숙인 남자라고 딱히 사형선고를 받았다고 단정 지을 수 없다).

이번 도전을 시작하면서 나는 이번 책을 위해 매일 밤 해볼까도 생각했지만 맹세코 그건 우리 둘 다 원하는 바가 아니었다. 그래서 실현되지는 못했다. 하지만 건강을 위해 미국인의 평균 횟수는 따라잡도록 노력해야 할 것 같다.

그래서 어느 목요일 밤, 나는 '성욕 프로젝트'를 시작했다.

나는 화학물질의 도움을 받을 요량으로 정력제도 알아보고 있었다. 그리고 우리의 특별한 밤을 위해 로맨틱한 식사를 준비했다.

브라질 땅콩, 셀러리, 땅콩버터, 홍삼, 아스파라거스, 호두.

모두 성욕을 증강시킨다고 알려진 음식이었다. 어떤 건 혈관을 확장시키고, 어떤 건 남성 호르몬을 증가시키고, 어떤 건 페로몬 효과를 준다고 알려져 있다.

나는 그 모든 걸 쟁반에 담아 TV를 보고 있던 줄리한테 가져갔다. 내조의 여왕답게 줄리는 내가 준비한 음식 모두를, 무지하게 싫어하는 땅콩버터만 빼고 조금씩 먹어주었다. 줄리는 계속 TV를 보았다. 10분이 지났다. 그때까지 줄리는 브래지어를 홀러덩 벗어던진다든가, 내 위로 뛰어오르지 않았다.

TV를 다 보고 우리는 침실로 갔다. 나는 특별한 용액이 담긴 워터 스프레이를 갖고 들어가 침실에다 뿌렸다.

"안에 든 게 뭐야?"

줄리가 물었다.

"어떤 연구에 보니까 이 향을 맡으면 여자의 은밀한 부위의 혈행이 최고로 좋아진대."

줄리가 코를 킁킁거렸다.

"아무 냄새도 안 나는데?"

"굿 앤 플렌티감초 향 나는 사탕 브랜드하고 오이를 섞은 거야."

내가 미리 굿 앤 플렌티 다섯 알과 썬 오이 세 쪽을 물에 담가두었다가 스프레이 통에 부은 것이었다.

"누가 실제로 실험해본 거야? 굿 앤 플렌티하고 오이를 섞었다는 그거 말이야. 누가 고안해낸 조합이야?"

줄리가 물었다.

"과학이 알려준 거야."

"그럼 '마이크 앤 아이크과일 향 나는 사탕 브랜드'하고 순무는 어떨까?"

"아직 연구 중이야."

줄리는 그걸 싫어하지는 않았다. 다만 못미더워했다. 줄리가 어느 정도 회의적인 것도 무리가 아니었다. 나중에 록펠러 대학교의 향 전문가 레슬리 보쉘에게 그 이야기를 했더니 이런 대답이 돌아왔다.

"오, 그 유명한 굿 앤 플렌티 연구 말이죠? 그런데 그건 반복 연구가 이루어지지 않았어요. 생의학 연구 분야에서 그렇게 중요한 주제는 아니기 때문이죠."

오호 통재라. 기존의 거의 모든 성욕 촉진제는 과학적 근거가 희박하다. 홍삼을 매일 먹으면 성욕이 고조된다는 증거는 조금 있다. 하지만 전반적으로 보자면, 과학은 아직 그 비밀을 벗기지 못한 상태다. 곧 벗겨낼지는 모른다. 그러나 지금은 아니다. 이번 주 초, 나는 헬렌 피셔 박사에게 이메일을 보내 성욕 촉진제에 대한 조언을 부탁했다. 피셔 박사는 럿거스 대학교 교수이자 『왜 우리는 사랑에 빠지는가』의 저자이며 이 계통의 권위 있는 전문가다. 피셔 박사에게서 답장이 왔다.

효과 있는 성욕 촉진제는 한두 가지밖에 없습니다. 테스토스테론, 그리고 도파민 정도일 겁니다. 특정 식품이나 액체가 성욕을 자극한다는 증거는 어디에도 없습니다. 단, 테스토스테론은 그런 기능을 합니다. 테스토스테론은 성욕 유발 호르몬입니다. 최근에는 주사, 패치, 크림 등의 형태로 인체 내 주입도 가능합니다.

그런데 의사들이 그 대안으로 도파민을 처방해주는 경우가 많습니다. 도파민(쾌락에 연관되는 뇌 화학물질)은 성욕을 자극하는 듯 보이기는 합니다. 하지만 직접적인 경로는 아닙니다. 아마도 도파민이 테스토스테론의 활동을 자극해주기 때문일 겁니다. 이 두 화학물질 체계는 상호 자극을 하는 성향이 있습니다.

그러니 '천연 성욕 자극제'를 고려하고 계시다면 부부간에 자극이 될 수 있는 무언가를 하십시오. 뭔가 색다르고, 위험하고, 흥분되는 활동을 하면 두 분의 뇌 속 도파민을 자극할 수 있습니다.

음식에만 집중하기보다 어딘가 새로운 곳으로 함께 여행이라도 떠나시길 권합니다. 색다른 활동은 굴, 땅콩버터가 할 수 없는 일을 해줄 겁니다.

우리는 아이들 때문에 집에서 꼼짝 못하니 당장 휴가를 갈 수 있는 입장은 아니다. 그렇다면 방법은? 줄리는 롤러코스터 타기를 아주 좋아한다. 롤러코스터를 타면 누구나 흥분된다. 마침 내 아이폰에 실제 같은 롤러코스터 게임이 있었다.

줄리에게 그 아이폰 앱을 보여주었을 때, 줄리의 눈빛은 이런 말을 하고 있었다.

'마음은 알겠는데 별 효과 있을 것 같지는 않아. 그러니 그걸 좀 치워줄래?'

그래서 나는 그걸 치웠다.

"자, 그럼 이제 열량을 좀 태워볼까?"

내가 줄리에게 말했다.

나도 안다. 내 구애가 셰익스피어의 열여덟 번째 소네트^{자연에 빗대어}

사랑하는 여인의 아름다움을 노래한 단시 같지는 않다는 것을……. 하지만 나는
섹스가 꽤 효과 있는 운동이 될 수 있다는 사실을 줄리에게 상기시켜
주고 싶었다. 그걸 뒷받침할 자료도 있었다. 2주 전, 나는 동작 감지
기를 샀다. 그걸 인터넷에 연결시키면 계속해서 소비 열량을 측정할
수 있다.

계산을 돕기 위해 해당 제품 웹 사이트는 인간의 다양한 신체 활동
종류와 시간당 평균 소비 열량을 도표로 제공하고 있었다. 도표가 상
당히 길었다. 걷기, 달리기, 줄넘기 정도로 그치지 않았다. 우리가 생
각할 수 있는 인간 활동을 모조리 모아 놓았다.

진공청소기 돌리기 238칼로리

셔플보드 타기 204칼로리

야외 그릴에서 인디안 브레드 굽기 시간당 204칼로리

나는 침대 위에 줄리와 나란히 앉아 있다가 줄리에게 그걸 보여주
었다. 줄리가 소리 내어 읽었다.

성적 활동 – 수동적. 가벼운 정도. 입맞춤. 포옹 68칼로리

성적 활동 – 일반적. 적정한 정도 88칼로리

성적 활동 – 능동적. 격정적인 정도 102 칼로리

"'적정한 정도'가 괜찮을 거 같아."

줄리의 말에 나는 동의했다. 우리 부부는 더 이상 격정적인 정도가

감당이 안 된다.

우리의 '침실 운동'에 대해 시시콜콜 옮기지는 않겠지만 이 말은 해야 할 것 같다. 우리의 운동 시간은 소비 열량 기준 시간인 '1시간'에서 한참 모자랐다. 고로, 우리는 동작 감지기의 수치를 어느 정도 신뢰하느냐에 따라 다르겠지만(솔직히 내 보기에는 좀 미심쩍다) 88칼로리를 채 소비하지 못했다.

더 슬픈 건, 그 다음 달 줄리와 나는 횟수 면에서 또다시 평균 이하로 돌아갔다. 계획도 체계적으로 세우고, 도파민이며 굿 앤 플렌티 향을 동원했음에도 불구하고……. 아무래도 우리 부부는 동기가 부족한 듯싶다. 나는 전문가의 도움을 구하기로 마음먹었다. 이번 프로젝트가 끝나기 전에 비뇨기과 의사를 만나볼 참이다.

중간 평가: 일곱 번째 달

몸무게 **71.5킬로그램**

혈압 **110/70**

올해 먹은 스틸 컷 오트밀 통조림 수 **11개**

하루에 소음 차단 헤드폰을 사용한 평균 시간 **10시간**

스쾃 머신에서 리프팅을 한 무게(15회 반복) **68킬로그램**

제임스 브라운미국의 '소울 뮤직의 대부'라 불리는 싱어 송 라이터의 말을 빌려 표현하자면, 지금 나는 '적당하게 기분 좋다'. 나는 하루도 거르지 않고, 디지털로 늙어가는 내 모습을 보면서 늙은 A.J.를 존중하려 애쓴다. 먹는 습관은 조금 나아졌다. 설탕, 소금에 대한 중독 증상은 여전하다. 하지만 분명 약해지고 있다(그런데 소금을 멀리하다 보니 입맛에 변화가 생겼다. 미각이 전보다 예민해졌다. 못 참고 감자 칩을 먹을라치면 어찌나 짠지……. 혓바닥에 소금 한 통을 들어붓는 것 같다).

헬스클럽에서는 토니가 내 안경에 물방울이 맺힐 정도로 열심히 운동을 시킨다.

"안경에 김이 서렸네요."

내가 스콰 머신에서 20킬로그램을 들어 올리고 나면 토니가 자랑스레 말한다.

동시에 나는 스트레스를 조절하려고 애쓰고 있다. 어느 정도 성공하고 있다. 그래서 매일 셀프 마사지를 한다. 완곡한 표현이 아니다. 스스로 어깨를 문질러주면 스트레스 호르몬인 코티졸 분비 수준을 낮출 수 있다. 그래서 나는 버스를 타고 이동하거나, 신문을 읽는 동안 셀프 마시지를 한다

그런데 가족들이 이번 프로젝트에 대해 점점 인내심을 잃어가고 있다. 아이들은 생일 파티에서 같이 컵케이크를 먹지 않고 당근이나 주워 먹고 있는 나를 못마땅해한다. 그러면서 건강해지는 게 왜 그렇게 중요한지 틈만 나면 물어온다.

"그래야 아프지 않고 너희들과 오래오래 같이 살지."

하루는 비정제 오트밀을 한 숟가락 떠먹으면서 내가 말했다.

"그럼 아빠는 안 죽어요?"

루카스가 물었다.

"그럼. 나는 안 죽어."

이제껏 나는 '죽음' 같은 주제는 입에 안 담으려 피해왔다. 하지만 아이들이 내 원칙을 깨버렸다. 아이들은 '죽음'에 대해 아주 잘 안다. 우리 집 쌍둥이들에게는 이 세상 어떤 이야기도 그 끝이 같다.

"그렇게 해서 모두 다 죽었답니다. 끝."

주제가 무엇이었든 죽으면서 다 끝난다.

"그래서 그 문어는 서커스에 갔습니다. 거기서 문어는 사자와 호랑이도 보고 솜사탕을 먹었습니다. 그러고 나서 모두 다 죽었답니다. 끝."

"호기심 많은 원숭이 조지가 연을 찾으려고 나무로 올라갔어요. 그러고 나서 모두 다 죽었답니다. 끝."

그렇다고 아이들이 섬뜩한 이야기를 하려고 하는 건 아니다. 그저 복잡한 구성을 깔끔하게 정리할 방법을 모색하려는 것뿐이다. 꽤 효과적이다. 말하자면 아이들 나름의 '데우스 엑스 마키나deus ex machina: '기계 장치로 등장한 신'이라는 뜻으로 문학 작품에서 결말을 짓거나 갈등을 풀기 위해 뜬금없는 사건을 일으키는 플롯 장치'인 셈이다.

그러면서 아이들은 '죽음'이라는 것에 대해 같이 고민을 하기 시작했다.

며칠 전, 루카스가 내게 이런 말을 했다.

"나중에 크면 나는 동화 속에 나오는 사람이 되고 싶어요. 그래야 절대로 안 죽을 테니까요."

가슴이 찡했다. 그래도 끝에 안 죽으려면 주인공은 안 된다고 주의를 주고 싶었다.

그 옆에 있던 제인이 내 어깨 위로 올라오게 해달라고 졸랐다. 우리 집 방방마다 다니며 천장을 짚어보고 싶다고 했다. 나는 당장은 곤란하고, 저녁에 집에 다시 와서 해주겠다고 했다.

"하지만 집에 오기 전에 아빠가 죽으면 어떡해요?"

그 말을 듣고 나는 제인을 바로 내 어깨 위에 올렸다. 협상가로 치면 제인은 베테랑이고 나는 풋내기다.

오늘 저녁을 먹으면서 제인이 사람이 죽고 나면 어떻게 되느냐는 곤란한 질문을 해왔다. 나는 그 질문을 해결하는 데는 '무지'가 제일 좋은 방법이라고 결론지었다.

"이 세상 누구도 어떻게 될지 확실히 알지 못해. 어떤 사람들은 죽으면 꿈을 꾸지 않는 긴 잠을 자는 것과 비슷하다고 하지."

아이들은 그 말을 곱씹어보는 것 같았다.

"또, 우리가 죽으면 아주 살기 좋은 '천국'이란 곳으로 간다고 생각하는 사람들도 있어."

"난 그 말이 진짜였으면 좋겠어."

줄리가 말했다.

"그런가 하면 우리가 절대로 죽지 않는다고 생각하는 사람들도 있어."

그 말에 줄리가 나를 노려보았다.

"이렇게 기이이인 수염을 기른, 오브리 드 그레이라는 이름의 아저씨가 있어."

내가 손으로 턱에서부터 배를 훑어 수염을 만들어 보였다.

"그 아저씨는 과학자인데 머지않아 우리가 우리 세포를 늙지 않게 지킬 수 있다고 생각해. 우리 몸을 아주 잘게 나누면 세포가 되거든?

그런데 어떨 때 그 세포들에서 쓰레기가 나와. 우리가 그 쓰레기를 청소해주기만 하면 된다는 거야. 그러면 영원히 살 수 있게 될지도 모른대."

"무한대 같은 거?"

큰아들이 물어 내가 대답했다.

"맞아. 또 레이 커즈와일이라는 다른 과학자 아저씨는 우리 뇌를 컴퓨터에 옮길 수 있게 될지 모르고, 그러면 우리가 또 영원히 살 수 있다고 생각해."

"그런 이야기들을 너무 오랫동안 생각하고 있을 필요는 없어."

줄리가 끼어들었다. 줄리는 내가 아이들한테 쓸데없는 소리를 하고 있다고 생각했다. 나중에 내게 이렇게 말했다.

"당신은 아이들한테 거짓 희망을 주고 있어. 괜히 영원불멸에 대한 망상을 키워주고 있다고."

줄리의 말이 옳을지도 모른다. 하긴, 요즘 나는 인간 수명 연장 운동에 관한 책에 심하게 빠져 있다. 그중에는 가재는 늙어도 세포 손상이 없다며, 뜬금없이 영원한 생명의 실마리를 가재가 갖고 있을 수 있다고 주장하는 과학자들의 책도 있었다. 질병, 맹수 같은 외부 세력만 없으면 가재는 몇백 년 동안 바다 밑바닥을 기어 다닐지도 모른다나.

이제 수명 연장에 대한 과학은 더 이상 비주류가 아니다. 아주 부분적으로만 비주류일 뿐이다. 그러니 "그 뒤로 오래 오래 행복하게 살았답니다."가 뭐 잘못인가? 특히 최첨단 의학 이론까지 뒷받침되고 있다면 말이다.

제8장

신경계

덜 다치기 위한 도전

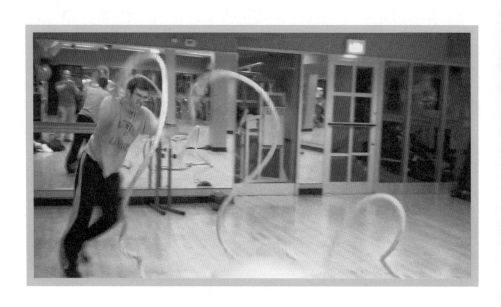

요전 날, 큰 합판을 집 밖으로 옮기다 어깨를 다쳤다. 최소한 나는 사람들에게 그렇게 말했다. 왜냐하면 진실을 말했을 때 사람들이 잘난 척하는 소리를 듣고 싶지 않아서였다. 사실 나는 카약을 타다 다쳤다. 위Wii 게임으로…….

옷고 싶다면 웃어도 좋다. 운동신경이 없다고 마음껏 비웃어도 좋다. 그건 〈위 풋볼〉이나 〈위 럭비〉처럼 남자다운 비디오 게임 축에 끼지 못하니까 말이다. 그건 레저용 보트 타기였다. 하지만 이것만은 기억해주길 바란다. 나도 열심히 노를 저었다는 사실을……. 한마디만 더 추가하고 싶다. 나만 위 게임을 하다가 다치는 게 아니다. 검색해보니 비슷한 내용의 글이 많았다. 그중에는 위 게임을 할 때도 준비운동을 잊지 말라는 한 정형외과 의사의 조언도 있었다.

어깨를 다치고 난 뒤, 이번 달에는 '통증'에 대한 조사에 전념하고 있다(더불어 이 통증을 없애는 데도). 첫 번째 깨달음. 오, 신이시여,

감사합니다. 저를 진통제가 판치는 시대에 태어나게 해주셔서! 미국인들은 그 절대 다수가 '고통 없는' 삶을 사는 데 상대적으로 익숙하다. 그 어느 인류 역사를 훑어봐도 이런 예가 없을 정도다. 고통은 정말 끈질기고 끔찍한 우리 삶의 동반자다.

여기서 잠깐 마취 없이 이루어졌던 수술 현장의 끔찍한 장면을 떠올려보라. 멜러니 선스트럼이 쓴 『통증 연대기』라는 흥미로운 책을 읽은 사람이라면, 옛날 의사들이 환자에게 수술 날짜를 알려주려 하지 않았다는 사실을 알 것이다. 의사들은 아무 화요일이나 목요일에 환자 집을 쳐들어가서 깜짝 수술을 집도했다. 그렇지 않으면 환자들이 그 전날 밤에 자살을 시도할지도 몰라서다. 사태가 그 정도였다.

선스트럼의 책에는 영국의 소설가로, 1810년에 유방 절제 수술을 받은(우연히도 나폴레옹의 주치의에게서) 파니 버니에 대한 이야기가 있다. 파니 버니는 약물의 힘을 빌지 않은 수술 현장을 더없이 생생하게 묘사해준다.

그 어떤 말로도 표현할 수 없는 공포……. 그 가공할 금속이 내 가슴을 파고들어 혈관, 동맥, 살, 신경을 마구 잘라나갔다. 그 칼부림이 난무하는 동안 나는 줄기차게 비명을 질러댔다. 그래도 내 고막이 터지지 않았다는 건 가히 놀라운 사실……. 봉합을 하고 수술 도구들이 거두어졌지만 통증은 전혀 줄어들지 않았다. 순간, 그 민감해진 부위로 파고드는 차가운 공기……. 마치 예리한 단검과도 같다. 또다시 수술 도구들이 느껴진다. 빙빙 원을 그리다가 내 피부를 도려낸다. 내 처연한 육신은 그 손을 막아내려, 그 손을 지치게 하려 안간힘을 쓰며 반항한다.

그러다 어느 순간, 내 숨이 정말로 끊어졌다는 생각이 들었다.

그런데 지금 우리 삶에서는 '고통'이 한풀 꺾인 상태다. 그래도 갈 길은 아직 멀다. 국립 보건원 산하의 통증 공동 연구단의 연구에 의하면, 몇 달간 지속되는 만성 통증으로 고통받는 사람이 미국의 경우 7,000만 명이며 거기에 드는 비용만 약 1,000억 달러에 이른다. 우리는 아직 만성 통증의 적절한 치료책을 찾지 못했다. 약을 먹으면 효험이 있을 때가 있다. 하지만 중독될 가능성이 있다.

통증에 대한 글을 읽다보니 내 몸을 물리고 싶은 생각이 새삼 다시 들었다. 뼈와 근육으로 만들어진 이 살덩이를 공장으로 보내버리자!

그렇다고 해서 우리 몸이 신기하지 않다는 말은 아니다. 우리 몸은 놀랍다. 그렇긴 하지만 우리 몸이 품고 있는 근본적인 문제 역시 한두 가지가 아니다. 우리는 특별히 진화한 구닥다리 하드웨어의 산물이다. 통증은 그중에서도 가장 끔찍하고, 가장 원초적인 체계에 속한다.

통증은 대단히 교활하다. 곧 발가락을 채일 거라고 미리 알 수 있도록 진화가 이루어졌다면 좀 좋았을까? 우리 부모님이 대학 식당에서 마주치던 그날을 저주하게 만드는 이 아픈 느낌 말고 말이다. 아니면 발가락이 그냥 살짝 붓다가 말면 안 될까? 그러면 나도 엄청 신경 써 줬을 텐데. 진짜다.

통증은 짜증나고 유난스럽다. 몽땅 대문자로만 쓰인 이메일을 받는 것 같다. '배고픈 하마' 인형을 갖고 싶다고 15초마다 신호를 보내는 여섯 살짜리 아들 놈 같다. 그래, 알아, 안다고. 알아먹었다고!

예를 들어 우리가 민달팽이라면 통증의 잔혹한 경보 체계가 필요할지 모른다. 하지만 인간에게는 대뇌 피질이 있으므로 통증은 없어졌어야 했다. 선스트럼은 이런 통증의 문제를 멋들어진 비유로 설명하고 있다. 우리가 느끼는 통증을 감시탑의 보초라고 생각해보자. 그 보초는 적을 발견하면 종을 울리게 되어 있다. 그런데 그 보초는 변덕스럽고, 게으르고, 뭘 잘 까먹고, 겁 많고, 한 번에 딱 한 가지 일밖에 못하고, 때로는 적군의 속임수에도 잘 넘어간다. 그래서 아무 이유 없이 종을 울릴 때도 종종 있다. 또 적이 물러갔는데도 계속 종을 울리는 때도 있다.

통증은 이유 없이 찾아오기도 한다. 몇 년 동안이나 집요하게······. 오죽하면 '환상지幻想肢: 절단된 신체 부위의 감각을 계속해서 경험하는 것'라는 게 다 있을까? 그리고 여기 통증의 가학성이 극명한 예가 있다. 만성 통증은 몸이 치유되어도 사라지지 않을 때가 많다. 아니, 더 심해지기도 한다. 통증이 통증을 낳는다. 신경 통로가 길이 잘 들어, 메시지가 더 잘 전해진다. 통증은 우리의 고통을 더 가중시키는 양성 피드백 루프 결과가 원인을 촉진하는 현상인 셈이다.

따끔한 치료법

어깨 통증이 갈수록 더 심해져서 나는 치료를 위해 뭔가 해보기로 했다. 담당 의사는 물리 치료가 될 만한 운동 요법을 몇 가지 가르쳐주었다. 나는 막대기를 가벼운 바벨로 삼아 집에서 그 운동을 하고 있다. 아직까지는 별 차도가 없다. 그리고 매일 밤 줄리가 안마를 해준다. 역사 소설을 읽으면서 해주는 안마지만 그래도 도움은 된다.

임시변통으로 불교 신자 접근법도 시도해보았다. 통증에서 벗어나려고 기를 쓰는 대신 구도求道의 자세로 통증에 집중해본 것이다.

나도 안다. 통증에 대한 과대평가. 그런데 이 요법은 좀체 없어지지 않는 내 어깨 통증보다는 서랍을 여닫다 엄지손가락이 끼었을 때처럼 일시적 통증에 더 효과적이다.

그래서 오늘 나는 새로운 전략을 시도하기로 했다. 그건 다름 아닌, 침술. 우리 집에서 한 블록 떨어진 곳에서 한 침술원을 찾았다. 뉴욕에는 집만 나서면 5분 거리 안에 침술원이 있다.

침술원 건물 지하에 있는 대기실에 앉아 있던 나는 환자 양식을 작성하고 병원 안내지를 훑어보았다. 얼핏 봐도 그 대상은 나하고 반대 '성性'임을 알 수 있었다. '제노포즈Zenopause'라는 이름의, 글루텐이 들어가지 않은 폐경 보조제…….

침술사가 나를 진료실 안으로 불렀다. '갈리나'라고 자기소개를 했다. 나이는 60대 정도? 건강해 보이는 러시아 여성이었다. 앞머리를 내리고, 러시아 억양이 강하고, 걸치고 있는 하얀 가운에는 '정숙', '평정' 같은 단어가 영어와 한자로 병기되어 있었다.

"어떻게 오셨나요?"

내가 어깨 통증에 대해 설명을 했다. 갈리나는 고개를 끄덕이면서 뭔가를 적었다. 그 뒤로 또 10여 분간 질문 공세. 그러면서 뭔가를 또 적었다.

"땀을 좀 흘리는 편이세요?"

"네."

"어느 부위인가요?"

"겨드랑이와 얼굴요."

나는 진료실을 둘러보았다. 진료실은 어두운 편이었다. 형광등 불빛이 눈부신 서양 의학계 진료실과 달리, 독일 빈의 어느 카페 같은 분위기였다. 벽에는 동양적인 부채 몇 개와 해부도가 걸려 있었다.

내 잠버릇, 배변 습관, 식습관 등에 대해 좀 더 묻더니, 갈리나가 의자에서 일어났다.

"준비되셨어요?"

"준비됐습니다. 머리만 빼고요. 머리에다가는 안 했으면 좋겠어요."

"어쩌죠. 머리에다 할 건데요."

아무래도 갈리나의 고향인 러시아에서는 '손님은 왕'이라는 철학이 없는 듯했다.

끄응. 나는 뭐든 머리에 닿는 걸 싫어하는 고질병을 갖고 있다. 혹시 두뇌 손상이라도 입을까 싶어서다.

어렸을 때는 정도가 훨씬 더 심했다. 내 머리는 '노터치' 구역이었다. 착하다며 내 머리를 쓰다듬는 것도 안 되었다. 정수리로 공을 들이받는 정신 나간 행위가 속출하는 축구도 안 되었다. 할머니가 다가와 내 이마에 뽀뽀를 할라치면 나는 권투선수처럼 빛의 속도로 머리를 젖혔다. 지금은 줄리에게 내 머리를 만질 특권을 내주긴 했지만 조심스럽긴 여전하다.

"사실 머리는 신경이 가장 적게 분포되어 있는 곳입니다."

갈리나가 나를 안심시키려 했다.

"그러니 통증을 제일 덜 느끼지요."

그녀가 웃었다. 그러더니 날더러 방 한가운데 있는 다른 의자에 앉으라고 했다.

"어디가 제일 예민한 것 같으세요? 1, 2, 3, 4번으로 위치를 잡아보죠."

갈리나가 두피 쪽으로 해서 내 머리 곳곳을 꾹꾹 눌렀다.

"3번요."

내가 말했다.

"사실 침술은 러시아에서 제일 먼저 시작되었는지 모릅니다."

갈리나가 내 머리에다 알코올 적신 솜을 문지르면서 말했다.

"침술 흔적이 있는 시신이 시베리아에서 제일 처음 발견되었거든요. 미라 처리가 된 시신이었죠."

그 말에 딴죽을 걸고 싶다는 생각 따윈 들지 않았다. 최소한 내 두개골에 뾰족한 바늘을 꽂으려는 여자를 상대로는 말이다. 갈리나가 성냥개비만 한 바늘을 꺼내들더니 비닐 포장을 벗겼다. 따끔! 그러더니 곧 뭔가 미끄러지는 느낌. 내 피부의 여러 층을 뚫고 들어가는 바늘 소리가 느껴졌다. 아주 미약하긴 하지만 분명 느껴졌다. 그렇게 아프지는 않았다. 모기한테 물릴 때의 두 배 정도? 하지만 그 소리! 소리는 어쩔 건데?

갈리나가 내 머리를 다시 꾹꾹 누르면서 침술학 반짝 강의를 시작했다.

"침술은 에너지 경로와 관계있습니다. 몸 안에 나 있는 도로 같은 거죠. 그 도로에서 에너지가 특정 부위에 치우치면 다른 부위에서 에너지를 충분히 확보하지 못하지요."

그러니까 침술은 우리 몸속의 교통 체증을 해결하는 견인 트럭인 셈이다. 우리 몸에 '기氣'라는 게 있어, 신체의 신경 경로나 경선經線을 뚫어줄 수 있다고 했다. 그 경로들은 또 각각의 신체 부위들과 연결되어 있다. 오늘, 갈리나는 아픈 내 어깨와 연결된 폐 경로에 침을 놓은 것이다.

침을 맞고 난 뒤, 나는 토니와 운동을 하기 위해 헬스클럽으로 직행했다.

"그래서 침을 몇 대나 맞은 거예요?"

토니가 물었다.

"세 대요."

"세 대요? 이런, 바가지 썼네요. 침 하나당 따져보면 돈을 많이 쓴 거예요."

토니는 자기가 다니는 침술원에서는 침을 최소 40대를 놓아준다고 했다. 심지어 그 침술원에서는 부업으로 개도 받는데, 개한테도 40대를 놓는다고…….

짜증이 확 밀려왔다. 내가 잡종 스카티쉬 테리어보다 침을 덜 맞았다고? 혹시 갈리나는 내가 침을 세 대 이상 견딜 수 있을 만큼 뚝심이 없을 거라고 생각했던 걸까? 나도 최소한 두 자리 수만큼의 침은 맞을 수 있는데…….

그런데 이상한 건, 침을 '고작' 세 대밖에 안 맞았는데도 뭔가 느껴지는 게 있었다. 어깨가 훨씬 좋아졌다. 완전히는 아니지만 분명 많이 좋아졌다.

몇 달 만에 처음으로 고통 없이 팔을 치켜들 수 있었다. 그리고 핫도그보다 큰 사이즈의 덤벨도 들어 올릴 수 있었다.

"이거 놀라운데? 사기꾼인 줄 알았는데 효과가 있어."

대체 무슨 일이 일어난 걸까?

그 해명을 위해 침술에 대한 과학의 입장을 잠깐 정리해보기로 하자.

침술에 대한 연구 결과들은 뒤죽박죽 복잡했다. 어떤 사람은 효과 있다고 하는 반면, 효과가 전혀 없다고 보는 시각도 많았다. 게다가 문화적 편견까지 느껴졌다. 전반적으로, 중국에서 이루어진 연구는 미국에 비해 침술을 옹호하는 입장이 더 많았다.

최근 침술이 아무것도 하지 않는 것보다는 효과가 있다고 주장하는 연구가 몇 있다. 그런데 몸 아무 부위에나 바늘을 찔러대는 '가짜' 침도 마찬가지로 효과가 있다는 게 문제다.

오늘 내게 있었던 일도 그 가능성을 네 가지로 추론해볼 수 있다.

1 중국 의학계가 옳다. 침이 내 몸속 경선을 따라 흐르는 에너지의 균형을 바로 잡아주었다.

2 인체에는 침에 반응하는 경락점이 있다. 하지만 현대 과학은 고통을 완화시켜 주는 경락점의 메커니즘을 아직 밝혀내지 못한 상태다.

3 신체 부위 중 아무 데나(눈만 빼고) 바늘을 꽂아도 고통은 줄어든다. 신경계의 통증 경로에 변화가 생겨서일 것이다.

4 이 모든 게 플라시보 효과다.

내 생각은? 순전히 어림짐작이지만, 3번과 4번의 결합 같다. 그리고 4번의 경우라 해도 나는 그걸 폄하할 생각은 없다.

플라시보 세상

라틴어 '제가 기쁘게 해드리겠습니다 shall please'에서 유래한 표현인 플라시보는 환자에게 진짜, 혹은 상상의 치료 효과를 가져다주는 위약僞藥 치료법이다. 플라시보는 인류 역사상, 지금까지 발견된 가장 효과적인 치료법일 수도 있다. 플라시보가 아스피린, 아편, 얼음 팩을 총동원한 것보다 더 많은 통증을 고쳤으니까 말이다.

플라시보는 꽤 많은 질병과 증상에 효력을 발휘한다. 물론 통증도 포함된다. 기침, 우울증, 궤양 등에도 효과가 있다. 전반적으로 볼 때, 효과 면에서 30퍼센트 정도의 효험이 있다.

그런데 우리 아이들의 경우는 그 확률이 훨씬 더 높다. 비닐로 된 끈끈한 밴드 하나 붙여주면 아이들의 통증은 감쪽같이 사라진다. 그야말로 놀랄 노 자다. 루카스는 어쩌다 손가락을 밟혀 대성통곡을 하다가도 스폰지 밥 캐릭터 반창고를 새끼손가락에 붙여주면 바로 화색이 돈다. 우리 집 아이들은 1회용 반창고의 마술 같은 치유력을 신봉해 마지않는다. 1회용 반창고만 있으면 무슨 문제든 해결할 수 있다고 믿는다. 몇 년 전, 우리 집 TV의 퓨즈가 나갔을 때 재스퍼가 그 브라운관에 반창고를 떡하니 갖다 붙였다. 다시 살아나라면서……

우리 아이들의 머리 안을 들여다볼 수 있다면 플라시보가 만들어내는 그 놀라운 변화를 목격할 수 있을 텐데 싶다. 필시 진짜 진통제를 먹었을 때와 똑같은 변화일 것이다. 이와 관련해, 『통증 연대기』에서 선스트럼은 이렇게 말하고 있다.

"2005년 미시간 의과대학의 존 카 쥬비에타 박사가 주도한 연구에서 피실험자들의 아래턱에 짠 소금물을 주입한 뒤 그 뇌 사진을 관찰했다. 그런 다음 그 사람들에게 플라시보, 즉 가짜 약을 주면서 곧 통증이 가라앉을 거라고 말했다. 피실험자들은 그 즉시 기분이 좋아졌다고 응답했고, 그들의 뇌 사진에도 반응이 나타났다. 천연 통증 완화제 역할을 하는 물질(엔도르핀, 엔케팔린, 다이노르핀)을 분비하는 뇌 부위가 밝아진 것이다. 이처럼 '가짜' 진통제가 뇌에서 '진짜' 화학물질의 분비를 유도해내기도 한다."

하지만 플라시보를 못마땅하게 여기는 사람들도 많을 것이다. 이 세상에 가짜 약이 너무 많다. 우리 뇌는 사기 도박단의 카드 딜러 같다. 우리 몸의 다른 부위에 속임수를 부린다. 하지만 나는 그런 식으로 보지 않는다. 내 눈에는 플라시보가 꽤 고무적이고, 희망적이다. 그 종류를 불문하고 어떤 '행동'을 하면 기분이 좋아질 수 있다는 뜻이니까 말이다. 플라시보의 핵심은 '욕창 걸리기 직전 상태의 우리 엉덩이를 소파에서 떼어내는 것'이다.

플라시보의 매력에 흠뻑 빠진 나는 내 담당 의사(절대 돌팔이 아님)에게 특별한 처방을 부탁했다.

"약의 절반은 진짜 약으로 주시고요, 나머지 절반은 설탕 약으로 주세요. 어떤 게 어떤 거라고 저한테 알려주지는 마시고요."

내가 의사에게 말했지만, 의사는 고개를 저었다.

"그렇게는 할 수 없습니다."

"왜 안 되나요?"

"도의적 문제 때문입니다."

이런. 이 모든 게 1890년, 플라시보가 효과 있었음에도 불구하고,

자신에게 모르핀 대신 물을 주사한 의사를 고소했던 어떤 여자 때문이다.

어쨌든 가짜 치료법이라도 더 많은 공을 들일수록 효과가 높아진다. 내가 보기에는 이게 대체 의학의 비밀이 아닐까 싶다. 부항만 해도 그렇다. 부항이란 촛불로 빈 컵 안의 공기를 덥힌 다음, 그 컵을 환자의 몸 위에 엎어놓는 치료법이다. 컵 안 산소가 부족해지면서 피부가 컵 안으로 끌어당겨진다. 그럼 온몸의 살이 울퉁불퉁 튀어 오르면서 몸 안의 독소들이 밖으로 빠져나온다나. 어째 솔깃한 이야기는 아니지만, 그래도 부항 역시 '무언가'를 하긴 하는 거다. 안 그런가?

이와 똑같은 논리를 침술에도 적용해볼 수 있다. 적어도 그 효과만큼은 설명이 된다. 생각해보라. 스스로 인간 바늘꽂이가 되겠다고 자처하는 것 자체가 이미 대단한 결단이다. 그만큼 우리 뇌는 그게 효과가 있어야 한다고 기대한다.

여기서 질문 하나. 플라시보가 효과 있으려면 우리 뇌가 그 효과를 반드시 믿어야만 할까? 굳은 신념이 꼭 필요할까? 대부분의 연구 결과들은 '그렇다'고 대답하고 있다. 언젠가 내가 감기 치료제로 애용하는 에어본에 사실 과학적 근거가 별로 없다는 기사를 보고 상심했던 때가 기억난다. 나는 에어본의 효능을 믿었다. 그게 줄줄 흐르는 내 콧물을 매번 멈춰준다고 믿었다. 그런데 그 믿음은 그 폭로 기사를 접한 뒤 연기처럼 사라졌다. 그 이후로 에어본은 아무런 쓸모도 없게 되었다.

그런데 2010년의 하버드 의과대학에서 이루어진 어떤 연구에서 플라시보가 효과 있다는 결론이 나왔는데……. 앗! 환자들이 '가짜'라고 알고 있는 경우에도! 과민성 대장 증후군 환자들이 '가짜'라고 미리 알려준 약을 먹고도 증상이 호전된 것이다.

"매일 약을 두 알씩 챙겨 먹는 '행위'가 '자기 치유 행태'를 만들었다."

그 연구를 주도한 사람이 한 말이다.

혹시라도 '정직한 플라시보' 효과가 진실로 판명난다면, 나는 그 즉시 제약 회사를 차려서 대박이 확실시되는 신약을 출시할 것이다. 이름 하여, 플라지보Plazibo.

욕설 요법

오늘 또다시 공원을 달려 할아버지를 찾아갔다. 내가 도착하니, 할아버지는 예의 그 리클라이너에서 낮잠을 즐기고 계셨다. 선잠에서 할아버지를 정신 나게 하는 데 1분 정도의 시간이 걸렸다.

"요즘은 무슨 일을 하고 있니?"

할아버지가 묻기에 나는 내 건강 프로젝트에 대해 말했다. 이미 열댓 번은 이야기했다. 할아버지가 고개를 끄덕였다. 기억을 하는 건지, 못하는 건지 확실치 않았다.

나는 할아버지에게 통증 연구에 관한 새로운 정보를 들려주었다.

"마음에 드는 연구 결과가 있어요. 욕을 하면 통증이 줄어든대요."

할아버지가 웃었다.

의학 저널 「뉴로리포트」에 실린 그 연구에 따르면, 실험 자원자들이 차가운 얼음물에 손을 담그고 있는 시간이 욕을 하면 40초 정도 더 길어졌다(욕을 하면 우리 몸의 반사 반응과 연관되는 뇌 영역인 아미그라다가 자극을 받아 통증 감각을 무뎌지게 할 수 있다)고 한다.

할아버지 댁에 와 있던 제인 고모가 하버드 대학교 교수인 스티븐 핑커 박사의 '욕의 심리학'에 대한 동영상 강의가 인터넷에 올라와 있다고 알려주었다.

"그거 좀 보자꾸나."

할아버지의 말에 제인 고모가 강의를 찾아 '재생'을 클릭했다. 핑커 박사는 외설적 발언 문제로 대법원까지 갔던 보노아일랜드의 록 밴드 U2의 리드 보컬의 말인 "이건 정말로, 정말로, 빌어먹게 놀랍습니다."로 강의를 시작하고 있었다. 핑커 박사는 엄청난 빈도로 욕을 해댔다. 욕뿐만이 아니라 비속어, 은어 등 이 세상 모든 종류의 나쁜 말을 명사, 동사, 형용사, 부사 형태로 다양하게 구사했다.

94세 노인과 나란히 앉아 그 줄기찬 욕설을 듣고 있는 느낌은? 그 94세 노인이 우리 할아버지인 게 참으로 다행이었다. 할아버지가 욕을 잘해서가 아니었다. 할아버지가 욕을 받아들일 수 있는 사람이기 때문이었다. 배를 잡고 웃던 할아버지의 눈에는 눈물까지 고였다.

할아버지는 예전이나 지금이나 마음만은 청춘이다. 게다가 얼리어답터이기도 하다. 나는 할아버지가 비디오카메라를 사오던 날을 기억한다. 그 시절, 어깨에 메도록 된 그 거대한 비디오는 미사일을 장전해도 될 것 같았다. 할아버지는 컴퓨터, 인터넷, 휴대전화를 사랑한다.

그렇다면 할아버지의 친구들은? 대부분 할아버지보다 젊다. 그 이유는 바로 희소성 때문이다. 이런 94세 노인이 흔치는 않으니까……. 하지만 '선택'도 작용했다. 할아버지는 늘 젊은 층을 선호했다. 가만, 할아버지가 자신을 노인으로 생각하긴 하나? 할아버지는 86세 생일 파티 때 케이크에 꽂혀 있는 '86'이라는 숫자를 '68'로 바꿔치기 하고 "훨씬 낫네."라고 말했다.

나이를 거부하는 건 돌아가신 할머니가 할아버지보다 더 심했다. 할머니는 비슷한 연령대의 사람들과 별로 어울리는 적이 없었다.

"그 사람들은 몸 어디가 아프네, 어디가 잘못됐네 하는 이야기밖에 안 해."

할머니는 나와 비슷한 세대 사람들을 더 좋아했다. 클럽에서 열린 내 친구 더글러스의 서른 번째 생일 파티에서 우리 할머니는 초대 손님들 중 베트남전은 물론, 한국전쟁 이전에 태어난 유일한 사람이었다. 할머니는 내가 할머니를 '명예 X세대'라고 불렀던 게 제일 듣기 좋은 칭찬이었다고 말한 적도 있었다.

딱히 맞는 연구 결과는 못 찾았지만, '장수'와 '나이 거부' 사이에는 무슨 상관관계가 있지 않을까 싶다.

중간 평가: 여덟 번째 달

몸무게 **72.5킬로그램**

글 쓰면서 러닝머신을 달린 거리 **486킬로미터**

이번 달에 거울을 보면서 먹은 식사 **18회**

하루에 달리는 거리 **3킬로미터**

건강과 관련해 범한 제일 큰 죄 **앉은 자리에서 사탕 과자를 27개나 먹은 일**

이번 달은 좀 복잡했다. 좋은 일도 있고, 나쁜 일도 있었다.

먹는 것과 관련해서는 '퓌레'를 발견한 게 중요하다. 내 입에 아주 잘 맞는다. 당근 퓌레, 브로콜리 퓌레, 호박 퓌레 등 종류도 많다. 야채를 살짝 데쳐 푸드 프로세서음식을 썰고 다지는 기계에 넣기만 하면 색감 고운 퓌레가 만들어진다. 이 어른용 유아식을 먹으면 속이 아주 편안하다. 그 이상 과도한 분석은 삼가고 싶다. 다만, 퓌레가 체중 감소에 좋다는 확실한 증거가 있다는 건 짚고 싶다. 퓌레를 먹으면 위장이 차서 적은 열량으로도 포만감을 느낄 수 있다.

반면 내 정신 상태는 그다지 좋지 못하다. 심사가 편치 못하다. 이유는 확실히 모르겠다. 집안 가족들 건강에 찾아온 이상 신호 때문인지도 모르겠다. 줄리의 계부가 다리 수술을 받아야 했다. 그리고 줄리의 친아버지는 몇 년 전 심장 발작을 한 번 일으킨 이후로 균형 잡는데 어려움을 느끼고 있다.

내 마음이 편치 못한 이유는 좀 더 피상적인 것일 수도 있다. 어깨도 아팠고, 또 더 무거운 역기를 들지 못하는 내 무능함 때문에 내 흉근은 다시 쪼그라들었다. 그래서 나는 마약 중독에서 회복 중인 사람 꼴을 여전히 면치 못하고 있다.

이런 처진 기분에서 벗어나기 위해 뭔가 해야 한다는 생각이 들었다. 나는 그래서 '인텐사티intenSati'라고 하는 운동을 시도해보기로 했다.

중간에 뜬금없이 대문자가 들어가는 이름의 이 운동에 대해서는 지난 몇 달간 들은 바 있다. 글쎄……. 과연 장담하는 것처럼 내 주변인들에게도 "당신은 꼭 인텐사티를 해야만 한다!"라고 추천할지는 잘 모르겠다.

어느 화요일, 나는 줄리를 졸라서 같이 가자고 했다. 줄리는 매주

한 번은 내 건강 체험에 동참해주기로 약속을 했다. 단, 선택을 신중하게 해달라는 당부는 있었다.

"가보면 잘 왔다고 할 거야."

내가 줄리에게 말했다.

수업은 에퀴녹스라는 헬스클럽에서 이루어지고 있었다. 시설도 끝내주고 어여쁜 보조 아가씨가 블루베리 맛 에너지 드링크 샘플을 나누어주는 곳이었다.

사방이 거울로 둘러싸인 에어로빅 실에 100명 남짓한 수강생들이 모여 있었다. 우리는 하나씩 매트를 집어들고 패트리샤 모레노라는 이름의 강사를 기다렸다. 패트리샤는 인텐사티를 창안한 장본인으로, 뉴욕에서 '교주' 비슷하게 추앙받고 있는 트레이너 중 한 사람이다.

패트리샤가 모습을 나타냈다. 아름다운 용모, 짙게 그은 피부. 머리에는 헤드 마이크를 끼고, 쫙 들러붙는 분홍 티를 입고 있었다. 손에는 노트패드가 들려 있었다. 그녀는 임신 7개월째였다. 그래도 쪼그려 앉기, 발차기에 아무런 지장도 받지 않았다.

"우리는 오늘 아주 멋진 새 동작을 해볼 거예요!"

패트리샤가 말했다. 그리고 터지는 감탄사와 박수 소리.

나는 줄리를 흘끔 보았다. 줄리가 팔짱을 끼고 있었다. 좋지 않은 신호. 줄리는 설교나 들으려고 온 게 아니었다. 줄리가 원하는 건 오로지 에너지 방출, 그리고 근육 활용…….

드디어 시간이 되었다. 연설이 끝나자 우리에게 성대를 포함한 신체 모든 부위를 자극해볼 기회가 주어졌다.

알고 보니 인텐사티는 단순한 에어로빅이 아니었다. 50분 동안 밀고, 펌프질하고, 뜀박질을 했다. 그리고 그 모든 동작에는 반드시 '외침'이 따랐다.

"나는 절대로 포기하지 않아!"

패트리샤가 쪼그렸다 일어서면서 외쳤다.

"나는 절대로 포기하지 않아!"

우리가 따라서 쪼그렸다 일어서면서 외쳤다.

"승리할 준비가 되었습니까?"

"승리할 준비가 되었습니다!"

등 구부리기, 마룻바닥 짚기, 눈앞에서 주먹질 한 번 하기.

"원합니다. 원합니다. 간절히, 간절히 원합니다!"

패트리샤가 외쳤다.

"원합니다. 원합니다. 간절히, 간절히 원합니다!"

우리가 옆으로 한 걸음 갔다가 발길질을 하면서 되받아 외쳤다.

대부분 여자로 이루어진 수강생들은 보통 몰두하는 게 아니었다. 어찌나 크게 소리를 질러대는지 목에 힘줄이 다 튀어나왔다. 내가 줄리를 쳐다보았다. 줄리도 나를 쳐다보았다. 줄리는 초등학교 3학년생이 '국기에 대한 맹세'를 할 때의 열정 정도로만 따라 외치고 있었다.

"전투 자세!"

패트리샤가 외치자 우리는 얼른 다리를 닌자처럼 벌렸다.

"매일, 매 순간, 나는 내 현실을 재창조할 것이다!"

패트리샤가 외쳤다.

"매일, 매 순간, 나는 내 현실을 재창조할 것이다!"

우리가 외쳤다.

나는 원래 '구령' 같은 것에 별 반감이 없다. 다소 형이상학적인 것이어도 상관없다. 내 현실을 재창조한다? 받아들일 수 있다. 어차피 우리는 우리가 원하는 방식대로 세상을 보는 법이니까.

생각해보면 나쁘지 않은 캐치프레이즈다. 안 그래도 나는 꽤 오랫동안 자극적인 슬로건을 찾아다녔다. 나이키의 그 간결하면서도 멋졌던, "그냥 실행하라!Just do it!"를 안 쓰면서부터(나는 그 카피라이터가 살인자 게리 길모어가 처형되면서 남긴 마지막 말에서 그 표현을 따왔다는 사실을 나중에 알았다. 그 뒤로는 총살대가 생각나서 그 표현을 쓸 수가 없다).

그런 캐치프레이즈를 적당히 오래 외쳐보라. 그러면 어느샌가 믿음이 가기 시작한다. 나는 뭐든지 할 수 있다! 나는 서사시도 쓸 수 있다! 나는 수소 연료 전지도 만들 수 있다! 하지만 불행히도 한 가지, 할 수 없는 게 있었다. 유익한 시간이었다고 줄리를 설득할 수는 없었다.

"크리슈나Krishna: 힌두교 서사시 마하바라타의 영웅 찬미 회합에 왔다 가는 느낌이야."

짐을 꾸리면서 줄리가 말했다.

줄리는 다시 올 생각이 없어 보였다. 그래놓고 그 후 2주 동안, 인텐사티 정신의 현실 적용은 어찌 그리 잘하는지…….

"신문 경제면 좀 넘겨줄래?"

바로 그 다음 날, 줄리가 한 말이었다.

"나는 원합니다. 나는 원합니다. 나는 간절히, 간절히 원합니다!"

나도 인텐사티를 꾸준히 하게 될 것 같지는 않다. 하지만 분명 그 나름의 매력은 있다고 생각한다. 어느 정도의 망상적 낙관주의는 건강하다. 그게 우리 스스로의 운명에 통제권을 행사할 수 없다는 사실을 인정하는 마음과 조화를 이루기만 한다면 말이다. 쉽지 않은 조화지만 이건 아주 중요하다.

우리에게는 그 둘 모두 필요하기 때문이다. 적당한 수준의 망상적 낙관주의가 없다면 극단적 현실주의자가 되어 우울해지기 쉽다. 이 심리학적 관점은 세상을 보는 시각이 정확하다고 반드시 더 행복한 것은 아니라는 요지를 담고 있다. 그런 사람은 오히려 병적인 우울증을 겪을 수 있다. 연구 결과들을 보면, 우리가 어떤 일의 결과를 통제할 수 있는 정도를 '정확히' 인식하면, 다시 말해 '거의 못한다'는 현실을 깨닫게 되면 오히려 그 때문에 괴로워하게 된다(모든 과학자들이 이런 입장에 동감하는 것은 아니다. 하지만 내가 보기에 동감하지 않는 사람은 망상에 사로잡혔을 가능성이 크다).

세계관이 지나치게 현실적이라면, 그 사람은 심한 압박감과 무기력감에 하루 종일 침대에서 과자나 먹고 있을 것이다. 그리고 자신의 운명을 좌지우지한다고 여겨지는 무수한 요인들(유전자는 물론, 날씨, 짝 안 맞는 양말에 이르기까지)에 집착하게 된다.

한편 망상적으로 치우친 낙관주의도 힘들긴 마찬가지다. 돈을 저축한다든가, 사후 대책 같은 건 생각도 않을 테니까 말이다. 그런 사람들은 다른 나라를 침공해놓고 해방시켜줘서 고맙다는 인사 받기를 기대한다. 다른 모든 게 그렇지만, 건강을 위해서도 '균형'은 반드시 필요하다.

제9장

대장

화장실에 잘 가기 위한 도전

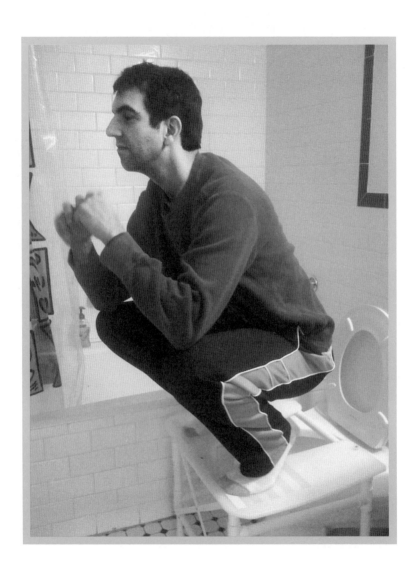

바로 오늘, 나는 올해 들어 가장 기묘하고 가장 황당한 이야기를 들었다.

나는 맨해튼 시내에 있는 레스터 고츠맨 박사의 진료실에 가 있었다. 그는 한 번도 아니고 여러 번 했다는 어떤 대기 수술시간을 다투지 않고 미리 날짜를 정해놓고 하는 수술 건에 대해 내게 설명해주었다.

다름 아닌, '소리'를 바꾸고 싶어하는 사람을 위한 수술이라고 했다. 어떤 소리일까? 방귀 소리다.

그렇다. 이 세상에는 자기 몸에서 방출되는 '가스'의 음색을 바꾸고 싶어하는 사람들이 있다. 대개 높은 톤에서 낮은 톤으로 바꾸고 싶어 한다고……. 말하자면 피콜로에서 바순 정도로 말이다. 뭐, 미학적으로는 의미 있을 것 같긴 하다.

그렇게 고츠맨 박사는 뉴요커들의 괄약근 교정 수술을 여러 차례 집도했다.

"환자들에게 수술을 하지 말라고 권하지만, 방귀에 대해 병적으로 집착하는 사람들이 있어서요."

실험 정신 투철한 저널리스트로서, 그 수술을 받고 내 방귀소리가 바리톤이 된다면 어떨까 궁금해졌다. 하지만 고츠맨 박사는 그게 건강에 좋다는 근거가 없다고 했다. 휴, 차라리 다행이다.

어쨌든 나는 내 대장 건강의 다른 측면을 규명할 필요를 느꼈다. 결코 내 엉덩이를 무시할 수 없었다. 나는 지난 몇 달 동안, 무엇을 먹을 것인지 고심했다. 그런데 내 몸 안에 생긴 쓰레기를 처리하는 방법에 대해서는 단 1분도 생각해본 적이 없었다. 어째 별로 건강해 보이지 않았다.

'악어 방귀' 하나로 오후 내내 즐거워하는 우리 아들들과 달리, 나는 배설학을 그다지 좋아하지 않는다. 그래서 이번 장에서 그에 대한 세부적인 이야기는 하지 않을 참이다. 이번 장은 조금 '뿌옇게' 처리될 것 같다.

내가 고츠맨 박사를 찾아낸 경로는, 그가 「뉴욕」지가 선정한 '최고의 의사들' 명단에 지난 8년간 올라 있는 데다 그의 표현대로라면 '똥 더미처럼' 많은 학술 논문을 썼기 때문이었다.

그의 진료실을 처음 방문했을 때, 나는 환자 대기실에서 진료 양식을 작성했다. 그때 보니 '식사 금지'라고 되어 있었다. 뭐, 군이 그런 안내까지야……. 이미 '대장'이라는 단어만으로도 당기는 식욕을 꺾어 놓기에 충분하지 않나?

얼마 뒤, 고츠맨 박사가 검사실로 나를 불러들였다. 그가 어찌나 작게 말하는지 나도 모르는 새 그쪽으로 몸이 기울어져 있었다. 오렌지

빛에 가까운 그의 머리는 자다 깬 사람처럼 헝클어져 있었다.

"그쪽에 무릎을 대고 바지를 벗으세요. 그러고 나서 엎드리세요."

나는 그가 시키는 대로 했다.

"어느 정도나 아픈지 말씀해주실 수 있나요?"

내가 어깨 너머로 물었다.

"그렇게 많이 아프지는 않을 겁니다. 아픈 걸 원하신다면 또 모르지만요."

내가 '원한' 수준보다 훨씬 아팠던 검사가 끝나고 우리는 자세한 이야기를 나누기 위해 진료실로 갔다. 나는 그와 책상을 마주하고 한쪽 의자에 앉았다. 고츠맨 박사가 걱정스러운 표정을 지었다.

"혹시 화장실에서 책을 읽으시나요?"

"네. 안 그러는 사람도 있나요?"

내가 대답했다.

"책을 읽으시는 것 같았어요. 지금 치핵이 몇 개 있습니다. 그렇게 크지는 않지만 그렇다고 작지도 않습니다."

나로서는 엄청 속상한 진단이었다. 하지만 화장실에서 책을 읽지 마라? 그건 권리장전에도 나와 있는 권리 아니었나?

하지만 고츠맨 박사는 단호했다.

"용변을 보면서 소설책을 읽지 마십시오. 용변을 보면서 소설을 쓰지도 마십시오. 만일 계속 그렇게 하신다면 수술을 받아야 할 겁니다. 치질 수술은 그다지 유쾌하지 못합니다."

책을 읽으면 주의력이 분산되어 변기에 앉아 있는 시간이 길어진다. 변기에 오래 앉아 있으면 항문 주변 혈관이 붓고 그 결과, 치핵이 커진다. 미국인의 70퍼센트 이상이 평생에 한 번, 혹은 그 이상 치질에 걸린다.

　나는 화장실에서 책을 치우겠다고 약속했다. 그러고 나서 고츠맨 박사에게 대장과 관련된 다른 질문을 던졌다.

얼마나 자주 변을 보아야 합니까?

적극적인 건강 전문가들은 될수록 자주, 될수록 많은 양을 보아야 한다고 말한다. 예전에 한 소화 내과 전문의가 〈닥터 오즈 쇼〉에 나와서 사하라 사막 이남 사람들은 하루에 세 번 대변을 보는데 "크기가 제 머리만 합니다."라고 한 적이 있다. 또 어떤 의사들은 대변 모양이 'S' 자 곡선이면 좋다고도 말한다.

　고츠맨 박사의 설명은 그보다 구체적이지 못했다. 3일에 한 번에서 하루에 세 번까지, 그 안에 속하면 된다고 했다. 그리고 'S' 곡선이면 좋지만 반드시 그래야만 하는 건 아니라고…….

섬유소는 얼마나 먹어야 합니까?

고츠맨 박사의 답변은 '엄청나게'였다. 미국 의학 연구소에서는 하루에 30그램을 먹을 것을 권한다. 쉽지 않은 일이다. 섬유소가 가장 풍부하게 들었다는 과일 중 하나인 사과에 든 섬유소 양이 고작 3그램이니까 말이다.

대장암을 예방하기 위해 대장 내시경은 언제 받는 게 좋습니까?

가족력이나 특정 증상이 없다면(하나님, 감사합니다) 대부분의 전문가들은 50세 무렵에 받을 것을 권한다.

선 자세로 닦아야 합니까, 아니면 앉은 자세로 닦아야 합니까?

앉아서 닦는 게 좋다. 그래야 완벽하게 닦을 수 있다.

장세척을 해야 할까요?

"별 도움 안 됩니다. 하지만 아프지는 않을 겁니다."

　장세척은 대장 안에 쌓인 독소를 씻어내는 게 목적이다. 하지만 과연 건강 면에서 어떤 혜택이 있는지, 그에 대한 과학적 증거는 빈약하다(프로젝트의 일환으로 나는 장세척을 받았다. 하지만 자세한 설명을 할지 어떨지, 아직 결정을 내리지 못했다. 효과가 있었다거나 어떤 깨달음을 얻지는 못했다. 다만 그게 어떤 느낌인지는 말할 수 있다. 누군가 내 엉덩이에 물총을 쏘는 느낌이다).

쪼그려 앉기

고츠맨 박사의 '용변 시 독서 금지' 지령은 달갑지는 않았지만 생각해볼 만한 조언이었다. 그런데 더 많은 자료를 접할수록, 그것만으로는 충분치 않다는 걸 알게 되었다. 화장실 경험을 최대한 건강하게 하려면 나는 단순한 '앉기'를 해서는 안 된다. '쪼그려 앉기'를 해야 한다.

　쪼그려 앉아서 보는 용변의 즐거움은 블라드에게서 처음 들었다. 날고기를 사랑하는 원시인이자 내 가슴이 밋밋하다고 했던 그 사람 말이다. 블라드가 자신은 변기 위에 올라가 쪼그리고 앉은 자세로 용변을 본다고 말한 적이 있었다. 그러면서 나는 이 방면에서 '초짜'라 자세가 안 나올 테니, 인터넷에서 보조 기구를 사야 할 거라고 했다.

다니엘 라메티가 같은 주제로 「슬레이트」에 썼듯, 좌변기는 16세기에 처음 등장한 만큼 비교적 최근 발명품에 속한다. 라메티는 한 대장 항문과 전문의가 「타임」에 기고한 글을 인용하고 있다.

"원래 인간은 변기에 앉아서 용변을 보게 만들어지지 않았다. 우리는 들판에서 쪼그려 앉아 용변을 보게 설계되어 있다."

편하게 앉는 자세는 쪼그려 앉기보다 대장에 무리를 가해 치핵을 더 크게 만든다. 다수의 연구들이 그렇게 주장하고 있다. 한 이스라엘 과학자가 낮은 플라스틱 통을 깔고 피실험자들을 쪼그려 앉게 하고, 높은 변기 위에 엉덩이를 대고 앉게 해서 용변을 보게 한 다음 결과를 비교했다. 그랬더니 쪼그려 앉은 사람은 한 번 변을 보는데 51초, 편하게 앉은 사람은 130초가 걸렸다. 게다가 쪼그려 앉은 쪽이 용변이 훨씬 수월했다고 증언했다.

블라드의 조언대로, 나는 쪼그려 앉아 용변 볼 때 필요한 보조 기구를 인터넷에서 찾아보았다. 이름 하여, '자연의 플랫폼Nature's Platform'. 의외로 찾는 사람이 아주 많았다. 그 사이트에서는 품절 사태를 빚고 있었다.

그래도 나는 주문을 넣었고, 며칠 뒤 물건이 도착했다. '자연의 플랫폼'은 접이식 철제 프레임에 윗부분은 흰색 플라스틱, 가운데에는 배구공만 한 구멍이 나 있었다. 그걸 조립해서 변기 위에 올려놓고 위로 올라가 쪼그려 앉으면 된다. 그와 동시에 미국의 표준 변기는 어느 제3세계의, 땅에 구멍을 파서 쓰는 '천연' 화장실로 바뀐다.

나는 회의 때문에 나간 줄리가 돌아오기 전에 그것을 설치했다. 줄리가 돌아와서 화장실로 갔다. 나는 가만히 기다렸다.

"이건 아니지! 이건 진짜 아니잖아?"

화장실 안에서 들려오는 줄리의 외침. 말을 그렇게 했지만 사실 줄리는 웃고 있었다. '자연의 플랫폼'이 가진 매력을 거부하기는 힘들다.

줄리가 소변용으로 '자연의 플랫폼'을 시험 운용해보았다. 그러더니 "흥미로운데?"라고 사용 후기를 남겼다.

"선물을 주려면 꽃으로 하는 게 안전하지."

줄리가 화장실에서 나오면서 나를 보고 말했다.

나는 몇 주 동안 '자연의 플랫폼'을 사용해보았다. 확실히 '속도'가 빨라졌다. 용변을 보면서 하는 독서가 아슬아슬한 동작의 곡예로 바뀌긴 했지만……. 이제 화장실 독서는 물 건너갔다. 고츠맨 박사가 알면 좋아 박수칠 일이었다.

중간 평가: 아홉 번째 달

몸무게 **71.5킬로그램**

이번 달의 총 보행 수 **23만 보**

쓰러지기 직전까지 한 팔굽혀펴기 횟수 **58회**

아침에 케이엔 고춧가루를 먹은 날(매운 음식이 허기를 줄여준다는 연구 결과가 있으므로) **12일**

전반적인 내 건강 상태는? 이 건강 프로젝트는 보통 피곤한 게 아니다. 몸만 그런 게 아니라 정신적으로도⋯⋯. 하루에도 열두 번씩, 나는 무슨 행동을 할 때마다 '최상의' 건강 기준이 뭘까 생각한다. 하지만 헷갈리는 정보들 때문에 안개 속에서 길을 잃어버린 것 같은 때가 한두 번이 아니다.

러닝머신만 해도 그렇다. 세 시간을 가동시키고 났더니 기계에서 고무 타는 냄새가 나기 시작했다. 큰아들이 가까이 오더니 코를 막았다. 이 고약한 냄새에도 불구하고 건강 면에서 내가 얻을 수 있는 혜택은 뭘까?

시간적 여유가 생기면 나는 헬스클럽에 가야 하나, 아니면 부모님, 할아버지, 고모들을 만나러 가야 하나? 건강 관련 책들은 하나같이 가족, 친구의 중요성을 강조한다.

카펫을 살까? 소음 차단 효과가 있다 하니 말이다. 하지만 공기 중에 흩날리게 될 알레르기 유발 물질은 어쩌고?

식당에서 물을 마실 때는 레몬즙 좀 넣어달라고 해야 하나? 레몬즙이 혈당지수를 낮춰준다니 말이다. 아니면 물잔 근처에 레몬 같은 건 얼씬도 못하게 해야 하나? 미생물학자들이 대중음식점 레몬 조각은 세균의 온상이라 하니 말이다.

나는 전기 찜통을 하나 샀다. 야채를 데쳐 먹으면 그렇게 건강에 좋단다. 하지만 전기 찜통은 재질이 플라스틱이다. 그렇다면 내 손으로 호르몬을 교란시키는 브로콜리를 만들어 먹는 셈인데?

아이고, 머리야.

제10장

부신副腎

스트레스를 줄이기 위한 도전

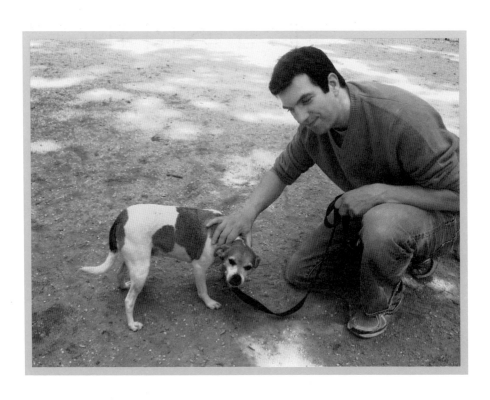

문득, 건강에 관한 책을 쓰는 게 건강에 대단히 좋지 않다는 생각이 들었다. 사실 '어떤' 내용이 됐든, 책을 쓴다는 건 건강에 좋을 수 없다.

일단 줄곧 앉아 있어야 한다(그나마 나는 러닝머신을 책상 삼아 그건 면하고 있다). 그리고 고립…… 혼자 있다 보면 우울해지는데, 이 세상에 비극적인 결말을 좋아하는 작가들이 얼마나 많은지만 봐도 알 수 있다(헤밍웨이, 울프, 플라스 등. 종이 한 장 다 써도 모자란다).

그리고 압박감이 있다. 나만해도 한참 마감에 늦었다. 출판사는 계속 마감 날짜를 짚어주고 나는 마감 날짜와 건강은 '양립불가'라는 사실을 또 짚어주고…… 책이 나와도 마찬가지다. 책이 출간되었는데 내가 독감이나 눈병에라도 걸리면 어쩌나? 보통 걱정되는 게 아니다.

세상 사람들이 그러겠지.

"기침이나 콜록대는 평범한 사람이잖아?"

이 난국을 해결해보고자, 이번 달에는 '스트레스를 줄이는 것'에 매달려보기로 했다.

건강 프로젝트를 하기 전, 나는 회의주의에 가까웠다. 나는 데카르트의 이원론二元論: 정신(마음)과 물질(신체)은 완전히 별개의 것이라고 생각하는 입장을 여전히 따르고 있었기에 스트레스가 우리 몸에 그렇게까지 나쁘다고는 생각하지 않았다. 그런데 지금은 아니다. 스트레스는 바이브사람·사물에서 발산된다고 느껴지는 정신적 전파나 오라 같은 게 아니다. 스트레스가 종류를 불문하고 우리 몸의 모든 생리적 기능을 손상시킨다는 증거 자료는 에베레스트 산만큼이나 많다.

우리 몸의 다른 많은 것들도 그렇지만, 스트레스 역시 구석기 시대에는 우리 몸에 필요한 '조력자'였다. 스트레스는 심장박동을 높여주므로 단기적으로 달리기나 전투에 유용하다. 심지어는 단기적으로, 몇 가지 질병을 퇴치하는 데 힘이 되기도 한다. 「임상 면역 저널The Journal of Clinical Immunology」에 실린 한 연구에서 스카이다이버가 비행기에서 뛰어내리기 직전, 체내 면역 세포 수준을 측정했다. 그랬더니 질병에 맞서 싸우는 천연 '킬러' 세포가 34퍼센트나 더 많은 것으로 나왔다.

하지만 장기적으로 볼 때는 심장박동이 높고 혈관이 수축되면 면역 체계에 무리가 생긴다. 고로, 걱정을 많이 하면 그만큼 병에 걸릴 가능성이 커진다. 학생들이 입병이 났을 경우, 시험 기간 동안에 자연 치유되는 속도가 40퍼센트 정도 느려진다는 사실을 밝혀낸 연구도 있다.

그런데 '마음'이 '육체'의 질병에 관여한다는 사실을 인정하면 큰 문제가 발생한다. 병에 걸리면 의사들이 모두 환자 탓으로 돌리려 들 테니 말이다.

이런 위험 때문에라도, 나는 스트레스와 기분이 몸에 미치는 영향에 더 회의적이다.

지금까지 과학은 암과 스트레스의 상관관계를 입증하지 못하고 있다. 이건 짚고 넘어가야 할 중요한 문제다. 왜냐하면 상당수의 미국인이 그 반대쪽을 믿고 있기 때문이다. 새폴스키가 예로 들고 있는 2001년의 한 연구에서도 피실험자였던 유방암 환자 대부분은 자신이 암에 걸린 이유가 유전, 식습관, 환경이 아니라 스트레스라고 생각했다.

그런데 또 다른 건강 문제들에 관한 한, 스트레스에 대한 해석은 또 달라진다. 많은 연구들이 스트레스와 심장 질환 사이의 밀접한 관계를 입증하고 있기 때문이다. 그리고 우리가 어느 정도는 스트레스 수준을 조절할 수 있다고 밝힌 연구들도 있다.

최소한 내게 이 문제는 걱정이 꼬리에 꼬리를 물게 만드는 양성 피드백 고리다. 걱정을 너무 많이 하면 내가 심장병에 걸릴 가능성이 커진다. 그래서 나는 걱정을 너무 많이 할까 봐 또 걱정이 된다. 그리고 그게 또 걱정이 된다. 앗, 이렇게 되면 심장병에 걸릴 확률이 높아지는데……. 누가 나 좀 말려줘요!

호, 호, 호, 하, 하, 하

월요일 저녁, 나는 '웃음 클럽'에 가보기로 마음먹었다. 「타임」에서 이 웃음 클럽에 대한 글을 보았다. 좀 요상하긴 해도 고통 없이 스트레스를 줄일 수 있는 방법 같기는 했다.

웃음 클럽은 물리치료사인 알렉스 아인고른이라는 사람의 맨해튼 시내 치료실에서 열리고 있었다. 아인고른은 웹 사이트에 이렇게 적어놓았다.

"무료! 하지만 200만 달러를 기부하신다면 묻지도 않고, 따지지도 않고 받아줄 용의가 있음."

만나 보니, 아인고른은 미하일 바르시니코프를 연상시키는 사람이었다. 러시아 억양이 살짝 묻어나고 쾌활하고 친절했다. 웃음 클럽 지도자로는 제격 같아 보였다.

오늘 밤은 열다섯 명 정도가 모여 있었다. 20대 초반부터 80대까지. 우리는 원형으로 서 있었다.

"준비되셨습니까?"

알렉스가 물었다.

"좋아요. 그렇다면…… 엎드려뻗쳐! 팔굽혀펴기 스무 번!"

사람들이 킥킥거렸다.

"새로 오신 분 계세요?"

알렉스가 묻기에 손을 들었다.

"우리에 대해 어떻게 알게 되셨나요?"

"인터넷에서 보았습니다."

내가 대답하자 큰 웃음, 작은 웃음이 동시에 일었다. 나는 그곳이 마음에 들었다. 딱딱한 것과는 전혀 거리가 멀었다. 뉴욕에서 제일 편안하고도 볼 수 있는 분위기…….그건 그렇고, 어째서 '인터넷'이라는 단어가 그렇게 큰 반향을 불러일으켰는지는 모를 일이었다. 혹시 포르노를 연상했을까? 아니면 컴퓨터광? 알게 뭐람. 난 그저, '인터넷'

이 알곤퀸뉴욕에 거주하는 유명 작가 및 배우들의 모임에 내놓아도 손색없는 명구 名句 취급을 받으니 흐뭇할 뿐이고…….

아인고른이 차례대로 이름과 직업을 말하라고 했다. 또 듣는 사람은 억지로라도 웃음으로 응답할 것을 당부했다. 그래야 긴장이 풀어진다나.

첫 번째 남자: "제 이름은 톰이고 회계사입니다."

약간의 웃음.

두 번째 남자: "제 이름은 스티브입니다. 상담일을 합니다."

좀 더 큰 웃음.

세 번째 남자: "저도 스티브입니다."

엄청나게 큰 웃음.

정신분석학자(좋은 반응), 배관공(엄청나게 좋은 반응)에 이어 내 순서가 되었다.

"제 이름은 A.J., 직업은 작가입니다."

그 시점에서 모두가 동시에 웃음보를 터뜨렸다. 배관공에 대한 반응과 맞먹는 수준이었다. 어째 기분이 묘했다. 아니, 작가라는 말이 그렇게 웃긴가?

"우리는 농담은 하지 않습니다."

아인고른이 말했다. 유머는 주관적이기 때문이라고. 그 말에 우리는 또 웃었다.

"우리는 '진짜로 될 때까지 가짜로라도 하라.'는 말을 좋아합니다. 처음에는 억지로라도 웃으려고 하세요. 그러다 보면 결국 진짜로 웃는 날이 옵니다."

아인고른은 건강 측면에서 웃음이 주는 혜택이 엄청나다고 강조했다. 웃음은 스트레스 호르몬인 코티졸의 수준을 낮춰준다. 웃음은 면역력을 증강시켜 고통을 줄여준다. 메릴랜드 대학교의 한 연구에 의하면, 잘 웃는 사람이 웃지 않는 사람에 비해 심장병에 걸릴 확률이 40퍼센트나 더 낮다(무리도 아닌 것이, 심장병에 걸린 사람이 즐거울 일이 무에 있으랴?). 그리고 웃음은 꽤 효과적인 운동도 된다. 밴더빌트 대학교의 한 과학자는 15분 동안 웃으면 40칼로리가 소비된다는 사실을 밝혀냈다.

이런 말을 입 밖으로 꺼내고 싶지는 않았지만, 그 부분에서 아인고른은 살짝 과장이 있었다. 웃음이 실제로 스트레스 수준을 낮춰준다는 연구 결과들이 분명 있긴 하다. 하지만 정말 가짜 웃음까지? 아직 웃음에 대해 그렇게까지 꼼꼼하게 연구한 사례는 없다.

그것으로 준비운동은 끝났다. 이제는 웃음 요가를 할 시간이었다. 딱히 요가라고 할 만한 건 못 되었다. 그저 약간의 스트레칭을 하는 정도?

그곳의 풍경은 방 안을 돌아다니며 다른 손님들과 재담을 주고받는 칵테일파티 같았다. 차이가 있다면 칵테일과 주고받는 재담이 없다. 오로지 웃음만 있었다.

그리고 재미를 이어가기 위해, 그나마 웃는 방식이 다양했다. 그곳에 있는 동안 우리는 약 열 가지 정도의 웃음을 거쳐 갔다.

안타깝게도 나는 '진짜'를 못하고 '가짜'를 했다. 불만 있는 사람처럼 보이지 않기 위해 억지로 웃는 소리를 짜냈다. 그래도 다양한 감정을 경험했다. 목으로 공기를 뱉는 그 단순한 행위가 '즐거움'의 신호로 진화해왔다는 데 경이로움을 느꼈다. 내가 웃기는 짓을 하고 있다(다른 사람들도 마찬가지지만)는 데 민망함을 느꼈다. 그리고 다른 사람들의 웃는 '기술'에 질투심이 느껴졌다. 특히 말끔한 옥스퍼드 셔츠를 입은 정신 분석학자의 웃음소리는 바소 프로폰도^{남자 성악가의 가장 낮은 음역인 베이스 중에서도 깊이 있는 톤}였다. 또, 두 명의 스티브 중 카키색 면바지를 입은 스티브는 온몸을 떨며 웃었다.

"기분 좋게 웃으시네요."

모두가 그렇게 말했다.

"호, 호, 호, 하, 하, 하!"

우리는 동작 하나가 끝낼 때마다 이렇게 웃음 합창을 했다.

다음 운동 때는 빈 컵에다 물을 따르는 시늉을 하면서 웃었다. 나는 보라색 트레이닝 바지를 입은 60대 여성과 얼굴을 마주하고 웃었다. 그녀가 내게 몸을 기울이더니 말했다.

"그쪽은 웃는다기보다는 하품하는 걸로 보여요."

그렇게 말한 것 같았다. 주변 소음이 너무 심했다. 분명한 건 그 여성이 내 웃음에 '손가락질'을 했다는 사실이다. 그건 웃음 클럽의 윤리와 맞지 않는 게 아닌지?

살짝 기분이 상해서 내 입술이 삐쭉 튀어나왔다. 이보세요, 솔직히 말하자면 저 역시 아주머니의 웃음 테크닉이 그다지 마음에 들지 않거든요? 너무 상투적인 것 아니신지요? 눈썹에 너무 힘이 들어가고 손을 왜 그렇게 흔들어대시나요?

"우디 앨런이 이런 말을 했지요. '저는 웃음이 참 고맙습니다. 우유가 코로 뿜어져 나올 때만 빼고요.'라고요."

아인고른이 말했다.

그런데 아무도 웃지 않았다. 이런. 웃음 클럽 사람들에게도 안 통했다. 아인고른이 안쓰러워 내가 억지로 웃어주었다.

아인고른이 긍정적 감정의 중요성에 대해 재차 되짚었다.

"웃음의 아버지 노먼 커슨스가 말했듯, 부정적인 느낌이 병을 부른다는 사실을 우리는 잘 알고 있습니다. 마음이 우울하면 심장마비가 올 수 있습니다. 상심이 너무 커도 죽을 수 있습니다."

아인고른은 심장이 가슴에서 튀어나온 것 같은 시늉을 하더니 바닥에 쓰러졌다. 우리는 웃었다.

다음은 '스모' 웃음 시간. 우리는 양손을 허벅지에 갖다 대고 발소리 요란하게 방 안을 걸어 다녔다. 당연히 웃으면서……. 그때 이런 생각이 들었다. 만일 몸무게가 200킬로그램에 육박하고, 샅바를 차고, 온몸에 기름칠을 한 진짜 스모 선수가 이 방으로 들어와 우리를 모두 벽에다 던져버린다면? 과히 유쾌한 생각은 아니었다. 다분히 폭력적이었다. 하지만 그런 생각이 내 안의 긴장감을 녹인 게 틀림없었다. 왜냐하면, 내가 '진짜로' 웃었으니까…….

소설가 아가씨가 웃고 있는 나를 쳐다보더니 따라 웃었다. 그러자 내가 더 큰 소리로 웃기 시작했다. 우리는 서로를 바라보았다. 그러다 나는 정말로 웃음을 터뜨렸다. 방광에 자극이 갈 정도의 큰 웃음…….

호, 호, 호, 하, 하, 하!

아인고른이 오늘의 모임을 정리했다.

"웃음 운동의 목적은 세계 평화입니다. 너무 상투적이죠? 저도 압니다. 하지만 우리는 웃으면 화를 낼 수 없다는 사실을 믿습니다. 모두가 웃으면 이 세상에 화내는 사람은 없어질 겁니다. 그러니 잠깐이라도 침묵의 시간을 가지고 기도를 하거나 명상을 하면서 세계 평화에 대해 생각해보시기 바랍니다."

나는 눈을 감았다. 누군가가 소리죽여 웃는 소리가 들렸지만 상관없었다.

집으로 걸어가면서 나는 상기되고 들뜬 기분이었다. 맥주를 두 캔 정도 마신 것 같은……. 한편으로는 억지로 웃어야 하는 의무를 벗어서 마음이 가벼웠다.

줄리가 나와 비슷한 시간에 집에 도착했다. 친구의 마흔 번째 생일을 맞아 함께 〈스코츠보로 보이즈〉라는 뮤지컬을 보고 오는 길이었다.

"오늘 쇼는 어땠어?"

"아주 좋았어."

내 질문에 줄리가 대답했다.

"그랬군. 그 작품이 애고愛顧를 받았다는 이야기를 들었어."

엥? 애고를 받았다? 아직도 이런 표현을 쓰는 사람이 있나? 이런 표현을 어디서 가져온 거야?

줄리가 이런 기회를 놓칠 리 없었다.

"맞아. 애고를 받았지."

그러고는 웃었다.

"공보公報 담당자들이 아주 좋아했어."

이제는 나도 웃었다. 폭발적인 웃음이나 스모 웃음까지는 아니어도 썩 괜찮은 웃음. 줄리는 내 유머를 제대로 살려 주고 있었다. 그래서 나는 내 아내를 사랑한다. 세상 그 누구도 줄리처럼 나를 웃게 만들지 못한다. 아인고른도 안 된다.

주술적 생각

언젠가 본 멋진 글귀가 있는데 아무리 구글을 뒤져봐도 누가 한 말인지, 도무지 찾을 수가 없다. 비행기에서 막 내린 연예인이 비행기 여행기 어땠느냐는 질문에 한 대답이었다.

그 '이름 모를' 연예인이 이렇게 말했다.

"끔찍했어요. 그 망할 놈의 비행기를 공중에 떠있게 해주느라 내가 얼마나 걱정을 많이 했는지, 힘들어 죽는 줄 알았다니까요."

내가 이런 기분을 자주 느낀다. 나는 주술적 사고의 달인이다.

풀어 말하면, 이런 식이다. 예를 들어, 'X'에 대해 너무 오래, 너무 깊이 걱정을 하면 'X'는 현실로 일어나지 않는다. 그런데 생각을 하지 않으면, 그러니까 항공잡지나 읽고 니콜라스 케이지 영화나 보면서 낄낄거리면 그 '무사태평함'에 대한 벌을 받을 것이다. 아마 비행기를 타면 대부분 그런 마음이 될 것이다. 청교도의 노동 윤리_{청교도들은 하나님께 영광을 돌리고자 '쉼 없는' 노동을 의무로 강조했다}의 몹쓸 변형이겠으나 내 경우는 '걱정'이 '의무'다.

주술적 사고를 제대로 하려면 최대한 끔찍한 시나리오를 많이 생각해야 한다. 그것만이 '운'을 이길 수 있는 유일한 길이다.

그런데 이 '의식'은 엄청난 시간을 잡아먹을 수 있다. 요전 날 밤, 줄리가 장모님과 영화를 보러 갔다. 세 시간이 지났는데 줄리가 돌아오지 않았다. 세 시간하고도 20분이 지났다. 그래도 오지 않았다. 나는 줄리의 휴대전화로 전화를 걸었다. 응답이 없었다. 영화 시간을 확인해보았다. 상영 시간은 1시간 20분.

나는 하던 일을 접었다.

'혹시 살인이라도 당했나?'

'다른 남자를 만났을지 몰라. 미혼 때 소개팅을 수도 없이 했다니까 혹시 예전 남자친구라도 만났나?'

나는 뉴욕의 범죄 및 사건 사고 기사들을 인터넷으로 찾아보았다. 줄리와 연관되어 보이는 사고는 없었다. 로우즈 극장에서 신경가스가 폭발했다는 사건도 없었다.

3시간 40분이 지나고 드디어 문고리가 열리는 소리가 들렸다. 아, 얼마나 안심이 되던지…… 동시에, 내가 줄리를 안전하게 집까지 오게 했다는 승리감이 밀려들었다. 오, 신이시여, 다시 한 번 운명을 이기게 해주셔서 감사합니다.

알고 보니, 그 영화의 주인공인 줄리엣 루이스가 영화 막바지에 기별도 없이 나타나 관객들과 '질문과 답변' 시간을 가졌단다. 일종의 입소문 마케팅의 일환인 셈이었다. 그러다 보니 한참 늦어진 것이었다.

나도 내 이런 걱정이 비논리적이고 건강하지 못하다는 것을 알고 있다. 전문가들이 말하는 대로, '고약한 생각stinking thinking'이다. 하지만 어쩌랴? 내 뇌가 걱정을 너무 사랑해 떨어지려 하지 않는 것을…….

그런데 몇 주 전, 포틀랜드에 사는 '벨라'라는 독자에게서 생각지 못한 도움을 받았다. 그녀는 내가 「에스콰이어」에 내 삶의 아웃소싱에 대해 쓴 글을 보았다면서 이메일을 보내왔다. 그때, 나는 인도 방갈로어의 인력을 고용해 내 대신 전화도 받고 이메일 작성도 하게 했다.

벨라는 이렇게 적었다.

"혹시 제가 하는 걱정을 선생님께 아웃소싱할 수 있을까 해서요. 저는 고등학교 졸업반이고 지금 대학 입학 지원을 앞두고 있습니다. 그런데 도대체 어느 대학에 갈지, 어느 대학에는 가면 안 되는지, 학교에서 학비 지원은 얼마나 받을 수 있는지, 스트레스가 이만 저만 아닙니다. 누가 제 대신 걱정을 해준다면 마음이 좀 진정될지 모른다는 생각이 듭니다. 지금 당장은 제 걱정을 대신 해주는 대가로 드릴 돈이 없습니다. 하지만 교환은 할 수 있습니다. 제가 선생님의 걱정을 대신 해드리고, 선생님은 대학 입학에 관한 제 걱정을 대신 해주시는 거죠. 저는 아주 걱정을 잘한답니다! 사실은 너무 잘해서 문제죠."

그 여학생이 나대신 걱정을 해준다? 오, 기발한 아이디어! 나는 그 조건이 마음에 든다는 이메일을 보냈다

그 다음 날, 나는 벨라가 지원한 대학 중 한 곳인 바사 대학교의 입학 사정관을 생각하면서 대신 걱정을 했다. 벨라의 지원서를 보기 직전 이런 일이 벌어지면 어쩌지? 하필 점심 메뉴로 시킨 치킨 샐러드 샌드위치가 맛이 없으면? 아내와 부부싸움을 대판 벌이기라도 했다면? 뭐, '내 맘대로' 시나리오다.

벨라는 내 건강서의 마감 기한을 생각하면서 대신 걱정을 하고 있다는 이메일을 보내왔다.

"오늘은 2월이 다른 달보다 짧은 것을 걱정했어요. 선생님께는 날짜가 그만큼 줄어드는 셈이니까요. 하지만 1월과 3월이 하루 더 있다

는 생각이 났어요. 그러면 2월이 짧아도 보충이 되지요. 그렇게 생각하니, 마음이 좀 편해졌어요."

생각해보면, 참 어이없는 짓들이다. 하지만 혹시 이거 아시는지? 그게 얼마나 효과 만점인지! 나는 마감기한 때문에 스트레스가 느껴지려 하면 벨라가 그 문제를 대신 맡아주고 있다는 생각을 했다. 벨라도 역시 효과를 느낀다며 공감했다.

한마디로 '걱정'의 장점은 모두 취하되, 영혼을 소진시키는 감정 소비는 없다. 고로 나는 적극 '걱정 교환'을 추천하는 바이다! 줄리는 벨라가 혹시라도 나를 속이고 나 대신 걱정을 안 할까 봐 걱정은 안 되느냐고 물었다. 흠, 그 걱정을 해줄 또 누군가를 찾아봐야 할지도 모르겠다.

개털

뉴욕은 어린아이를 동반하지 않고는 놀이터에 들어갈 수 없도록 법으로 금하고 있다. 그래서 어른 남자는 혼자 놀이터 안으로 들어가 정글짐 주변을 어슬렁거리면 안 된다.

그런데 개 공원에는 그런 규정이 없다. 내 입장에서는 참 다행스러운 일이다. 개 공원 안을 돌아다니는데 개는 없어도 된다. 그래서 나는 요즘, 매일 개 공원을 어슬렁대고 있다. 비가 오나, 눈이 오나……. 내가 그곳에 나타나는 이유는? 개를 쓰다듬는 게 건강에 좋다고 해서다. 개를 쓰다듬으면 혈압, 스트레스 수준이 낮아진다는 연구 결과들이 있다.

오늘, 개 공원에 가니 양키 모자를 푹 눌러 쓴 70대 중반 노인이 벤치에 앉아 있고 갈색의 에어데일 테리어가 폴짝거리며 주인의 발을 킁킁대고 있었다. 내가 가까이 다가갔다.

"강아지를 좀 만져봐도 될까요?"

내가 묻자 노인이 어깨를 으쓱해 보였다.

"이 착한 녀석의 이름이 뭔가요?"

"로건이오."

노인이 대답했다.

"로건, 안녕!"

나는 로건의 등쪽 털을 쓰다듬어주며 노인에게 말했다.

"개를 쓰다듬어주면 심장에 좋다고 하네요. 혈압이 낮아지거든요."

"허."

노인의 반응.

"그 녀석하고 같이 산 지가 3년째요. 그런데 작년에 나는 심장 수술을 받았고 심장에 철심을 두 개나 박았소."

"이런. 힘드셨겠네요."

달리 뭐라 할 말을 찾을 수 없었다. 로건의 등이나 계속 쓰다듬을 수밖에……

"그 말은 내가 개를 잘 안 쓰다듬어줬다는 뜻이오?"

노인이 물었다. 노인을 쳐다보니 웃는 얼굴이 아니었다.

"이렇게 생각해보세요. 개를 한 번도 쓰다듬어주지 않았다면 철심을 열 개 박아야 했을 수도 있다고요."

"음, 그럴 수도 있겠군."

노인이 장난삼아 내 말을 받아준 건지, 진짜 화가 난 건지 구분이 가지 않았다. 혹시 로건에게 내 목을 물라고 시키지는 않을까? 슬슬 자리를 떠야 할 것 같은 예감이 들었다.

애완동물을 키우면 건강에 좋다는 확실한 증거가 있다. 메이요 클리닉에서는 연구를 통해, 개를 키우는 사람들의 콜레스테롤 수준이 현저히 낮다는 사실을 발견했다. 미네소타 심장병 연구소에서 실시한 연구에서는 고양이를 키우면 심장 발작을 일으킬 가능성이 30퍼센트나 낮아진다고 밝혔다(대신 고양이 스크랩북을 만드는 데 열을 올리게 될 가능성은 40퍼센트 더 높아지지만).

여기에는 가능성 있는 이유들이 많다. '접촉'을 하면 옥시토신 분비 수준이 높아져 스트레스가 줄어든다. 또, 애완동물을 기르다보면 확실히 활동량이 많아진다. 특히 매일 아침 개를 산책시키기 위해 집밖으로 나가야 한다면 말이다. 그리고 애완동물을 키우는 다른 사람들도 만나는 등 사회적 교류도 이루어진다. 이는 웰빙에 아주 중요한 요소다. 더불어, 동물을 향한 감정적 끈끈함이 주는 혜택도 무시할 수 없다.

이렇게 좋은 점들이 많긴 하지만, 애완동물 기르기에도 예외 없이 단점은 있다. 2009년 질병 통제 센터에서 발행한 자료에 따르면, 애완동물과 한 공간에서 잠을 자면 폐렴, 고양이 찰상열, 수막염, 샤가스병, 심지어는 임파선 종 흑사병도 옮을 수 있다고 한다.

로건 '사건' 이후로 개 공원에 가는 일이 줄어들었다. 하긴, 내 건강을 챙기자고 언제까지 다른 이들에게 '기생'할 수도 없는 일이었다. 우리 아이들은 애완동물을 간절히 원한다. 하지만 줄리에게 알레르기 있어, 우리 집은 개나 고양이를 들여놓을 수가 없다.

우리는 대신, '털 없는' 동물을 기르기로 뜻을 모았다. 재스퍼에게 어떤 동물을 원하는지 물었다. 그랬더니 '카멜레온'이라는 대답이 돌아왔다. 색깔이 바뀐다는 게 어지간히 마음에 드는 모양이었다. 아이들 눈에는 총 천연색 TV 화면이 천천히 움직이는 것과 비슷할 수도 있지 싶었다.

고심 끝에 우리는 딱히 카멜레온이라 하기에는 뭣한 카멜레온을 데려오기로 결정했다. 애놀 도마뱀이라는 거다. 그런데 이 녀석은 가진 색이라곤 녹색과 갈색, 두 가지 뿐이다. 재스퍼가 도마뱀에게 '브라우니Brownie'라는 이름을 지어주었다. 녹색도 있으니 '그리니Greenie'를 가끔 미들 네임으로 불러주기로 했다.

녀석을 데려온 건 잘한 일이었다. 브라우니가 재스퍼의 목을 타고 머리카락 속으로 숨어들어갈 때 재스퍼의 표정을 보는 게 좋다. 즐거움, 정겨움, 징그러움이 묘하게 조화를 이룬 표정……. 혹시 독일어로는 딱 맞는 단어가 있을지 모르지만 나로서는 모르는 게 유감스럽다.

긴장을 푸는 마사지

간혹 나도 모르게 몬티 파이튼의 노래를 휘파람으로 불곤 한다.

"인생이 고달프다고 느껴질 때도 불평하지 말아요. 그냥 휘파람을 불어요. 언제나 인생의 밝은 면을 보세요."

스트레스 해소에 관한 책들이 하고 있는 이야기도 알고 보면 다 같다. '밝은 면을 보라. 즉, 프레임 바꾸기.' 이게 그들이 사용하는 표현이다. 그렇다. 우리는 슈퍼마켓에서 느려터진 줄에 서 있을 때가 있다. 하지만 다른 때는 항상 빠른 줄에 서 있었다는 사실을 기억하자. 다만, 우리가 그 순간에 인식하지 못했을 뿐이다.

출장 차 비행기를 타러 공항에 갔을 때의 일이다. 내가 전자 검색대를 걸어서 통과했을 때, 경고음이 울리거나, 경고 불이 들어오거나 하지 않았다. 그런데 구레나룻을 기른 배불뚝이 보안 요원이 내게 말했다.

"검색 좀 하겠습니다."

으.

"팔을 좀 들어보시겠어요?"

짜증. 그가 내 어깨를 툭툭 쳤다. 내 겨드랑이도 툭툭 쳤다.

내 몸에 온통 부정적인 에너지가 발동했다. 그런데 과연 무엇 때문에? 그 사람이 내 몸을 훑는 중에 문득 그런 생각이 들었다. 나는 내 뇌 용량을 짜증내는 데 너무 많이 쓰고 있었다. 이 남자가 나를 만지는 게 그렇게도 나쁜 건가? 그가 나를 아프게라도 했나? 이 사람은 그저 자신이 해야 할 일을 하고 있을 뿐이었다. 게다가 사람과 사람의 접촉이 건강에 좋다는 증거도 숱하게 많다. '접촉'은 울적함을 달래주고 고혈압을 방지해준다.

그 남자의 손길을 공짜 마사지로 생각한다면? 그 사람이 내 어깨를 칠 때 오히려 기분이 좋았을 것이다.

바라건대, 공항 검색 요원에게 코코넛 마사지 오일과 시트러스향 초를 들려주라. 나는 그에게 기꺼이 100달러를 지불할 용의가 있다.

마지막에 그 남자가 내 등을 다정하게 토닥였다. 가도 좋다는 신호였다.

"감사합니다."

내가 말했다.

정부에서 지정한 그 '의무적인' 마사지가 내 혈압을 낮춰주거나 하지는 않았을 것이다. 하지만 그렇다고 혈압을 높이지도 않았을 거라는 데 한 표.

메멘토 모리

내 생각에는 우리가 언젠가는 죽는다는 사실을 떠올리는 메멘토 모리가 결국 궁극적 프레임 바꾸기가 아닐까 싶다.

나는 오랫동안 메멘토 모리를 신봉해왔다. 몇 년 전, 내 노트북에다 메멘토 모리 화면 보호 프로그램를 설치하기로 마음먹었다. 나는 하얀색 해골 이미지를 다운로드했다. 컴퓨터를 켤 때마다 해골의 눈알 없는 눈이 나를 노려보았다. 그러다 보니, 자꾸 기분이 안 좋아졌다. 죽음이 다가온다는 사실을 꼭 그렇게 섬뜩하게 알려줘야 할까? 그래서 나는 좀 더 '유쾌한' 해골을 골랐다. 인터넷에서 색깔도 더 다양하고, 다정하게 미소 짓고 있는 만화 같은 해골 이미지를 건져왔다.

그 새 해골 이미지는 지난 몇 년 동안, 내 마음을 잘 다독여주었다. 적어도 최근까지는 그랬다. 그런데 이제는 별 효과가 없다.

최근에 내가 경험한 뜬금없는 사건 하나를 예로 들어볼까 한다. 나는 콜롬비아 출신의 아름다운 여배우, 소피아 버가라와 「에스콰이어」를 위해 인터뷰했다. 우리는 커피를 마시며 즐겁게 대화를 나누었다. 그런데 인터뷰가 계속되자 그녀는 할리우드 여배우들이 성형수술을 받고 난 뒤 이상하게 변했다며 호들갑을 떨기 시작했다. 그러면서 마돈나의 광대뼈를 '미친' 광대뼈라고 표현했다. 그녀의 극중 이미지와 맞기도 하고 재미도 있어서 나는 그걸 기사에 그대로 실었다.

그런데 인터뷰 기사가 나간 뒤, 가십 블로그마다 그녀가 마돈나를 상대로 시비를 걸었다는 이야기가 불거졌다. 그러자 마돈나의 팬들이 소피아에게 과격한 악플 세례를 퍼부었다. 이에, 소피아의 반응은? 그녀는 자신의 트위터에 그 말을 했다는 사실을 부인하면서 기자(나)가 문제를 일으킬 목적으로 쓴 기사라고 올렸다. 그러자 연예 정보 프로그램에서 내게 전화를 걸어 이번 사태에 내가 얼마나 연루되었지 물어왔다.

나는 불같이 화가 났다.

"다 내가 꾸민 짓이라고 주장하다니 믿을 수가 없어!"

내가 줄리에게 소리쳤다.

"인터뷰를 녹음도 했는데 왜 꾸며내겠어? 도대체 내가 왜?"

"어이없는 일에 뭘 그렇게 신경 써? 이런 일은 금방 잊혀."

"아니, 당신은 이해 못해. 인터넷은 영원해. 영원히 사라지지 않는다고."

소피아 버가라는 말 그대로, 내 체면을 완전히 구겨 놓았다.

나는 서재로 돌아와 웃고 있는 해골 그림을 바라보았다. 그러자 기분이 좀 가라앉았다. 하지만 완전히는 아니었다. 왜냐하면 '영원하다'는 속성으로 우리를 위협하는 게 비단 인터넷만이 아니기 때문이었다.

앞서 말했듯, 나는 '영혼 불멸'에 관한 책들에 심취해 있다. 그런데 그 '영혼 불멸'이 우리 생애에 실현 가능해진다고 말하는 과학자들이 있다. 「타임」의 커버스토리에 따르면, 가장 가까이 예측할 수 있는 때가 2045년이라고 한다. 그 무렵이면, 유전자 테라피가 내 말단소립세포시계의 역할을 담당하는 DNA 조각들을 오래도록 끄떡없이 지켜줄 것이고 서투인세포의 수명과 생존을 관장한다고 최근 밝혀진 세포내 단백질이 내 근육을 탱탱하게 보존해줄 것이다. 그렇다면 소피아가 내게 뒤집어씌운 그 죄상도 몇천 년 동안 나를 따라다닐 것이다. 국립 성 범죄자 명부처럼 '영원히' 말이다.

죽음은 두렵다. 하지만 한편으로 위안이 되는 부분도 있다. 어쨌든 '끝'을 내포하고 있기 때문이다. '영원 불멸'은 그 나름의 복잡다단한 문제들을 안고 있다.

시간 운영

나는 시간이 너무 부족하다. 이게 바로, 내가 삶에서 가장 많은 스트레스를 느끼는 부분이다. '건강을 지킨다'는 것은 하루 종일을 요하는 과제다. 요즘 매일 내가 해야 하는 일의 종류가 늙은 A.J.에게 경의를 표하기(1분)와 개 쓰다듬기(5분)를 포함해 34가지나 되기 때문이다.

나는 늘, 내 하루 일정에서 어떻게든 시간을 쪼갤 방도를 찾고 있다. 내 인생에서 가장 짜릿했던 순간이 언제냐고 물으신다면? 내 아이폰으로 두 배 빠른 속도로 팟캐스트를 들을 수 있는 방법을 알아내던 날! NPR전미 공영 라디오 방송도 아주 잘 들렸다. 그걸로 전신 마사지 코스도 두 배 빨리 들을 수 있다.

"이제―발가락의―긴장을―푸시고―이제―종아리의―긴장을―푸시고……."

어쩜, 마사지의 당초 목적에는 위배되는 것 같다.

내가 새로운 피트니스 트렌드 정보를 하나 접하고 흥분했던 것도 바로 '시간 부족' 때문이었다. 그 새로운 트렌드란, 바로 고효율성 운동이다. 일주일에 20분. 하루에 20분이 아니다. '일주일'에 20분만 하면 된다.

희소식도 이런 희소식이 없다.

어느 화요일, 나는 역시 대문자를 이상하게 쓰는 '인폼 피트니스 InForm Fitness'로 가기 위해 버스를 탔다. 이 세상에서 가장 '짧은 시간이 걸리는' 운동의 본산지였다. 나는 맨해튼 중심부에 있는 한 건물의 2층으로 걸어 올라갔다. 무거운 목재 문을 열고 들어가자, 이제껏 가본 중에 제일 조용한 헬스클럽이 나타났다. 귀청을 울리는 블랙 아이드 피스의 노래도 없었다.

그곳은 사방 천지에 번드르르하고 하얀 웨이트 머신들만 즐비했다. 다른 세 명의 손님들이 리프팅을 하고 있었다. 얼굴에 땀방울이 흐르는 사람은 없었다. 은발의 비즈니스맨은 옥스퍼드 셔츠 차림에 넥타이를 어깨에 걸친 상태로 숄더 프레스를 하고 있었다. 오호, 딱 내 취향.

그곳은 떡 벌어진 가슴의 애덤 지커만이라는 이름의 남자가 운영하고 있었다. 전에는 의료기구 영업 일도 하고, 트레이너 생활도 오래했다.

그의 이론을 대강 요약하자면 이러했다. 건강해지는 비결은 근육을 많이 쓰는 것. 근육 실패더 이상 중량을 들어 올릴 수 없는 한계 지점에 달한 근육 상태를 통해, 근육이 다시 생기도록 해야 한단다. '심장 강화 운동'이 바로 그 한 방법이다. 물론 5킬로미터 정도 달려서 다리 근육을 탈진시킬 수도 있다. 하지만 그건 비효율적이기만 한 것이 아니라 위험하기도 하다(무릎 손상이라든가). 그렇다면 근육을 탈진시킬 가장 좋은 방법은? 일주일에 한 번, 2분 정도 무거운 웨이트아령, 역기 등 무거운 운동기구의 총칭를 아주 천천히 들어 올리는 것이다. 그러면 멋진 몸매, 탄탄한 근육을 확보함은 물론, 살도 뺄 수 있다. 귀가 솔깃한 이론이었다.

"유산소 운동은 기반 없는 건물입니다."

그가 단호하게 말했다.

그에게 기존의 '주류' 운동 이론은 오류가 너무 많았다. 미신, 케케묵은 전통, 유사 과학에 기반을 두고 있는 게 태반이라고 했다. 말하자면 젖산과 전해질이 가미된 창조론이라고나 할까?

애덤이 보기에 우리 시대의 가장 못된 악인은 제인 폰다였다. 그녀가 북 베트남을 후원했던 전력은 빼고.

"지난날을 잘 돌아보면, 제인 폰다와 그 무리들이 미국인들의 무릎을 죄다 망가뜨려 놓았다는 사실을 알게 될 겁니다."

자신의 말이 좀 극단적이라 여겨지는지 애덤이 웃었다. 그러고는 계속 말을 이었다.

"도대체 여섯 시간에서 열두 시간 동안 카디오 운동심장 강화 운동의 총칭을 하는 이유가 뭐랍니까? 일주일에 20분만 투자하면 똑같은 효과를 얻을 수 있는데요."

애덤에게 카디오 운동 옹호자들은 피트니스 계의 러다이트산업혁명 이후 실업과 생활고에 시달리던 영국의 노동자들이 벌였던 기계 파괴 운동들이었다.

"그건 글자를 찍는 유일한 방법이 타자기를 이용하는 것밖에 없다고 말하는 것과 같습니다. 물론 이렇게 이의를 제기할 수 있죠. '내가 대학에 다닐 때 나는 타자기를 사용했고 그래도 아무 문제 없었는데요' 라고요. 네. 타자기로도 글자를 찍을 수는 있습니다. 하지만 워드 프로세서가 있는데 굳이 구닥다리 타자기를 써야 하는 이유가 뭘까요?"

애덤은 1997년, 롱아일랜드에서 헬스클럽을 시작했는데 몇 년 새세간에 널리 알려졌다. 그는 「뉴욕 타임스」 베스트셀러인 『파워 오브텐*POWER of 10*』을 집필했고 〈48시간CBS의 간판 뉴스 프로그램〉에도 출연했다.

애덤과 이야기를 나누다 보니 그 이유를 알 수 있었다. 그와 나누는 대화에 완전히 빠져들게 된다. 애덤에게는 설교자 같은 카리스마가 있었다.

한 시간 정도 지나고 애덤이 말을 그쳤다.

"이 정도면 충분히 잘난 척을 한 것 같군요. 이제는 운동을 해야 합니다."

우리는 방을 나와 체육관으로 이동했다. 나는 다리 운동하는 웨이트 머신 위에 앉았다. 거기서는 7킬로그램을 세 번에 나눠서 리프팅을 할 필요가 없었다. 그걸 한 번에 하면 된다. 35킬로그램을 더 이상서 있을 수 없을 때까지, 천천히 리프팅하면 된다.

"위로 10초, 아래로 10초입니다. 그런 다음 반복하세요. 선생의 목표는 근육 실패점에 도달하는 겁니다. 1분 30초면이 망할 놈의 기계에서 벗어날 수 있습니다."

내가 운동화로 발판을 밀었다.

"조금 더 천천히!"

애덤이 말했다.

나는 80대 노인의 속도(영화 〈매트릭스〉에서 키아누 리브스가 슬로모션으로 쿵푸를 하던 속도 같은)로 낮추었다.

"완벽합니다."

나는 힘주어 다리를 밀었다. 반동이 주는 힘이 없으니 다리가 보통 아픈 게 아니었다. 내가 애덤 쪽을 흘끔 보았다.

"그렇게 불쌍한 눈으로 쳐다보지 마세요."

애덤이 말했다.

그런데 정말 '엄마!' 소리가 절로 나올 정도로 아팠다. 내 대퇴부가 독감에 걸려 마티니 여덟 잔을 마시고 숙취를 느끼는 것 같았다. 나는 오만상을 찡그린 채 계속 밀었다. 다리가 떨리기 시작했다.

마침내, 애덤이 카운트다운을 시작했다. 5, 4, 3, 2, 1……. 나는 그제야 웨이트를 내려놓을 수 있었다.

그 뒤, 나는 오만상 찡그리기를 동반하는 다섯 가지 운동을 더 했다(어깨, 팔뚝, 가슴 등). 그러고서 다음 주에 보자며 애덤에게 작별 인사를 했다.

집에 돌아와서 나는 내가 해본 모든 운동들에 대해 자랑을 했다. 괜히 일립티컬_{자전거타기와 걷기를 응용한 운동기구}에서 땀 빼지 말고 한번 해보라고 줄리에게도 권했다.

"그럼, 내가 지금 하고 있는 운동은 나쁘다는 거야?"

"아니. 하지만 비효율적일 수는 있지. 관절에도 무리가 갈 수 있고……."

나는 줄리가 고개를 갸우뚱하다가 결국에는 인폼 피트니스에 가서 시도해보는데 동의할 줄 알았다. 그런데 줄리는 화를 냈다. 에어로빅을 공격하는 건 신성모독에 해당된다며……. 친정 식구들, 혹은 자신이 사랑해 마지않는 필리파 그레고리 소설에 대해 악담을 하는 것과 매한가지란다.

"유산소 운동이 안 좋다고 하는 연구를 기껏 하나 찾았다고 그걸 철석같이 믿다니!"

줄리는 화가 나면 발을 쿵쾅거린다. 줄리가 방을 나갈 때, 유리 탁자가 흔들리는 소리가 들렸다.

그 후로 나는 애덤의 헬스클럽에 몇 번 더 갔다. 하지만 결국에는 줄리가 옳다는 걸 알았다. 나는 카디오 운동을 계속해야 한다.

첫째, 일주일에 한 번 하는 운동으로 정착한다면 내 건강 프로젝트가 용두사미가 될 것 같았다. 부정행위를 저지르는 것 같은 느낌? 케이블카를 타고 에베레스트 산을 올라가는 것처럼 말이다. 문득 내가 애덤에게 TV 리얼리티 살빼기 프로그램의 자문 역할로 나가보라고 했을 때 그가 한 말이 생각났다.

"그 프로그램에 민폐가 되겠죠. 이 운동은 20분이면 끝나잖아요. 시작하고 바로, '시청자 여러분, 다음 주에 뵙겠습니다' 해야 하니까 허무하죠."

하긴, 이게 극적이길 하나 땀이 질척이길 하나…….

둘째, 슬로 피트니스를 뒷받침할 과학적 근거가 미약해 보였다. 적어도 아직은 그렇다. 언젠가는 진실이라 판명 날지는 모르겠다. 결코 있을 수 없는 일이라고 생각하지는 않는다. 어쨌든 더 많은 연구는 필요하다. 부디 진실이라고 판명되길! 나야 늘 지름길을 선호하는 사람이니까.

스트레스 제로 우정

"같이 나가서 앨리슨의 기분 좀 풀어줘야겠어."

줄리가 말했다.

앨리슨은 착한 사람이다. 초등학교 2학년 이후로 줄리의 가장 친한 친구다. 두 사람은 초콜릿 캔디 바와 뮤지컬 〈요셉과 놀라운 색동옷 Joseph and the Amazing Techicdor Dreamcoat〉을 좋아하는 마음이 통하면서 친해졌다. 어쩌다 보니, 앨리슨은 계속 힘든 일을 겪고 있었다. 7년 전, 남편이 죽은 이후로 다른 사람은 만난 적이 없다. 그런데 기르던 고양이가 죽었다. 그러다 또 다른 고양이마저 죽었다.

"6시 30분 정도에 저녁을 먹으러 갈 거야."

"잘했네."

"당신도 같이 갈까?"

순간 멈칫.

"글쎄……. 별로 건강하지 않은 활동일지도 몰라서 말이야."

이게 내가 처한 딜레마다. 마음 맞는 친구들과 어울리는 것은 건강에 좋다. 하지만 어떤 종류의 친구? 행복한 친구들이 건강에 도움이 된다는 암시를 주는 연구 결과들이 꽤 많다. 사회적 관계는 그 관계를 이루고 있는 개개인의 행동에 지대한 영향을 미친다.

예를 들어, 비만의 사회적 전염성이 상당히 크다고 주장하는 과학자들이 있다. 2007년 「뉴잉글랜드 의학 저널」에 실린 한 연구에 보면, 개인의 비만 가능성은 비만인 친구가 있는 경우는 57퍼센트, 비만인 형제자매가 있는 경우는 40퍼센트, 배우자가 비만인 경우는 37퍼센트 증가하는 것으로 나타났다.

놀랍게도, 과학자들은 이런 상관관계가 비만인 친구나 가족 구성원이 멀리 떨어져 사는 경우라도 마찬가지라고 주장하고 있다. 그리고 살을 빼는 것 또한 사회적으로 전염이 된다고도 말하고 있다.

그렇다고 앨리슨이 비만이라는 말이 아니다. 앨리슨은 날씬한 편이다. 하지만 비만을 연구했던 두 연구원(하버드 대학교의 니콜라스 크리스태키스, 캘리포니아 샌디에이고 대학교의 제임스 포울러)은 '행복'도 마찬가지로 전염성을 갖고 있다고 결론을 내리고 있다. 그들은 굳이 직접적인 접촉 없이도, '행복'이 사람들 사이에 바이러스처럼 퍼질 수 있다고 말한다.

행복한 친구는 당신이 행복해질 가능성을 15퍼센트, 행복한 친구의 친구는 당신이 행복해질 가능성을 10퍼센트 높여준다. 그리고 친구의 친구의 행복한 친구는 당신이 행복해질 가능성을 6퍼센트 높여줄 것이다.

이 연구 결과는 논쟁의 여지가 있다. 하지만 조금이라도 이를 믿는다면 우울하고 뚱뚱한 사람을 만나는 일은 피해야 하는지 모른다. 남편이 회사 동료와 눈이 맞아 집을 나가버린 또 다른 친구도, 체질량지수가 '30' 이상인 사람도 마찬가지…….

그렇다면 나는 앨리슨과 함께 먹는 저녁 식사도 피해야 하는지 모른다. 냉혈한 스팍 박사⟨스타트렉⟩에 나오는 등장인물 같은 세상에서는 그래야 한다.

하지만 한편으로, 내가 나쁜 놈 같다는 느낌이 들었다. 결코 무시할 수 없는 사실이 있다. 만일 내가 뚱뚱하다면(앞으로 10년 안에 그리 될 가능성이 다분히 크다)? 그때 나는 필시 친구의 도움이 필요할 것이다. 허리둘레나 세로토닌 분비 수준에 상관없이, 어떤 '친구'든 말이다.

나는 눈을 내리깔고 안경 너머로 나를 주시하고 있는 줄리에게 굳이 그런 내 생각을 설명하지 않았다.

그냥 이렇게만 말했다.

"좋아, 나도 갈게. 내가 이날을 얼마나 기다렸는데!"

중간 평가: 열 번째 달

체중 **71.2킬로그램**

이번 달 섭취한 아마 씨 기름 **2병**

이번 달 홀푸즈에 간 횟수 **8회**

스콧 머신에서 리프팅을 한 무게(15회 반복) **136킬로그램**

하루 평균 TV 시청 시간 **60분**

하루 평균 서서 TV를 시청한 시간 **30분**

'건강' 프로젝트를 하다 보니 예기치 않은 상황들이 속출하고 있다. 놀라움의 연속. 이번 달의 놀라운 일은? 내가 실제로, 프로 스포츠 중계방송을 보기 시작했다!

내가 팀 스포츠를 마지막으로 관심 갖고 보았던 때는 어린 시절이었다. 아버지가 나를 그 전설적인 1977년 월드 시리즈에 데리고 갔다. 아버지는 교통 체증을 피하려고 7회 진행 중에 우리를 경기장에서 데리고 나왔다.

"아빠, 레지 잭슨이 세 번째 홈런을 치면 어떡해요?"

"걱정 마. 그런 일은 없을 거야."

덕분에 우리는 텅텅 빈 지하철에 앉아서 올 수 있었는데이때 레지 잭슨이 세 번째 홈런을 쳐 양키즈가 우승 지금, 목 아래 쪽 신체 부위에 전에 없던 신경을 쓰다 보니 프로 스포츠가 다르게 다가왔다. 나는 닉스의 아마레 스투데마이어가 어떻게 달리고 어떻게 점프하는지, 로저 페더러가 공을 던질 때 어떻게 손목을 꺾는지 보고 싶다.

이런 내 새로운 관심은 사람들이 둥그런 모양의 물체를 튕기고 던지는 걸 보면 사족을 못 쓰는 우리 아들들의 기호에도 꼭 들어맞았다.

얼마 전, 나는 재스퍼와 TV로 프로 풋볼 개막전을 보면서 목이 터져라 제츠Jets를 응원했다. 제츠가 점수를 올리면, 재스퍼는 영화 〈좋은 친구들〉에서 레이 리요타가 웃듯이 웃었다. 나도 재스퍼와 같이 웃었다. 우리는 코요테 소리를 내면서 신나게 발을 구르며 거실을 돌았다. 그 난리법석 속에서 문득 이런 생각이 들었다. 나는 그 '동지애' 가 주는 즐거움을 잊고 살았다. 뭐가 됐든 어떤 '그룹'에 소속되었다는 비이성적이면서 끈끈한, 그런 기쁨 말이다.

그런데 지금 하고 있는 다른 모든 것들에 품었던 의문이 또 고개를 든다.

건강에는 좋을까?

아닐 것 같다. 독일 축구 팬들을 대상으로 한 어느 연구에서, 월드컵 때 독일 팀 경기가 있는 날은 남자의 경우 심장 발작이 세 배 이상 증가했다고 밝혔다. 이거야 원. 스트레스 수준이 너무 높지 않나?

한편, 「임상 고혈압 저널」에 실린 또 다른 연구에서는 보고 있는 스포츠의 종류에 따라 결과가 달라질 수 있다고 증언한다. 풋볼은 혈압을 상승시키고, 야구는 혈압을 낮춘다. 흠. 그렇다면 후자의 경우, 만일 경기 속도가 19세기 수준이라면 우리는 혼수상태에 빠질지도…….

한 가지 혜택이 더 있다. 스포츠 경기를 보면 뇌에 좋다! 2008년, 「국립 과학원 회보」의 한 연구에서 심리학자인 시안 베일록이 스포츠 경기를 볼 때 관중의 공간 추론 능력과 언어 기술이 향상되었다고 밝힌 바 있다. 자, 그렇다면 다음에 할 일은?

제11장

뇌

더 똑똑해지기 위한 도전

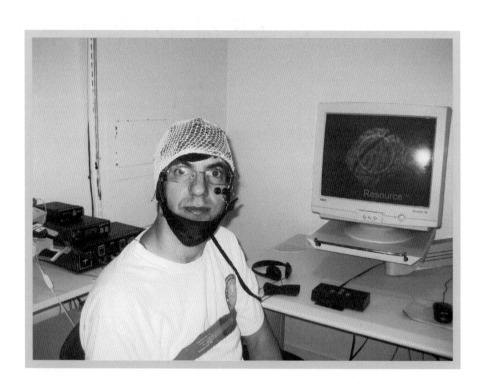

지난 세월 동안, '지능'은 눈동자 색과 마찬가지로, 태어날 때 이미 결정된다고 믿어왔다. 사람은 태어날 때부터 똑똑하고, 혹은 태어날 때부터 멍청하다고 말이다. 우리가 머리에 제 아무리 많은 지식을 집어넣어도 기본적인 지능(우리의 IQ, 사고력 등)은 요지부동, 꿈쩍도 않는다고 말이다. 하지만 지금은 어떤가? 미시간 대학교의 리처드 니스벳 교수는 자신의 베스트셀러 『인텔리전스』에서 우리 뇌의 유연성, 그 비밀이 드러나기 시작했다고 말한다. 뇌의 이런 특성을 과학 용어로는 '뇌 가소성'이라고 한다.

그 이론에 따르면, 우리 뇌는 근육과 비슷하다. 그래서 우리는 뇌의 힘을 개발할 수 있다. 나이 들면서 뇌가 시들해지는 걸 막을 수 있다.

그 비결은? 뇌를 계속 활동하게 하고 과제를 주는 것이다. 낱말 맞추기 게임을 하고, 시를 외우고, 새로운 언어 배우면서 말이다. '명상'은 대뇌피질을 튼튼하게 해준다. 견과류의 좋은 지방과 생선의 지방

산 등 뇌 건강에 좋은 음식을 먹는 것도 중요하다. 이런 전략을 도입하면 우리는 기억력, 창의력, 집중력, 사고력 등 뇌의 모든 능력을 향상시킬 수 있다.

즉, 어머니 배 속에 들어앉을 때, 누구 뇌는 왕자고 누구 뇌는 거지로 정해지지 않는다. 뇌는 능력주의를 지향한다. 열심히 노력하면 누구든 '왕족'의 전두엽을 확보할 수 있다.

하지만 과연, 이 '뇌 가소성'은 진실일까, 아니면 우리의 염원일까? 내가 이야기를 나눠본 전문가들은 어느 정도는 둘 다 옳다고 했다.

그런데 우리는 '자기 계발'이라는 개념에 빠져도 너무 빠져 있다(나를 포함해서). 그래서 그와 관련해서 뭔가 그럴듯한 연구가 나오면 홀딱 넘어가 상상의 나래를 펼친다. 소위 '모차르트 효과'라는 것만 해도 그렇다.

1993년, 캘리포니아 어빈의 대학 교수 세 명이 공동연구를 통해, 모차르트 음악을 들으면 학생들의 공간 추론 능력이 어느 정도 향상된다는 사실을 발견했다. 머릿속에 떠오르는 시각적 패턴을 다루는 능력에 변화가 있었던 것이다. 그 효과는 10분 정도 지속되었다. 단기적으로, 보통 수준으로, 구체적인 효과로 나타났다.

그런데 그 연구가 채 발표되기도 전, 연합 통신에서 성급하게 기사를 다루었다. 모차르트 음악을 들으면 머리가 좋아진다! 그랬더니 일이 이상하게 돌아갔다. 모차르트 CD가 불티나게 팔려나간 것이다. 임산부들은 너도 나도, 불룩한 배를 모차르트 음악이 나오는 스피커 앞에다 갖다 댔다. 그러자 안 그래도 당황해서 놀란 과학자들에게 록 음악 팬들로부터 무시무시한 협박이 쏟아졌다.

그 이후의 연구들은 그 효과가 적다거나 모차르트 음악이 특별할게 없다는 결론을 내렸다. 어떤 음악이든 일시적으로 공간 추론 능력을 향상시켜준다고 한다.

그래도 여지는 있다. 이 모든 과장된 정보나 속임수에 현혹될 필요 없이, 대부분의 과학자들은 우리가 스스로 뇌를 좋게 할 수 있다고 말한다. 적어도 어느 정도는 말이다.

이번 건강 프로젝트를 위해, 나는 그걸 해봐야 한다.

뇌 전문가들의 조언에 따라, 나는 '정신 계발'에 도움되는 다음의 활동 목록을 실천하고 있다.

• 십자 낱말 풀이를 할 것 다수의 연구에서, 십자 낱말 풀이를 하면 인지력 감퇴를 늦출 수 있다고 한다. 나는 매일 아침 컴퓨터로 「뉴욕 타임스」의 십자 낱말 풀이를 한다. 최소한 몇 칸이라도 한다. 십자 낱말 풀이는 초콜릿, 낮잠과 더불어 '건강을 빙자한 사악한 활동' 목록에 올라 있다. 줄리가 나를 곱지 않은 시선으로 쳐다보면서 "당신이 중요한 일을 하고 있는 줄 알았잖아!"라고 하면 나는 이렇게 되받아친다. "다 내 뇌를 위해서 하는 거야!"

• 논리 게임을 할 것 과학적이라고 알려진 바 있는 〈브레인 챌린지Brain Challenge〉라는 프로그램을 아이폰에 내려받았다. 프로그램을 실행하면 '브레인 트레이너'가 나타난다. 하얀 연구원 가운을 입은 근육질의 만화 캐릭터다. 내가 논리 문제를 주어진 시간 안에 풀지 못하면 호되게 나무란다. "아니, 오늘 무슨 문제 있어? 평소 같지 않잖아?" 나는 그걸 삭

제해버렸다. 고작 픽셀 몇 개로 만들어진 이미지한테 욕이나 듣고 있기
는 좀……

그보다 우리 아들, 루카스가 만들어준 논리 게임이 더 좋다. '이 중에서
관계없는 하나는 무엇일까요?'의 게임 버전이라 할 수 있다. 단, 루카
스가 서너 개의 물건이 아니라 두 개만 제시한다는 게 차이점이다. "이
중에서 관계없는 하나는 무엇일까요? 의자일까요, 토마토일까요?" 루
카스가 물으면, 나는 '의자'라고 대답한다. 그러면 루카스는 "아뇨, 토
마토입니다." 하고 말한다. 어찌된 게 선문답보다 더 어렵다.

• 수학 문제를 풀 것 이쪽 방면에서 가장 인기 많은, 카와시마 류타 박사
의 『뇌를 훈련하라Train Your Brain』에 도전해보았다. 간단한 수학 방정식을
매일 밤 주기적으로 풀게 되어 있다. 그 책의 약속은 이러하다. 전두엽
에 산소, 피, 다양한 아미노산을 공급해 더 많은 뉴런과 신경 연결체계
를 만들어낸다. 이는 건강한 뇌가 갖는 중요한 특징이다. 그 방정식이란
건 아주 간단하다. 나처럼 수학 젬병인 사람도 풀 수 있다. 문제를 풀다
보면 성취감이 이루 말할 수 없다.

• 시를 외울 것 노먼 도이지는 『기적을 부르는 뇌』에서 시 구절을 외우
면 그 효과가 놀랍다고 주장하고 있다. "예전에는 시를 외우면 학생들
의 언변 능력 향상에 도움이 되었습니다." 조언을 구하려 전화를 걸었
을 때 도이지 박사가 한 말이다. 나는 아들에게 『이상한 나라의 앨리스』
를 읽어주고 있다. 거기 나오는 '늙으신 윌리엄 신부님' 시를 외우는 데
며칠이 걸렸다. '수잇suet: 소나 양의 기름'과 '두잇do it' 같은 단어가 운을 이

루는 시는 도무지 외워지지가 않았기 때문이다.

• 말다툼을 하라 실은, 내가 본 연구 자료에서는 이렇게 말하지 않았다. 그런데 결과적으로 그리 되어버렸다. 그런데 내가 보고 있는 뇌 관련 책 중 하나가, 뇌를 건강하게 유지하는 가장 좋은 방법으로 '언쟁'을 들고 있다. 그래서 요즘 나는 눈에 불을 켜고 싸움거리를 찾고 있다.

어제 줄리가 유럽에서 명금류鳴禽類가 불법 사냥으로 죽어간다는 기사를 읽었다고 말했다.

"끔찍하지 않아?"

오호, 말다툼의 여지가 보였다.

"그런데 궁금한 게 있어. 그게 사람들이 칠면조나 닭을 죽여서 먹는 것보다 더 끔찍할까?"

"당신은 지금 그 새 사냥꾼들 편을 드는 거야?"

"아니. 그냥 궁금해서 그래. 왜 내가 노래하는 새들한테 더 많은 동정심을 가져야 하는 거지? 생긴 게 더 귀엽고, 소리가 더 예뻐서? 못생긴 새들이 들으면 얼마나 서운하겠어?"

그러고 나서 나는 어째서 우리는 소나 칠면조 등 못생긴 동물을 먹는 걸 아무렇지 않게 생각하는지, 침 튀기게 떠들었다. 말이나 백조처럼 아름다운 동물은 특권을 누린다. 마찬가지로 우리는 못생긴 사람들을 불공평하게 대우한다. 연구 결과에 의하면, 심지어는 부모들조차 '예쁜' 자식들에게 더 관대하다.

그즈음에서 줄리는 내 말을 듣는 것을 중단했다. 나는 부엌에서 유리잔이며 그릇들을 정리하는 줄리를 졸졸 따라다녔다.

• 새로운 것을 하라 이건 우리 뇌가 스키 슬로프와 비슷하다는 소리다. 어떤 활동이든 같은 방식을 반복 수행하면(슈퍼마켓에 가면 늘 왼쪽 진열대부터 돌아보기 시작한다든가) 뇌에 그만큼 더 깊은 주름을 새기는 격이 된다. 자동차 뒤에 붙이고 다녀도 손색이 없을 정도로 멋진 이 말이 좋은 설명이라고 할 수 있다.

"불처럼 같이 타고, 철사처럼 같이 묶이는 뉴런."

하지만 뇌를 유연하게 유지해 새로운 아이디어를 잘 받아들이도록 하고 싶다면, 기계적이고 반복적인 활동을 삼가야 한다. 『당신의 뇌를 살아 있게 하라Keep your Brain Alive』라는 책에 보면 뇌에 새로운 자극을 줄 수 있는 '뇌 운동법'이 여럿 소개되어 있다. 그래서 나는 왼손으로 이를 닦았다(엉뚱하여라). 약국에 갔다가 집에 올 때 일부러 다른 길로 왔다(엄청나게 엉뚱하여라). 디저트를 먼저 먹고 주 요리를 먹는다(나를 정신과에 데려다주오!). 웃기려고 하는 소리가 아니다. 이런 운동을 하면 정말로 멋진 일이 일어난다. '마인드풀니스불교에서는 '깨어 있는 마음'을, 심리학에서는 '주어진 대상에 온전히 집중하는 마음 상태'를 말한다'를 가능하게 한다.

물론 마인드풀니스를 계속 유지하기란 힘든 일이다. 조화를 위해, 기존에 해오던 반복적 활동도 조금은 필요하다. 그리고 또 다른 위험 소지도 있다. 내가 새로운 무언가를 받아들이려 기를 쓰고 있다는 사실을 줄리가 눈치 챘다. 줄리는 온전하게, 그리고 모질게 그걸 활용했다.

"모모푸쿠에 한번 가보기로 해."

내가 피해오던 새로운 레스토랑을 말하는 것이다.

"거기가 시끄럽다는 건 나도 알아. 하지만 당신은 한 번도 안 가봤잖아? 그러니 꼭 가봐야 돼. 이게 다 당신 뇌를 위해서야."

뇌 시험해보기

나는 전문가의 도움을 받아보기로 결심했다. 뉴욕의 어퍼 웨스 사이드에 있는 브레인 리소스 센터. 그곳은 내 뇌가 '최상의 수행'을 할 수 있도록 도와줄 것을 약속하고 있었다.

어느 목요일 아침, 나는 캄란 팔라푸어 박사를 만나러 갔다. 그는 올해 48세의 뇌신경 학자로, 말할 때 이란 억양이 느껴진다.

필라푸어 박사가 먼저, 내 뇌를 측정해보겠다고 했다. 오호, 이건 품질 검사를 해보자는 말이렷다?

몇 분 뒤, 나는 머리에다 뭘 잔뜩 뒤집어쓴 채, 하얀색 천지인 방에 앉아 있었다. 머리에는 메이플 시럽 같은 헤어 젤을 바르고, 비행모 비슷한 고무 장비를 쓰고 있었는데 그 모자 위로 십수 개의 전기침이 삐죽삐죽 튀어나와 있었다.

앞으로 세 시간에 걸쳐 내가 두뇌를 쓰는 게임을 하고 퀴즈를 푸는 동안, 내 뇌에서 나오는 전파와 눈동자의 움직임을 추적하기 위한 장치들이었다. 팔라푸어 박사가 방안의 조도를 낮췄다. 나는 헤드폰을 끼고 컴퓨터 모니터에 집중했다.

제일 먼저 한 일은 컴퓨터 화면에 나타나는 빨간 점을 6분 동안 노려보고 있는 것이다. 나는 노려보고, 또 노려보았다. 팔라푸어 박사가 측정이 제대로 안 될 수도 있으니, 날더러 턱을 너무 앙다물지 말라고 했다. 그래서 나는 입을 조금 벌렸다. 이러면 멍청해 보일 텐데……. 앗! 혹시, 멍청하다는 생각이 점수에 영향을 미치지 않을까?

검사받는 내내 영국 남자의 목소리로 음성 안내가 나왔다. 목소리가 편안함을 주는 것 같기도 하고 괜히 점잔 떠는 것 같기도 했다.

"잘하셨어요."

주어진 과제를 마칠 때마다 팔라푸어 박사가 그렇게 말했다. 문제를 제대로 풀지도 못했구먼…….

또 다른 검사에서는 30초 동안 큰 소리로 말하기를 했다. '에프F'로 시작되는 단어를 가능한 한 많이 말해야 했다. 나는 제일 무난한 '파더, 팬시, 프랑크푸르터'로 시작했다. 그런데 아니나 다를까, 때가 되자 내 뇌가 삐딱 선을 타기 시작했다. 혹시 욕_{영어에서 '욕'은 주로 'f'로 시작한}_다을 해도 되나? 나는 도덕심과 경쟁심 사이에서 우왕좌왕했다. 결국 경쟁심 쪽이 승리를 거두었다.

일주일 뒤, 검사 결과를 보기 위해 팔라푸어 박사의 진료실을 다시 찾았다.

"나쁜 소식, 좋은 소식 중에 어떤 걸 먼저 듣고 싶으세요? 저는 환자분들께 나쁜 소식이 실제로 좋은 소식이라고 말합니다. 그 덕분에 치료 방법을 알 수 있으니까요."

그래도 나는 '원래의' 좋은 소식이 더 좋다.

"전반적으로는 인식 기능에 이상한 소견은 없습니다."

나는 특히 어휘 구사력에서 점수가 높았다. 아무래도 욕을 한 덕분이지 싶다.

"선생께 꼭 맞는 직업을 갖고 계시네요."

그가 말했다. 그런데 나쁜 소식은?

"전두엽 쪽에 약간의 지연 현상이 보입니다. 이는 업무 처리 기능, 집중도 면에서 약간의 문제를 갖고 있다는 의미로 해석할 수 있습니다. 감정 영역에서도 문제가 조금 있는 것 같습니다."

그 외에도 나는 단어 외우기를 지지리도 못하는 것으로 나타났다. 또, 혹시라도 미 항공 우주국에서 로켓 이륙을 위해 나를 고용할 생각이라면 다시 한 번 생각해봐야 한다. 숫자를 거꾸로 세는 능력에서 나는 11퍼센트 안에 들었다.

"전체적으로 보았을 때, 선생의 뇌는 꽤 좋은 편입니다."

필라푸어 박사가 말했다. 어떤 면에서는 평균 이상, 또 어떤 면에서는 평균 이하. 내 뇌는 포르셰나 람보르기니가 아니었다. 쉐보레나 도요타에 더 가까웠다.

그래도 괜찮은 편. 나도 그 정도로 예상은 하고 있었다. 그런데 흰 가운을 입은 뇌 박사한테서 막상 그 말을 들으니 조금 실망스럽긴 했다. 내 마음 한쪽은 여전히 이런 망상을 놓지 못하고 있었던 것 같다. 검사 결과지를 손에 움켜쥔 팔라푸어 박사가 문을 벌컥 열고 들어 와서 외친다.

"내 평생 이런 뇌는 본 적이 없어요! 선생의 뇌는 국보급입니다."

'공부벌레 대 운동선수' 오류

나는 '공부벌레 대 운동선수'에 대한 이야기를 늘 좋아했다. 우리는 성경에서도 '공부벌레들의 반격', 그 전작쯤 되는 다윗과 골리앗의 일화를 접할 수 있다. 우리 중에는 덩치 크지만 멍청한 골리앗이 있다. 그리고 또 말라깽이지만 똑똑하고, 새총을 든 다윗이 있다.

어떻게 보면, 우리 역사는 '공부벌레 대 운동선수'의 패권 다툼이라고 해석할 수도 있다. 『미국의 공부벌레들*American Nerd*』이라는 책에서 저자 벤자민 누젠트는 산업혁명이 남자들을 실내로, 남자답지 못한 일로, 의자로 몰아넣으면서 갈등이 빚어졌다고 주장한다. 그때 자신의 '남성다움'을 회복해야 한다고 느끼는 남자들도 꽤 많았다고 한다.

그 후, 분리 양상은 더욱 극심해졌다. 한쪽에는 활동적인 '운동선수' 유형의 대통령 시어도어 루스벨트 같은 사람들이 있다. 루스벨트는 샴페인 병 같이 가녀린 어깨를 가진 젊은 남자를 보면 질타를 가했다. 그리고 또 다른 한쪽에는 '공부벌레' 영웅인 마르셀 프루스트 유형의 사람들이 있다. 프루스트는 샴페인 병 같은 가녀린 어깨를 지닌 프랑스 남자로 소설을 쓰는 10년 동안 침대를 거의 떠나지 않았다.

상상이 가겠지만 내 친구들과 나의 성향은 샴페인 병 같은 어깨를 지닌 문학도 쪽으로 기울어져 있다. 내 모토는? "건강하지 못한 몸에도 건강한 정신이 깃든다."이다.

그런데 이번 건강 프로젝트는 내 공부벌레 세계관에 일종의 충격을 전해주었다. 왜냐하면 '똑똑한 공부벌레', '멍청한 운동선수'라는 편견이 맞아 떨어지지가 않기 때문이다. 오히려 그 반대다. 과학적 입장에서는 '똑똑한 운동선수'라고 하는 표현이 더 맞다. 왜? 유산소 운동을 하면 뇌 기능이 좋아진다. 이렇게 불공평할 데가……. 자연이 빚어낸 또 하나의 우주적 아이러니다.

그래도 말라깽이에 운동신경이 젬병인 사람이 뇌 기능을 높이기 위해 꼭 올스타 럭비 선수가 될 필요 없다는 건 그나마 다행이다. 어떤 움직임이든, 어떤 유형의 운동이든 효과가 있다니 말이다.

운동과 지능의 관계를 연구하는 전문가 중에 하버드 대학교 심리학과 교수이자 『운동화 신은 뇌』의 저자인 존 레이티가 있다. 그는 운동을 하면 뇌 기능이 단기적으로(유산소 운동을 하면 몇 시간 동안은 두뇌 회전이 더 잘된다), 또 장기적으로도(뇌의 노화와 알츠하이머를 늦춰준다) 향상된다고 주장한다. 운동은 집중, 기억, 정서, 충동 조절을 포함해 모든 영역에서 뇌 기능을 호전시켜준다.

그의 책에 보면 운동 방법에 관한 연구 결과들이 많이 소개되어 있다. 나는 그중 하나를 골라 '맛보기'를 해볼 참이다. 「운동과 스포츠를 위한 분기별 연구」라는 논문에서 조지아 대학교 학생들을 상대로 실험을 찾았다. 매일 40분씩 운동을 한 학생들이 매일 20분씩 운동을 한 경우보다 학업 면에서 더 많은 발전을 보였다. 한편, 운동을 '전혀' 하지 않은 학생들은 발전이 없었다.

이런 결과는 진화와 잘 맞물려 있다. 레이티가 말한 대로 "먹이를 추적해가는 동안, 우리 조상들은 인내력, 낙관주의, 집중, 동기가 필요했을 것이다. 이 같은 특징들은 모두 세로토닌, 도파민, 노레피네프린의 영향을 받는다". 그래서 걷거나 뛸 때, 우리 몸은 이런 화학물질의 분비 수준이 높아지도록 진화를 해온 것이다.

이를 바꿔 말하면, 스포츠 선수들이 학업 면에서도 슈퍼스타가 될 수 있다는 이야기가 된다. 한 가지 치명적인 변수가 있긴 하지만 말이다. 운동선수들은 공부할 시간이 충분치가 않다.

러닝머신 책상 덕분에, 나는 나름대로 '생각'과 '움직임'을 결합시켰다고 볼 수 있다(지금까지 달린 거리는 1,050킬로미터). 하지만 레이티의 책을 읽은 뒤로, 나는 어려운 문제에 부딪힐 때면 내 뇌에서 해답을 끌어내고자 점핑 잭제자리에서 뛰면서 머리 위로 박수 치는 동작을 한다. 어떨 때는 효과가 있다. 적어도 정신이 들었다.

몇 주 전, 나는 기죽을 정도로 똑똑한 사람들이 모인 앞에서 프레젠테이션을 한 적이 있었다. 나는 무대 뒤에서 뜀박질을 하며 준비운동을 했다. 누가 지나갈 때마다 멈추긴 했지만……

뉴로피드백

나는 브레인 리소스 센터에 다시 갔다. 뇌 운동을 하기 위해서였다. 나는 팔라푸어 박사의 검은색 가죽 의자에 앉아 있었다. 눈은 컴퓨터 모니터를 응시하고 있었고, 머리에는 다섯 개의 전기 장치를 붙이고 있었다. 모니터에는 파랑, 빨강, 초록의 세로 막대 세 개가 내 뇌의 전기적 움직임에 따라, 위 아래로 뜀박질을 하고 있었다. 내가 할 일은 그 막대들을 목표 지대 안에 유지시키는 것이었다.

하지만 어떻게? 설명하기가 쉽지 않다.

팔라푸어 박사가 말했다.

"이건 선생의 차가 달려야 할 속도를 보여주는 고속도로 안내판과 비슷합니다. 시속 80킬로미터 구간에서 선생이 120킬로미터로 달리고 있다고 알려주면 속도를 줄이시면 됩니다."

내 뇌가 기준 선 위로 막대를 끌어올리면 상이 주어졌다. 내가 쓰고 있는 헤드폰 속으로 은은한 티베트 종소리가 들려왔다.

이 요법을 이름 하여, '뉴로피드백Neurofeedback'이라고 한다. 팔라푸어 박사는 그 분야에서 단연 전문가로 꼽힌다. 뉴로피드백은 뇌파 조절법을 배우면 집중력을 향상시키고, 스트레스를 낮출 수 있다는 이론이다. 뉴로피드백 이론은 찬반 논란이 분분하다. 검증된 과학과는 거리가 멀다. '엉터리'로 치부하는 사람들도 있다. 그래도 뉴로피드백이 효과가 있을 수 있다는 증거가 아예 없는 것은 아니다. 국립 정신 건강 연구소는 한 연구를 통해, 아동의 주의력 결핍 및 과잉 행동 장애를 물리치는 데 뉴로피드백이 도움이 될 수 있다는 사실을 발견했다. 스탠포드 대학교는 만성 통증을 완화시키기 위해 뇌 심상心像과 관련된 뉴로피드백을 이용한 실험을 하기도 했다.

내 마음대로 뇌파를 조종해본다는 건 이상한 느낌이었다.

"좋아. 이제는 종소리에 집중해봐."

내 자신에게 그렇게 말했다. 그랬더니 효과가 있는 것 같았다. 종이 울리면 막대가 계속 올라간 상태를 유지했다.

그래서 또 이렇게 중얼거렸다.

"이 전략을 잘 기억해. 종소리에 집중해."

하지만 잠깐 현재의 자신을 살펴보고 전략에 대해 생각하면 종소리가 들리지 않고, 막대가 떨어졌다. 명상을 비디오 게임으로 전락시킨 대가인 셈이었다.

나는 뉴로피드백을 예닐곱 번 했다. 그래도 팔라푸어 박사가 추천한 것에 미치지 못하는 횟수였다. 몸의 부위는 많고, 시간은 적었다. 하지만 나는 뉴로피드백이 마음에 들었다. 하고 나면 마음이 차분해지면서 힘이 나는 것 같았다.

나는 이번 달에 뉴로피드백, 뉴로빅스, 수학, 말다툼을 죄다 해보았다. 내 뇌가 기운을 좀 얻었다는 느낌이 있나? 그 구체적인 측정은 어렵다. 하지만 뭐, 조금은 그런 것 같다. 수학 문제를 푸는 속도가 빨라졌다. 이번 달 말에 인터넷으로 IQ 검사를 했더니 이전보다 23퍼센트 정도 올라간 것으로 나타났다. 시를 외우는 속도도 빨라졌다.

이 모든 게 플라시보 효과일 수도 있다. 하지만 이전에도 말했듯, 플라시보 효과는 신이 준 선물이다.

할아버지의 기억

어느 추운 목요일, 나는 점심을 같이 하려고 할아버지 집으로 갔다. 현관문을 열자 여느 때처럼, 할아버지는 리클라이너에 깊숙이 몸을 묻고 발을 뻗은 채 CNN을 보고 있었다. 할아버지가 미소를 지으며 여느 때처럼 주먹을 들어 인사를 해왔다.

제인 고모의 부축을 받아 자리에서 일어난 할아버지가 점심 식사가 차려진 식탁으로 천천히 걸어왔다.

"어젯밤에 외식을 했단다. 그렇죠, 아버지?"

자리에 앉으면서 제인 고모가 말했다.

"어디로 가셨어요?"

내가 할아버지께 묻자 할아버지가 멈칫하더니 생각을 더듬었다.

"글쎄다, 뭔가 먹었다는 건 알겠는데 말이지."

할아버지는 그리 말하고는 키득 키득 웃었다.

할아버지의 기억력이 감퇴하고 있었다. 그래도 그나마 선택적인 감퇴였다. 할아버지는 최근의 일만 기억을 못했다. 50, 60대였던 때의 일은 뭐든 정확하게 기억하고 있었다. 이런 현상을 공식적으로, '리보의 법칙*Ribot's Law*'이라 부른다. 이 주제를 처음 연구했던 프랑스 심리학자의 이름에서 따온 것이다. 우리가 과거의 기억을 회상하면 할수록 그 기억은 우리 뇌에 깊이 각인된다. 반면, 최근의 기억은 뇌 회로에 스며들 시간이 충분하지 않다.

할아버지의 경우, 리보의 법칙 때문에 상대방은 먼 과거의 일을 떠올리느라 애를 먹어야 한다. 그래도 나는 괜찮았다. 같은 이야기를 수십 번 들어야 하긴 했지만……

'이집트'라는 단어는 할아버지가 제일 좋아하는 아프리카 이야기로 이어진다. 내가 아주 잘 알고 있는 이야기다. 오죽하면 그 사연을 할아버지와 함께 듀엣으로 읊을 수도 있다. 1959년, 할아버지는 '에어리프트 투 아메리카Airlift to America'라는 재단 결성에 일조했다. 그 재단의 목표는 몇백 명의 케냐 학생들에게 미국 대학에서 공부할 기회를 주고, 나중에 고향으로 돌아가 자국의 리더가 되게 하는 것이었다. 뉴욕에서 기금 마련에 힘쓰던 할아버지는 더 많은 일을 도모하기 위해, 불과 이틀 전에 통보를 받고 케냐로 날아갔다.

그때, 할아버지는 예방주사를 맞을 겨를이 없어서 주사기와 냉장 상태의 약을 가져갔다. 그런데 그 약을 그만 호텔 냉장고에 넣어두고 잊어버렸다.

"지금도 그 약이 거기 그대로 있을 것만 같구나."

그 이야기를 할 때마다 매번 할아버지는 같은 말을 한다.

할아버지는 케냐의 비포장도로를 지프차로 힘겹게 달리면서 마을마다 그 소식을 전했다. 그러다 어떤 농가 경매에서 운 좋게 염소를 한 마리를 낙찰받기도 했다. 할아버지는 그마저 재단을 위해 내놓았다.

할아버지와 동료들은 비행기를 전세 낼 수 있을 정도의 기금을 모으는 데 성공했고 그 비행기로 나이로비에서 뉴욕까지 800명의 학생들을 실어 날랐다. 그중 한 학생은 리버데일에 있던 할아버지 집에서 기거하며 콜롬비아 대학교에서 경제학을 공부했다.

미국에서 공부하기를 염원하는 학생들이 점점 더 많아지면서 전세 비행기로는 감당이 안 되는 지경에 이르렀다. 그래서 재단 측은 비행기를 타지 못한 케냐 학생들에게는 장학금을 지급했다. 그중 한 학생이 우여곡절 끝에 하와이 대학교에 입학 허가를 얻었다. 그의 이름은 버락 오바마 시니어였다.

평생 민주당을 지지해온 할아버지는 그 케냐인의 아들인 버락 오바마 주니어가 TV에서 연설을 하는 모습을 보면 지금도 눈가가 촉촉해진다. 얼마나 뿌듯할까! 선명히 역사에 남은 일이니까 말이다. 2009년, 톰 샤크트맨이라는 작가가 『에어리프트 투 아메리카』라는 제목으로 책을 냈다. 할아버지는 그 책을 늘 거실 커피 테이블 위에 올려두고 있다.

좀 억지일지는 모르지만, 나는 혹시 그 아프리카 행(할아버지의 또 다른 자선 사업)이 할아버지의 장수 비결이 아닐까 생각될 때가 있다. 자선 활동이 건강에 긍정적인 영향을 미친다고 주장하는 연구들이 있기 때문이다.

오바마 이야기가 끝나고 내가 휴대전화로 시간을 확인했다. 일어서야 할 시간이었다.

"혹시 나 좀 어디로 데려다 줄 수 있겠니?"

할아버지가 물었다.

"어딜 가시려고요?"

제인 고모가 할아버지께 묻자, 할아버지가 멈칫하더니 대답했다.

"내가 이전에 있던 곳."

"오늘 하루 종일 집에 계셨잖아요. 여기가 아버지 집이에요."

제인 고모가 말했다.

"아, 그렇구나."

할아버지가 말했다.

적어도 그 순간, 할아버지 머릿속의 안개가 걷히는 것 같았다. 할아버지가 다시 주먹을 들어 보이며 내게 작별 인사를 했다.

중간 평가: 열한 번째 달

건강 검진을 받기 위해 병원으로 갔다. 건강 프로젝트를 시작한 지 절반 정도 지난 것 같다. 나는 이번 프로젝트가 2년은 걸리리라 예상하고 있다(내 몸에 손 볼 곳이 한두 군데가 아니다 보니). 여기, 그 결과를 공개한다.

체중 71.2킬로그램. 78킬로그램에서 거의 7킬로그램이 줄었다. 나쁘지 않음.

총 콜레스테롤 134에서 129로 내려감.

HDL(좋은 콜레스테롤이라고들 하는) 41에서 45로 전격 상승.

LDL(나쁜 콜레스톨) 77에서 68로 내려감.

철 결합능력 정상 범위로 내려감.

혈압 98/68(전에는 110/70).

체지방률의 현격한 폭락 18.4퍼센트에서 8.0퍼센트로 내려감. 야호!
맥박 64에서 55로 내려감.

나쁜 소식. 내게 약간의 탈장 증세가 나타났다. 다정한 성품의 인도인 여의사가 날더러 무거운 웨이트는 들면 안 된다고 했다. 심각한 문제다. 나는 목하 근육을 불리려 애를 쓰는 중이므로.

전반적으로 보았을 때, 나는 건강해지고 있다. 좋은 현상. 나는 중력과 엔트로피의 인력에 맞서 잘 버텨내고 있는 중이다.

하지만 내가 살아 있는 사람 중 최고로 건강한 사람이라는 생각은 들지 않는다. 아직은 아니다. 내 흉근은 아직도 일반인들의 '보통' 흉근도 안 된다.

하지만 더 큰 문제는 53페이지나 되는 '할 일 목록(지금은 70페이지로 더 늘어났다)'에 아직도 남은 일이 수두룩하다는 사실. 이러다 프로젝트를 끝내지 못하게 될까 봐 걱정이 된다. 아직도 도전해봐야 할 신체 부위가 많이 남았다. 등, 발, 피부…….

내 주변 환경은 또 어쩌고? 이제껏 조사한 바에 따르면 현재 우리 집이 나와 내 가족을 서서히 죽이고 있을 가능성이 대단히 높다. 마침 마티 고모가 우리 집을 방문하기로 했다. 마티 고모라면 우리의 거주 공간을 '해독'시켜 줄 수 있을지도 모른다.

제12장

내분비계

독소 없는 집을 위한 도전

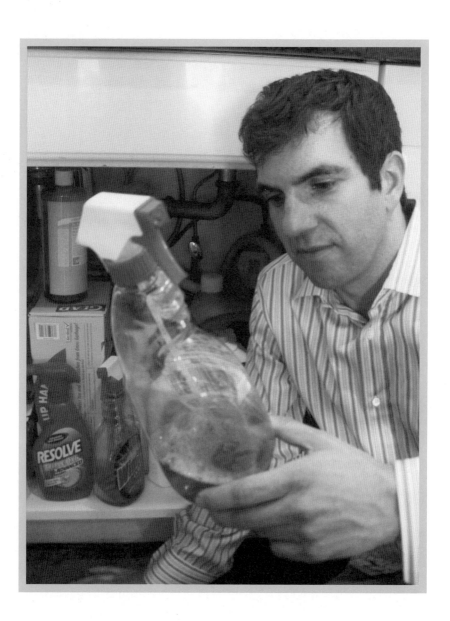

솔직히 독소 문제에 대해 어떻게 생각해야 할지 모르겠다. 어느 날, 나는 『슬로데스』 같은 무시무시한 제목의 책들을 읽는다. 그 책들은 내분비계를 교란시키는 플라스틱이 우리 아들들이 열두 살 무렵이 되면 가슴을 여성의 것처럼 풍만하게 만들어놓을 수 있다고 이야기한다. 또, 내가 먹는 음식들이 독이 되고, 내가 쓰는 샴푸가 피부암을 일으킬 수 있다고 경고한다.

그런데 또 다음 날, 나는 그런 경고가 사실은 과장된 것이고, 과학적 근거는 없다고 주장하는 책들을 보게 된다. 나는 무엇이 진실인지 알아야 할 필요가 있다.

그래서 나는 '반反' 고무 오리파의 대변자격인 마티 고모의 도움을 빌리기로 했다. 마티 고모에게는 건강에 대한 독자적인 소신이 있었다. 그런 고모가 가장 위험하다고 생각하는 것 중 하나가 독성 화학물질이다.

목요일 아침, 고모가 우리 집에 왔다. 고모는 트레이드 마크인 자주색 스카프를 걸치고 등에는 배낭을 메고 있었다.

"비행기 여행은 어떠셨어요?"

내가 묻자 고모가 대답했다.

"그럭저럭. 나쁘지 않았어."

마티 고모에게 비행기 여행은 보통 일이 아니다. 고모는 유기농 채소를 갖고 타야 했지만 공항 검색원이 보냉(保冷) 가방을 압수하려 들었다. 또, 마티 고모는 스캐너 가까이로는 절대 가지 않는다. 필요할 때를 대비해 관련 신문 기사를 스크랩해서 갖고 다닌다. 스캐너가 암을 유발할 수 있다는 증거를 검색원에게 제시하기 위해서다. 그리고 비행기 승무원들이 뿌리는 향수를 맡으면 고모는 속이 메스꺼워진다.

마티 고모도 자신이 유별나다는 사실을 알고 있다. 이메일 마지막에 늘 '너의 괴짜 고모, 마티'라고 쓴다. 하지만 나는 고모를 단순히 '괴짜'라고만 치부하고 싶지는 않다. 물론 어떤 때는 고모가 여지없이 괴짜 같을 때도 있다.

그런데 또 어떤 때 보면 고모는 보통 사람들보다 몇 년(심지어는 몇 년)을 앞서 생각한다. 고모는 모든 사람이 헛소리라며 콧방귀 뀔 때, 간접흡연의 해악에 대해 경고했다. 고모가 채식주의가 건강에 좋다고 강조한 시기는 기존의 영양학자들이 식물 중심의 식단을 추천하기 훨씬 전이었다. 게다가 마티 고모는 현재 62세인데 20년은 더 젊어 보인다. 그리고 지난 8년 동안 한 번도 아픈 적이 없었다.

자, 이제 시간이 되었다.

우리는 부엌에서부터 시작했다. 싱크대 위에 산딸기 향 나는 항균 비누가 놓여 있었다.

"이런, 안 되지 안 돼! '항균'이라는 말이 붙은 건 뭐든지 독이야. 그런 말을 보면, 그 위에 해골하고 뼈를 겹쳐 둔 경고 표시가 있다고 생각하면 돼."

마티 고모가 말했다.

항균 비누에 함유된 트리클로산이 내분비계 교란 및 알레르기 유발 물질이라고 믿는 사람들이 많다. 마티 고모는 유기농으로 재배한 식물로 만든 비누를 써야 한다고 말했다.

다음으로, 싱크대 아래쪽에 놓아둔 청소 용액으로 시선이 옮아갔다. 마티 고모가 욕실 청소용 세제를 집어들고 코를 킁킁거렸다. 그러더니 썩은 시체 냄새라도 맡은 것처럼 기겁을 했다.

고모는 식초와 유기농 베이킹 소다로 청소를 해야 한다고 충고했다.

그런 식으로 45분 동안 고모의 '강습'이 이어졌다.

알고 보니, 내가 쓰는 자외선 차단 로션과 방취제에도 문제가 있었다. 모두 내분비계 교란 물질이자 암을 유발하는 방부제 파라벤이 들어 있었다.

그리고 시중의 옷 가게에서 산 내 옷들은 모두 화학 처리가 되어 있었다. 나는 삼이나 대나무, 유기농 면섬유 소재의 옷을 사야 한다.

프탈레이트가 함유된 플라스틱 재질의 샤워 커튼은 급기야 마티 고모에게서 비명을 끌어냈다. 프탈레이트는 간암과 관련 있을 뿐 아니라 정자 생성을 방해한다고 알려진 물질이다.

전자레인지를 쓰는 것은 아이들의 베게 밑에 총을 장전해두는 것과 같다.

그리고 우리 집 냉장고는 슈퍼펀드Superfund: 환경법의 일종인 '종합 환경 대응 보상 및 책임법'의 다른 명칭 사이트와 진배없었다.

"오 마이 갓! 이건 아동 학대야."

마티 고모는 냉장고에서 화학 성분이 대거 들어간 아메리칸 치즈를 발견하더니 숨이 멎을 듯 놀랐다.

냉장고 서랍에는 '비非' 유기농 오이와 블루베리가 들어 있었다. 비유기농 야채에 사용된 살충제는 암부터 ADHD에 이르기까지, 한마디로 좋지 않은 '모든' 것의 원인이 될 수 있다.

"설마 이 집에 와이파이Wi-Fi는 없겠지? 그렇지?"

우리는 멋쩍은 표정으로 '있다'고 대답했다.

"그렇다면 너는 집에 소형 통신 탑을 갖고 있는 거나 다름없어."

마티 고모는 캐나다에서 와이파이가 물푸레나무의 성장을 변형시킨다고 발표한 연구가 있다고 말했다. 마티 고모는 전자기적 오염 문제가 폄하되고 있지만 사실은 대단히 심각하다고 생각했다. 그래서 인부를 불러 컴퓨터, 전화, 프린터 등 고모 집 안의 모든 전선을 벽 안으로 집어넣는 공사를 했다.

우리는 거실로 자리를 옮겼다. 고모가 램프를 들여다보았다. 고모의 예상대로 절전형 컴팩트CFL 전구가 달려 있었다.

"이런 전구는 수은 증기를 발산해. 독성 물질 폐기장에 내다 버려야 된다고."

"저도 나름대로는 환경 문제를 고려하면서 살고 있다고 생각했는데요."

"그럼, LED 전구를 사서 바꾸도록 해."

고모는 우리 부부의 결혼기념일에 아내에게 사준 장미 꽃다발을 가리켰다.

"저것도 독성 물질이야. 시중에서 파는 꽃들에는 온갖 종류의 화학 물질을 뿌리거든."

"그럼 식약청FDA에서 우리를 보호해주지 않는다는 말이에요?"

"거긴 느려 터졌어. 왜, 언젠가 정부에서 담배가 괜찮다고 발표했던 적 있었지? 긴장감을 완화시켜준다면서 말이야."

그때, 아내가 커피를 가지러 부엌으로 왔다.

"남편이 저를 내다 버리지 않아도 되기만을 바랄게요."

"질부는 혹시 금속으로 이를 때운 곳이 있어?"

마티 고모가 아내에게 물었다.

"두 사람 금슬이 좋은 것 같아서 말이지만, 두 사람은 입으로 독소 물질을 교환하고 있는 셈이야."

아내는 한 군데 이 치료를 받았지만 금속은 아니었다.

"그렇다면 괜찮을 거야."

마티 고모가 미소 띤 얼굴로 나를 향해 말했다.

더불어 내게 자동차가 없는 것도 행운이었다. 자동차 시트커버는 마티 고모의 '유해 물질' 목록에 올라 있었다. 많은 경우 내연성 있는 '데카Deca'라는 화학물질을 함유하고 있는데, 그건 학습 장애하고도 연관이 있다. 사실 마티 고모는 '독소 없는 삶'을 영위하고자 보통 신경을 쓰는 게 아니다. 고모는 도요타의 코롤라 자동차를 구입한 뒤, 운전에 앞서 6개월 동안 자동차 문을 열어둔 채 길거리에 주차해놓았다. 6개월 동안 자동차 시트의 유독 가스가 빠져나가게 하기 위한 조처였다.

마티 고모는 생식으로 점심을 한 뒤, 할아버지 댁도 '해독'을 시켜줘야 한다면서 일어섰다. 나는 고모와 작별 인사를 했다. 온갖 안 좋은 화학물질을 옮길 여지가 다분한 '포옹'으로…….

화학물질 속에서 더 잘 살아보기

형평을 기하기 위해, 이번에 나는 마티 고모의 '안티'에 해당되는 사람과 점심을 하기로 했다. 몇 주 전, 나는 토드 시바라는 남자를 알게 되었다. 서로를 아는 친구에게서 소개받았다. 토드는 미국 과학 및 건강 위원회ACSH라는 기관에서 일을 하고 있었다. ACSH는 회원들 눈에 화학물질에 대한 과도한 공포라고 판단되는 것들을 놓고 항쟁하는 '자유주의' 성향의 기관이다.

내가 이탈리아 레스토랑에 먼저 와서 자리 잡고 앉으니 토드가 들어섰다.

"안녕하세요? 오늘 기분은 어떠세요?"

토드가 의자를 끌어당기는 걸 보면서 내가 물었다.

나는 '좋습니다', 혹은 '아주 좋습니다' 정도에서 그다지 벗어나지 않는 대답을 기대했다. 그런데 내게 돌아온 건 아침에 있었던 언짢은 일에 대한 장장 3분에 걸친 속풀이였다. 내용인즉, 어떤 과학 저널에서 앞으로 담배 회사가 재정 지원을 하는 연구는 게재하지 않겠다고 입장을 표명했다는 것이었다. 토드는 그런 처사를 과학 발전을 저해하는 위험한 전례로 여겼다. 지난 50년간, 우리 인간의 수명을 끌어올리는 데 혁혁한 공을 세웠음에도 불구하고 빅 파마미국의 다국적 거대 제약회사가 부당한 모함을 받고 있다는 사실을 굳이 언급 안 하더라도…….

"저는 아인 랜드러시아 태생의 소설가, 철학자. 과학이든 예술이든 기업 활동이든 유능한 개인이 자신의 재능을 마음껏 발휘할 수 있도록 사회는 일체 규제나 간섭을 하면 안 된다고 주장했다가 발생 가능한 최악의 시나리오를 설명해주고 있다는 생각이 듭니다. 그런데 그게 현실로 되고 있지요. 저들은 기업들을 단속해 존재 자체를 힘들게 하고 있어요."

그가 물잔을 들어 올렸다.

"서서히 죽어가는 문명을 위하여!"

나는 머뭇거리다 그냥 잔을 들었다. 달리 뭘 해야 할지 몰라서…….

토드는 ACSH에서 7년째 일을 하고 있다고 했다. 그곳은 확실히 '기업 지향'의 단체인 것 같았다. 하지만 나는 그 기관을 기업 옹호 단체로만 못 박고 싶지는 않았다. '금연'에 대한 그 확고한 입장만 보아도 그렇다.

ACSH는 공중 건강을 위해 현실적 기준을 제공하고 싶을 뿐이라고 주장한다. 상상 속 위험이 아니라 현실 속의 진짜 문제에 집중하기 위해서 말이다. 흡연은 미국에서만 1년에 44만 명을 죽이고 있다. 세간에 알려진 그 어떤 독소보다 폐해가 크다. 그리고 ACSH에서는 모기 살충제인 DDT의 사용이 법으로 금지되어, 전 세계적으로 수백만 명에 달하는 사람들이 말라리아로 죽어간다는 사실을 논쟁적으로 다루고 있다. 그러므로 DDT(ACSH는 DDT가 인간에게 별 해가 없다고 주장한다)의 사용이 법으로 금지되어서는 안 된다는 입장을 적극 표명하고 있다.

"어떤 독소 때문에 병에 걸릴 가능성은 아주 낮습니다. 현실적인 위험은 없다고 봐야 합니다. 인체에 아주 나쁜 것도 적은 양으로는 해가 없을 수 있습니다."

토드가 말했다.

그렇다면 어째서 우리는 독소에 그렇게 집착하는가?

"원시시대 인류의 관점에서 비롯된 것일 수도 있습니다. 모든 걸 음식 아니면 독으로 나누는 입장이죠."

그 부분에서는 토드의 말에 공감이 갔다. 어떤 독소가 진짜 독소인지 가려내려는 건 제쳐두고, '비' 자연적 성분으로부터 '순수한' 것을 가려내고자 하는 우리의 노력은 가히 종교적이기까지 하다. 독소에 대한 우리의 과민반응은 성경 말씀대로 살아보면서 알게 된, '정결한' 음식만 먹어야 하는 유대교 율법을 생각나게 했다. 유기농만 먹는 사람들이 화학 성분을 보는 눈은 정통파 유대교 사람이 돼지고기를 보는 눈과 같다. 불결하고, 혐오스럽다.

"'자연'이라고 하면 무조건 좋다고 생각하는 잘못된 고정관념이 있습니다."

토드가 말했다. 하지만 비소와 독당근도 알고 보면 자연 식품이다. 비슷한 맥락에서, 자연 제품에는 일체의 화학성분이 들어 있지 않다는 오해도 존재한다. 사실은 그렇지 않다. 자연 식품에도 화학성분이 들어 있다. ACSH는 홈페이지에서, "사람이 먹는 화학물질은 그 99.99퍼센트가 자연적이다."라고 주장하고 있다. 또 어떤 재치 있는 블로거는 이런 글을 쓰기도 했다.

"레이첼 카슨미국의 해양생물학자로 과학 기술이 초래한 환경오염의 가공할 결과를 경고한 『침묵의 봄』을 썼다도 화학물질로 만들어졌다."

독소 없는 삶

마티 고모가 독소 없는 삶을 위해 해야 할 일과 해서는 안 되는 일을 정리해 보내주었다. 나는 일주일 동안, 고모의 조언대로 실천해보기로 결심했다. 첫째 날의 기록이다.

오전 9시 유기농 딸기, 유기농 산딸기(가격: 4.75달러)를 사러 홀푸즈에 갔다. 나는 마티 고모에게서 전화가 오면 휴대전화로는 받을 수가 없다. 고모가 휴대전화를 쓰면 뇌종양에 걸릴 수 있고, 정자 생성률이 낮아진다고 했기 때문이다. 하도 들어 좀 지겨워지려고 한다.

오전 10시 아침 목욕. 평소에 쓰던 보디 샴푸 대신 올리브 오일에 미네랄 소금을 섞어서 썼다(어떤 유기농 관련 웹 사이트에서 만드는 법을 퍼왔다). 어쩐 고대 로마 분위기가 난다. 샴푸 대신 베이킹 소다와 애플 사이다 식초를 섞어 썼다. 그걸 다 씻어내리면 2박 3일도 모자랄 것 같다. 그래도 내 머릿결이 엄청나게 부드러워졌고 지금은 아인슈타인처럼 중력을 거부하는 힘도 생겼다. 겨드랑이에 쓰는 방취제는 옥수수 녹말가루와 베이킹 소다를 쓴다. 좀 끈적거리는 게 흠이다.

오전 11시 나는 데카에 절어 있는 우리 집 소파에 유기농 면 커버를 덮어씌웠다.

정오 BPA환경호르몬 유해물질 사냥. 부엌에서 플라스틱 용기를 전부 끄집어내서 밑바닥에 세모로 표시된 재활용 코드를 찾았다. 그리고 그 전형적인 BPA 경고문을 읊었다. "4, 5, 1, 그리고 2번은 괜찮아요. 그 나머지는 모두 건강에 나빠요."

오후 1시 우리 집 소파를 왜 유기농 천으로 덮어씌워 놓았는지 아내에게 이유를 설명했다. 아내가 눈동자를 위아래로 굴리는 동안 나는 잠자코 기다렸다.

오후 2시 친구 로저를 만나 늦은 점심을 먹기로 했다. 로저가 이메일로 내 휴대전화 번호를 물었다. "요즘 나는 휴대전화를 안 갖고 다녀. 레스토랑으로 직접 전화해." 그러자 로저의 대답. "그럼, 전보로 보낼게." 잘났어, 정말.

오후 3시 거실에 쏟은 레드 와인을 식초와 베이킹 소다로 닦았다. 아내가 와인을 통째로 쏟은 것보다 더 안 좋은 냄새가 난다고 했다.

오후 4시 우리 집 애완 도마뱀인 브라우니의 물통에 BPA가 들었으면 어쩌나, 그리고 그게 브라우니의 호르몬을 교란시키면 어쩌나 걱정이 되었다. 우리 집 화분에 물 줄 때 쓰는 플라스틱 물 조리도 걱정이다. 그러다 이런 걱정이 전두엽의 바람직한 활용은 아닌 것 같다는 깨달음을 얻었다.

결론적으로, 나는 마티 고모처럼 독소 없는 삶을 살 수 없다. 세 아이의 아버지로서, 또 건강과 관련해서 해야 할 일이 태산 같은지라 육체적, 논리적으로 불가능한 일이다. 하지만 그렇다고 독소의 위험을 무심히 외면하고 싶지도 않다. 이 세상에는 독소와 관련된 불편한 진실이 너무 많다. 미국 암협회의 발표에 따르면, 매년 환경 독소로 인해 사망하는 사람이 3,000~4,000명에 달한다. 2010년, 한 대통령 선거 자문 위원이 그 숫자가 '실제보다 훨씬 낮을 수 있다'고 밝히기도 했다. 산업계의 생산 공정에서 사용되는 화학물질의 종류는 8만여 종이나 된다. 그중 단 200종만이 미국 환경 보호국EPA의 검사를 거쳤다. 과연 중용의 도는 무엇인가?

나는 언론인이자 대중 건강 운동가인 데이비드 유잉 덩컨에게 전화를 걸었다. 그는 우리 몸속에 존재하는 모든 종류의 독성물질을 조사한 뒤, 그 결과를 2009년에 『실험 인간Experimental Man』이라는 책으로 정리해 펴냈다.

그 모든 연구를 거친 뒤, 과연 그의 삶에는 어떤 변화가 생겼을까?

"독소란 '숙명'이라는 생각이 듭니다. 얼마나 많은 독소가 어느 정도나 위험한지 아무도 모릅니다. 그리고 설사 안다 해도 우리가 어찌해 볼 수 없는 경우가 많습니다. 피할 방법이 없지요. 사실상 지구상 어디를 가든 대표적인 화학물질들을 만납니다. 북극의 백곰부터 남극의 펭귄에 이르기까지, 정말 어디든 말입니다."

덩컨이 말했다.

그래도 몇 년 동안 그 문제를 연구했다면 예전에 비해 뭐든 달라진 게 있지 않을까?

"제 행동에 두 가지 변화가 생겼습니다."

첫째, 생선에 든 수은을 더욱 조심한다. 덩컨은 게, 새우 등 먹이 사슬에서 아래쪽에 속하는 생선만 먹는다. 참치, 청새치처럼 덩치 큰 포식자들에 비해 수은 흡수율이 상대적으로 적기 때문이다.

둘째, 절대로 플라스틱 통에 음식을 담아 전자레인지에 가열하지 않는다.

"하지만 저도 문제의 일부일 뿐, 해결책이 될 수는 없죠. 선생의 고모님처럼 신중을 기하는 사람들이 있어야 합니다. 그리고 또 새로운 화학물질을 추가되기 전에 우리가 더 많은 관심을 가져야 합니다.”

요는, ‘비용’과 ‘혜택’의 형평 문제다. 완벽한 안전을 위해 나는 휴대전화를 안 쓸 수 있다. 하지만 휴대전화가 없어서 받는 스트레스는? 그걸 견디다 못해 내가 조기 사망하는 사태가 벌어질지도 모른다. 독소와의 전쟁은 본인의 선택이 되어야 한다.

중간 평가: 열두 번째 달

체중 **72킬로그램**(왜 올랐을까?)

혈압 **100/69**

이번 달 헬스클럽에 간 횟수 **15회**

올해 들어 지금까지 마신 레드 와인 **87병**

이탈리아산 사르디니아 와인 **1병**(검붉은색에 항산화 성분이 풍부하며 사르디니아 섬 사람들의 장수 비결이라고 알려져 있다)

요즘 내 상태는? 나만 잘난 듯 독선에 빠졌다. 이런 기분이 들까 봐 걱정을 했더랬다. 나름대로 저항은 해보지만 쉽게 떨쳐지지가 않는다. 나는 건강 근본주의자가 되어가고 있다.

예전에 성경 말씀대로 살아볼 때 이와 비슷한 경험을 했다. 도전을 시작하고 몇 달 뒤, 나는 ‘나보다 믿음 깊은 사람 나와 봐’ 마음 상태가 되어 속세에 가득한 죄악들에 치를 떨고 다녔다. 주간지를 넘겨보다가 그 모든 갈망, 탐욕, 정욕 등이 혐오스러워 입을 삐죽거렸다.

그리고 또 지금은 ‘나보다 건강한 사람 나와 봐’ 상태가 되어 있다.

요즘 나는 다른 사람들을 비난하고 다니느라 정신이 없다. 나도 그게 불쾌감을 줄 뿐 아니라 건강에도 좋지 않을 거라 생각은 한다. 하지만 내 변호를 하자면, 내 주변에는 '건강의 신'에 대항하는 역도의 무리가 너무 많다.

요전 날, 길거리에서 과자 봉지를 뜯는 남자를 보았다. 그 남자는 과자를 손가락으로 집어들어 입으로 가져가는 과정이 너무 많은 노력을 요하는 일이라 판단한 게 분명했다. 그는 과자 봉지에 얼굴을 박고 그 자세 그대로 과자를 우적우적 씹어 먹기 시작했다. 여물통에 코를 박고 먹는 소처럼 말이다. 얼마가 지나고 숨을 쉬려고 고개를 들었을 때, 그 남자의 얼굴은 온통 오렌지색 과자 가루가 묻어 야광처럼 번쩍이고 있었다. 나는 눈을 돌릴 수밖에 없었다.

그 후, 나는 저수지 근처를 달리고 있었다. 관광객처럼 보이는 두 유럽인이 천천히 걸으면서, 조깅을 하는 산책길에다 담배 연기를 뿜어댔다. 나는 돌아서서 그 두 사람을 노려보았다.

때로는 내 독선적 마음이 겉으로 드러날 때가 있다. 오늘 아침, 줄리가 달디단 시리얼을 먹고 있었다.

"그 영양가 하나 없는 걸 먹고 있으니 어때?"

내가 물었다.

"말도 못하게 맛있어!"

줄리가 말했다. 그러더니 이렇게 덧붙였다.

"당신 말하는 게 꼭 마티 고모님 같아."

그녀의 말도 일리가 있다. 지난 번, 마티 고모가 우리 집에 왔을 때, 고모가 우유를 먹고 있는 재스퍼에게 이렇게 말했다.

"그건 아기들이 먹는 거야. 너 먹으라고 있는 게 아니야. 이건 송아지를 위한 거야. 그러니 아기 음식이지."

지금의 내 독선은 내 몸이 좋아졌다는 증거가 있어야만 정당화될 수 있을 것이다. 그렇지 않으면 액션 영화 스타보다 훌륭한 몸짱이 되거나…….

내 트레이너인 토니가 배우 맷 데이먼이 우리 헬스클럽에서 운동을 한다고 귀띔해주었다. 오호, 별 일이었다. 왜냐하면 여기가 그렇게 고급스러운 헬스클럽은 아니기 때문이다. 토니는 그가 일주일에 며칠, 이곳에 와 30분 동안 운동을 한다고 했다. 30분 정도 지나면 땀이 줄줄 흐르고 숨이 차서 더 하지도 못한다고 했다.

이 부분에서 짚고 넘어가야 할 중요한 사실! 맷 데이먼이 하는 운동의 강도가 나보다 약하다! 적어도 토니 말에 의하면 그렇다.

물론 토니가 내 기분을 좋게 해줄 요량으로 한 말일수도 있다. 아니면 맷 데이먼이 이번에 몸이 망가져야 하는 배역을 맡아 망가진 몸을 만들고 있는지도 모른다.

아무려면 어떠랴. 어쨌든 흥분되는 일이었다. 몇 년 전부터는 맷 데이먼을 숭배하고 있는 줄리에게 어서 빨리 이 소식을 전해주고 싶었다.

"어때? 부러워 죽겠지?"

제13장

치아

완벽한 미소를 위한 도전

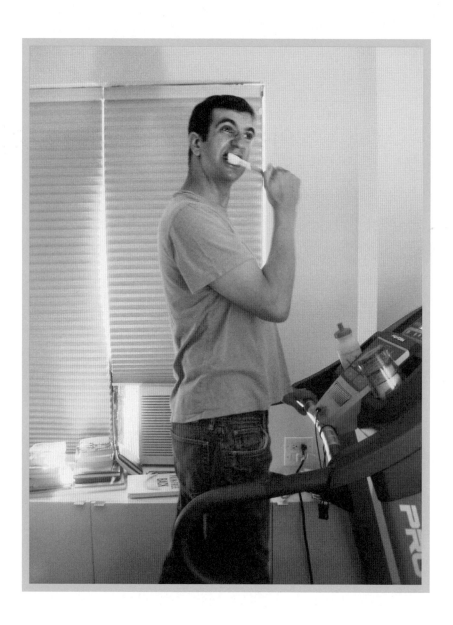

나는 몇 달 동안, 치아 문제를 다루는 걸 미루어왔다. 비율로 따진다면, 다섯 명 중 네 명이 치과 의사를 무서워한다. 나도 예외가 아니다. 한편으로는 치과 의사들이 안됐다는 생각도 든다. 그렇게 싫어하는 사람이 많고, 헬스 케어 세계에서 대구간유 취급을 받는데 뭐가 좋겠는가 말이다.

그래도 치과 의사가 무서운 마음이 더 크다. 하지만 언제까지 내 구강 위생을 외면하고 있을 수는 없는 일이었다. 안타깝게도 우리 치아와 잇몸이 심혈관계하고도 긴밀하게 연결되어 있기 때문이다. 에모리 대학교의 한 연구에 의하면, 치주염이나 치은염을 앓는 사람들은 심혈관계 질환에 걸릴 확률이 23퍼센트에서 46퍼센트 정도 높다. 입안에 기생하는 박테리아(치아 틈에 서식하는 종류만도 수천 가지)가 혈액 속으로 침투해 들어가 염증 및 동맥 경화를 유발할 수 있다.

건강한 치아는 건강한 심장과 직결된다. 이렇게 긴밀한 관계에 있다 보니 치실을 사용하면 수명이 6.4년이나 연장될 수 있다는 놀라운 통계가 가능한 것이다. 과학적으로 확고한 증거가 있는 건 아니지만…….

'덴탈 스파'라고 하는 곳에 가보았다. 인터넷을 찾아보니 덴탈 스파가 여러 군데 있었다. 나는 그중 한 곳을 체험해보기로 했다. 그곳에서 뭘 발견할 수 있을지 알 수는 없었지만, 어쨌든 '스파'라는 단어가 주는 첫 느낌은 편안했다. 치아 관리에 있어 뭔가 발전적인 형태일 것이라는 생각이 들었다.

그런데 알고 보니, '덴탈 스파'는 '치과'하고 엄청나게 다른 곳이었다. 일단, 치장에 신경을 좀 썼다. 환자 대기실에는 자주색, 흰색이 어우러진 크리스탈 장식품이 여러 개 놓여 있었다. 붉은색 불상도 있었다. 나는 10분 동안 공짜로 발 마사지를 받았다. 개중 제일 '스파' 분위기가 느껴지는 대목이었다. 내가 침대에 누워 입을 살짝 벌리고 있으니 치과 위생사가 내 볼 안쪽으로 솜을 구겨 넣었다. 그동안 한 대머리 남자가 내 발가락과 복숭아 뼈를 눌러주었다. 나쁘지 않았다.

그렇다고 그곳이 겁나는 이 치료가 이루어지는 치과라는 사실을 숨길 수는 없었다. 돼지에게 아로마 오일을 발라준들, 돼지는 돼지다.

하긴 나는 불평하면 안 되는지 모른다. 얼마 전, 『치과술의 고통스러운 역사*The Excruciating History of Dentistry*』라는 흥미롭고도 섬뜩한 책을 읽었기 때문이다. 혹시 현대 삶에 불만스러운 부분이 있다면 그 책을 꼭 읽어보기 바란다. 그 책에서 폭로하고 있는 끔찍한 이야기를 다 하기에는 공간이 부족해서 두 가지만 짚으려 한다. 과거, 치과 의사들은 자기 가랑이 사이에 환자의 머리를 끼우고 마취도 하지 않은 채, 커다란 스패너로 조이고 비틀어서 이를 뺐다. 뿐만 아니라, 고대 로마의 치과 의사들은 흔들리는 이를 교정하기 위해 턱에 개구리를 잡아매는 방법을 썼다. 거기에 비하면 덴탈 스파는 파라다이스다.

덴탈 스파에서도 때우기, 신경치료 등 일반적인 치과 치료를 한다. 하지만 내가 그곳에 간 목적은 구강 청소였다. 더불어 새로운 시술을 하나 받아볼 생각이었다. 아니, 사실은 나한테만 새롭겠지만……. 다름 아닌, '미백'이다. CNN에서 내 건강 도전기에 대한 사연을 내보냈다. 그 후, 나는 그 방송분에 대한 인터넷 댓글들을 읽어보았다. 혹시라도 내가 너무 마음 편하게, 너무 안이하게 생각하고 있는지도 몰라서였다. 댓글들은 대체로 우호적이었다. 하지만 그런 댓글은 그냥 넘겼다. 내가 기억하는 유일한 댓글.

"이 사람은 저 누런 이로 나한테 건강해질 수 있는 비결을 가르쳐주겠다는 거야?"

나는 내 이를 그저 '누렇다'고 표현하고 싶지 않다. 그보다는 버터, 오트밀, 칼라 릴리 꽃, 혹은 벤자민 무어 페인트 색상표에 들어 있는 색으로 표현되는 게 좋다. 하지만 그 댓글도 생각해볼 여지는 있었다. 그래서 미백을 해보기로 한 것이다.

대머리에 땅딸막한 치과 위생사가 미백제를 짜서 내 이에 바르고 입술에는 바셀린을 발랐다. 그러고는 내 입에 영화 〈한니발〉의 렉터를 연상시키는 마우스피스를 물렸다. 엄청나게 큰 파란색 고무 재질이었다. 그 후 UV 광선 방사 기계를 잡아당겨 내리더니 그걸 내 이에 바짝 갖다 댔다. 내 모습은 딱 소형 청소기에 뽀뽀하는 남자였다.

위생사는 UV 광선이 미백을 촉진시키고 치아에 윤기를 더해준다고 설명했다.

"그런데 이 유…… 브이 광…… 선이 이…… 험…… 하지는 안…… 나요?"

내가 묻자 그가 고개를 저었다.

"아뇨, 절대 그렇지 않습니다. 위험하지 않습니다."

위생사가 스위치를 내리자 청소기가 '웅' 하는 소리를 내기 시작했다. 45분 후, 나는 거울을 보았다. 내 이는 확실히 몇 단계가 밝아졌다. 내 입을 눈뭉치로 잘못 볼 정도는 아니어도 확실히 이전보다는 나아졌다.

집에 와서 나는 인터넷 검색으로 UV 광선을 이용한 치아 미백의 안전성을 조사해보았다. 예상대로 추천할 만한 건 못되었다. 한 학술지에서는 UV 광선 치료가 복사 에너지를 일광욕보다 네 배 더 많이 받는다고 밝혔다. 허영심은 역시 위험할 수 있다.

치실, 그리고 연습

덴탈 스파를 예약하기 몇 주 앞서, 나는 한 '전통적' 서양 치과 의사를 몇 번 찾아갔고, 미국 치과 협의회 대변인 중 한 사람과 인터뷰도 했다. 내 질문은 이것이었다. 어떻게 하면 세상에서 최고로 건강한 치아를 가질 수 있을까요? 그 질문에 세 가지 답을 얻었다. 그 셋 중 둘은 좀 실망스러웠다.

실망스러운 부분을 먼저 언급하려 한다. 바로 칫솔질과 치실이다.

우리는 결코 이들을 피할 수 없다.

이번 프로젝트를 시작하기 전까지 내 평생 치실을 써본 건 세 번 정도밖에 안 된다. 내가 보기에 그건 불필요한 데다 다분히 '과시용'이다. 나도 칫솔질은 한다. 그거면 충분하지 않나? 그런데 안타깝게도 아니란다. 앞에서도 언급한 바 있는, 그 수천여 종의 박테리아가 혈액 속으로 침투해 들어가기 전에 우리는 치아 틈새를 말끔히 청소해줄 필요가 있다.

나는 아내의 치실을 같이 쓰기 시작했다. 칫솔질 전에 매일 밤 그걸 써준다(칫솔질 '전'에 하는 게 더 낫다. 그래야 밖으로 빠져나온 박테리아를 칫솔로 걷어낼 수 있다). 그런데 혹시 치실 방법을 놓고도 논란이 있는 걸 알고 있는가? 어떤 전문가는 치아 틈새에 수평으로 치실을 놓고 천천히 앞뒤로 잡아당겨야 한다고 권한다. 치실을 위쪽으로 잡아당기면 손상이 올 수 있다. 나는 그래서 좋다는 대로 해보았다. 그걸 온전히 다 하려면 엄청난 시간이 걸릴 것 같았다. 그래서 나는 이전대로, 게으른 자들의 '위-아래' 방법으로 복귀했다.

그런데 치아 관리에 대해 내가 얼마나 빨리 오만해지는지. 한편으로는 놀랍기도 하고, 한편으로는 어이없는 일이 있었다. 주기적으로 치실을 쓰기 시작하고 '고작' 한 달 뒤, 나는 이제껏 단 한 번도 이 사이에 치실을 끼워본 적 없는 한 친구와 점심을 하게 되었다.

내가 그 친구를 한심한 듯 쳐다보았다. 그러고서 이렇게 말했다.

"도대체 어떻게 치실을 '안' 쓸 수가 있어?"

원래 '개종'을 한 사람들이 초기에 열정이 과한 법이다.

내 칫솔법도 바뀌었다. 나는 '부드러운 모' 칫솔을 새로 사서 2분 동안 칫솔질을 하기로 맹세했다. 2분! 결코 만만치 않는 시간이었다. 보통의 경우, 내가 칫솔질을 하는 데 드는 시간은 30초 정도다. 그에 비해 2분은 달라이 라마 정도의 인내심을 필요로 하는 시간이었다. 그리고 그 2분은 '변형 바스법'이라는 걸 활용하는 게 이상적이다.

"내가 한 수 가르쳐줄게."

어느 저녁, 욕실 거울 앞에서 내가 아내에게 말했다

"그렇게 연필 자국 지우듯 위아래로 칫솔질을 하면 안 돼. 칫솔을 잇몸에 45도 각도로 대고 시작해서 누르면서 내려와야 돼. 그리고 나서 칫솔을 다시 위쪽 잇몸으로 들어 올리고 내려가는 거지."

아내가 잠자코 듣고 있더니 시도해보았다.

"흠, 도움이 되는 것 같아."

"거봐. 내 말대로 하면 된다니까."

"그런데 당신이 40년 동안이나 뭔가를 잘못해왔다는 걸 알고 나니 기분이 이상한데?"

아내가 무슨 말을 하는지 알 것 같았다. 이번 건강 프로젝트를 시작하기 전만 해도, 나는 내가 매일 하는 일상 행위들을 '잘못'하고 있는 줄 몰랐다. 씹기, 화장실에서 볼일 보기, 칫솔질하기 등……. 그럼 하품은 제대로 하고 있을까? 코풀기는? 아무래도 고등학교 과정에 '진짜 기초 생활 기술 101'이라는 교과목이 채택되어야 하는 것은 아닌지 모르겠다.

이제는 세 번째, 앞서 두 가지 치아 관리법보다 훨씬 즐거운 '껌 씹기'다.

식사 후 무설탕 껌을 씹으면 충치를 예방할 수 있다고 주장하는 연구 결과들이 꽤 있다. 감미료로 자일리톨이 들어 있는 경우에 더욱 그렇다. 박테리아가 자일리톨을 분해하지 못하기 때문이다. 북유럽 국가들은 이 방면에서 우리보다 엄청나게 앞서 있다. 핀란드에서는 학교에서 자일리톨 껌을 씹으라고 권장한다. 자일리톨이 어린아이들의 중이염을 예방해준다는 증거들도 있다.

나는 껌을 씹으면 두 가지 상반된 감정을 느낀다. 무의식적으로는 내가 뭔가 잘못하고 있는 것 같다. 오랫동안 우리 부모님이 껌 씹기에 반대 입장을 표명해왔기 때문이다. 하지만 의식적으로는? 내가 옳은 일을 하고 있다는 생각이 들었다.

중간 평가: 열세 번째 달

체중 **71.5킬로그램**

글 쓰면서 러닝머신을 걸은 거리 **1,300킬로미터**

〈닥터 오즈 쇼〉를 본 총 시청 시간 **156시간**

'죽음'에 가까워진 햇수 **1년**(내 생일이 지났음)

브런치 때 내 아들 접시에서 고구마튀김을 뺏어 먹은 횟수 **36회**

나는 '할 일 목록'을 꾸준히 실천하고 있다. 혹시 그 목록이 엄청나게 길다는 말을 했던가? 이번 달에는 그중에서도 '큰 것' 하나를 해결할 수 있었다. 종교 의식에 참여했다! 살짝 논란의 여지는 있으나 그 또한 건강에 좋다고 알려져 있다.

우리가 등록한 시너고그유대교 사원에서 푸림제가 열려 가족과 함께

갔다. 아는지 모르겠지만, 푸림제는 유대인들을 간악한 왕 아하수에로로부터 구출해낸 에스더 여왕을 추모하는 날이다. 그런데 세월이 흐르면서 그날이 유대인 할로윈 비슷하게 성격이 바뀌어버렸다. 코스튬을 입고 설탕이 질질 흐르는 음식을 먹는다.

코스튬 성격은 그나마 '유대교'와 연관이 있는 걸로 권장한다. 우리 아이들은 슈퍼맨, 배트맨, 플래시맨 코스튬을 입고 갔다.

나는 슈퍼맨이 유대교와 관계있다고 우기며 내 자신을 위로했다. 유대인들처럼 슈퍼맨도 다른 나라에서 건너와 개명을 했으니까 말이다. 어찌됐든 우리는 사원으로 출발했다.

"자, 출발! 슈퍼 영웅님들! 운동화를 신어요!"

아내가 말했다.

여기서 잠깐, 푸림제 의식이 내 건강을 위해 좋을 수도 있다(단순 탄수화물이 그득한 하만타셴양귀비 씨, 과일을 넣어 만든 삼각형 과자만 먹지 않는다면)는 말을 해야겠다.

스탠퍼드 대학교 생물학 교수인 로버트 새폴스키는 『스트레스』에서 종교가 건강에 좋은 이유를 몇 가지 제시하고 있다.

• 사람들 사이에 끈끈한 유대감을 제공해준다.
• 삶에 대한 목적의식을 제공한다. 삶에서 겪는 일들에 '이유'가 있다고 믿게 된다(스트레스를 덜 받는 세계관). 자녀가 아프면 그걸 감당할 수 있기에 신이 이런 '도전'을 주었다고 생각한다.

그런 한편, 성경을 한아름 사러 뛰어나가려는 당신의 발목을 붙잡을 만한 근거도 그 못지않게 많다. 새폴스키도 지적하고 있지만, 건강에 대한 종교의 영향을 연구하는 데는 오류가 있을 수 있다. 수없이 많은 복잡한 변수가 개입될 수 있기 때문이다. 그중 하나. 종교를 가진 사람들은 원래 흡연이나 음주를 자제할 가능성이 크다. 또, "종교는 스트레스 요인을 효과적으로 줄여줄 수 있다. 하지만 종교 자체가 스트레스 요인을 제공할 수도 있다."

자위행위를 하면 지옥으로 떨어진다고 믿을 경우, 스트레스 호르몬인 코티졸 분비가 높아질 수 있다.

어쨌든 종교와 건강 사이에는 최소한 어느 정도의 연관 고리는 있는 것 같다. 하지만 우리가 시너고그에 가는 것은 비단 그 때문만은 아니다. 아내와 나는 성경 말씀대로 살아보았던 그해 이후로 시너고그에 열심히 다니고 있다. 아이들에게 우리의 '뿌리'를 느끼게 해주고 싶어서다. 혹시 아이들이 자라서 무시하고 살자고 스스로 결정할지언정……

하지만 안타깝게도 나는 삶의 모든 일에 신성한 이유가 있다고 믿어서 스트레스를 줄이는 혜택은 누리지 못할 것 같다. 나는 불가지론자다. 좀 더 정확히 말하자면, 성경 말씀대로 살아본 이후로 나는 종교 의식 숭배에만 불가지론을 따른다. 목사 친구는 그런 나를 두고 '경건한 불가지론자'라고 부른다. 신이 있건 없건, 나도 내 삶에 어떤 신성한 힘이 존재한다는 것은 느낀다. 추수감사절 때 하는 기도는 신성할 수 있다. 가족과 함께하는 시간은 신성할 수 있다. 슈퍼맨으로 차려입는 것? 단연코 신성할 수 있다.

안식일 역시 신성할 수 있다. 나는 지금도 안식일을 지키려 애쓰고 있다. 하지만 안식일에 엘리베이터 버튼도 누르지 않는 정통파 유대교처럼 지키지는 못한다. 그저 이메일에 답장을 쓴다거나, 페이스북에 새 글을 쓰지 않으려 애쓰고, 될 수 있는 한 가족과 시간을 보내려한다.

올해는 안식일에 운동을 해야 하는지, 안 해야 하는지를 놓고 고민했다. 왜냐하면 내게는 '운동'이 곧 '일'이기 때문이다. 우리 아이들이 레이저 스쿠터를 타고 도로변을 미끄러져 내려갈 때 그 뒤를 쫓아가는 것은? 그건 괜찮다. 헬스클럽에 가는 것은? 그건 피하려 하고 있다.

안식일이 실제로 스트레스를 줄이는 데 도움을 주는지 그에 대한 적극적인 연구는 별로 없다. 하지만 금요일 밤이 되면 내 마음이 어쩐지 편안해진다. '드디어 여름방학이다!' 하던 마음과 비슷한 안도감이랄까?

푸림절 날, 우리는 시너고그에 도착해 계단을 내려갔다. 십수 명의 스파이더맨, 공주님들, 그리고 두 명의 스쿠비 두가 시너고그 지하를 뛰어다니고 있었다. 아이들은 개구리 인형을 쳐서 구멍으로 집어넣는 카니발 게임을 하고 있었다. 중학생 자원봉사자가 제인의 얼굴에 '스마일'을 그려주었다. 그런데 나중에 치약을 쏟고 울음을 터뜨리는 바람에 '스마일'이 눈물과 뒤범벅이 되어버렸다. 그런데 아이러니하게도 네 살짜리 꼬마조차 그걸 '즐거운' 일로 받아들였다. 그 커뮤니티의 일원이 되어본 건 전반적으로 바람직한 경험이었다. 내 코티졸 분비 수준이 주춤했던.

제14장

발

제대로 달리기 위한 도전

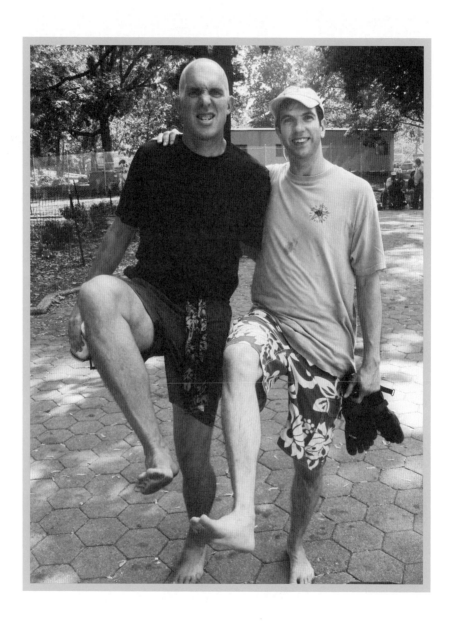

나는 60대 노인들 틈에 섞여 있었다. 서로의 어깨에 손을 얹고. 우리는 할렘에 있는 한 공원을 뱀처럼 지나고 있었다.

이 '인간 사슬'을 만들고 있는 사람들의 절반은 신발을 신지 않았다. 그중 또 많은 발에는 빨강, 노랑, 검정 바이브램 파이브핑거스_{무좀 신발의 대표 브랜드}가 끼워져 있었다. 발가락에 끼우는 이 장갑 같은 신발을 우리 아이들은 '원숭이 신발'이라고 부른다. 나머지는 또 나름의 신발로 멋을 부렸다. 남자 대학생 둘은 가죽끈에 고무로 된, 밑창이 납작한 신발을 신었는데 검투사처럼 그 끈이 종아리를 휘감고 있었다.

그곳은 뉴욕의 '베어풋 런Barefoot Run: '맨발로 달리다'라는 뜻' 모임의 창단 1주년 행사가 열리는 장소였다. 모임을 이끄는 사람은 '신발 없는' 조깅의 '교주'이자 『본 투 런』의 저자인 크리스토스퍼 맥두걸이었다.

우리는 곧 맨해튼으로 '진군'할 참이었다. 그에 앞서 공원을 돌면서 준비운동을 했다. 행사 주최자들은 우리가 시내로 향하기 전, 맨발 달리기의 흥을 돋우기 위해 아프리카 드럼을 칠 남자 둘을 고용했다. 하지만 그 자리에 모인 '주자'들은 사실 그게 필요 없었다. 그들은 이미 전격 '개종된' 사람들이었다.

오고 가는 대화는 그 사람들이 '빛'을 보았던 때를 중심으로 이루어졌다. 신발 산업에 불현듯 혐오감을 느끼던 그 순간, 그래서 푹신한 밑창과 과도한 끈으로 조여진 신발을 벗어던지던 그 순간 말이다.

"욕이 절로 나오더라고요. 그래서 신발을 벗어던졌어요!"

빨간색 반바지를 입은 여자가 소리쳤다. 그들은 발바닥 사마귀와 발의 통증으로부터 벗어나 얻은 자유에 대해 이야기를 나누었다.

이번 달, 나는 내 발에 집중하고 있다. 발은 건강 면에서 볼 때 아주 중요하나, 반면 쉽게 폄하되는 신체 부위이다. 1년을 기준으로, 약 900만 명의 미국인이 발 질환을 앓고 있다. 내 발은 내가 나이 들면서 더 많은 문제가 생길 수 있다. 우리 발은 매일 매질을 당한다. 아무리 게으른 미국인이라 해도, 그 평생 걷는 거리는 지구를 한 바퀴 도는 것과 맞먹는다.

그때 맥두걸이 내 눈에 들어와 나는 그에게 내 소개를 했다. 맥두걸은 상냥하고 친절한 사람이었다. 그의 표현에 의하면 자신의 '틈새' 책이 놀랍게도 100만 권이나 팔리는 바람에 이 운동을 시작했다고 한다. 2009년에 출간된 그 책의 아이디어는 단순했다. 우리 인간의 발은 그 진화 방향이 맨발로 달리는 것이다. 우리 조상들은 몇천 년 동안을 맨발로 달렸다. 그러다 어느 순간, 발이 '신발'이라는 감옥을 만났다. 1970년대 푹신한 밑창에 목숨을 건 나이키가 모든 걸 망쳐버렸다. 이 세상 운동화들은 한결같이 우리 발을 상하지 않게 한다고 약속하지만 사실 그들은 우리의 발을 상하게 만들었다. 그들이 만든 신발은 우리 발뒤꿈치를 땅에 세게 닿게 해, 무릎과 정강이에 무리를 가하고 있다. 맥두걸이 생각하는 이상적인 주자는 멕시코의 코퍼 캐니언에 사는 타라후마라 부족이다. 그 부족은 발에 고무로 된 끈을 동여매고 다닌다.

나는 몇 달 전, 바이브램 신발을 샀다. 집에 와서 신어보았더니, 아내와 아이들이 내 발 모양을 보고 배꼽을 쥐고 웃었다.

나는 바이브램을 신고 몇 번 달려보았다. 아직은 운동화보다 딱 꼬집어 뭐가 낫다고 단정할 수 없다. 하지만 바이브램에는 나름의 장점이 있다. 고무 밑창이 아주 얇다. 그래서 뉴욕 시내를 맨발로 달리는 것 같은 느낌을 받을 수 있다. 달리는 길의 윤곽을 발가락으로 감지할 수 있다. 자유롭고, 재미있고, 살짝 짜릿하기도 하다. 맨발! 뉴욕을! 다행히 아직까지는 녹슨 못이나 물집 같은 경험은 없다.

나는 그날 달리기에 바이브램을 신고 갔다. 나도 맥두걸처럼 맨발로 '완전무장'을 하고 싶었지만 세균 공포증 때문에 맨발 뒤꿈치가 길바닥에 닿을 생각을 하면 겁이 났다. 그래서 바이브램을 신기로 했다.

맥두걸이 우리를 불러 모으더니 맨발 달리기의 기초 테크닉을 가르쳐주었다. 발 앞쪽으로 가볍게 땅을 밟고, 뒤꿈치는 아주 살짝 바닥에 닿게 해야 한다.

보폭은 짧게. 밑창이 푹신한 운동화를 신으면 보폭이 길어진다. 뒤꿈치가 땅에 세게 닿아도 아프지 않기 때문이다. 하지만 인간은 원래 그런 식으로 달리게 만들어지지 않았다. 또 발로 땅을 세게 차지 않고 다리를 가능한 한 높이 들어 올리면서 달려야 한다.

"허벅지 위쪽에 팬케이크를 올려두고 있다고 생각해보세요. 무릎을 최대한 들어 올려 그걸 튕기는 겁니다."

맥두걸의 설명이었다.

그리고 무엇보다 중요한 건 달릴 때의 '즐거움'이라고 했다.

드디어 출발! 우리는 즐비한 가게들과 노점상들을 지나 125번가 서쪽으로 달렸다. 상상 속의 팬케이크를 튕기면서 달리는 '이상한' 행렬은 지나가는 사람들의 시선을 끌지 않을 수 없었다.

"신발 좀 신어요!"

"계집애들처럼 떼 지어 달리지 말아요(발가락 끝으로 달리다 보니 사뿐거리게 된다)!"

"백인들이 할렘을 먹으려 든다!"

우리는 공원으로 들어가 야트막한 언덕을 넘어 저수지 쪽을 향해 달렸다. 내가 맥두걸을 따라잡았다. 우리는 서로 어깨를 두드렸다.

"이걸 보세요."

맥두걸이 멈추더니 내게 자신의 발바닥을 보여주었다. 발바닥이 까마귀발처럼 새카맸다.

"왜요? 뭐라도 밟을까 봐 걱정되세요?"

내가 핀잔을 주듯 물었다.

"그런 건 신경 안 써요. 저는 펜실베이니아 시골에서 살아요. 다니다 보면 발에 걸리는 게 얼마나 많은데요. 말똥을 비롯해 없는 게 없어요. 뾰족한 걸 피하는 법만 배우면 돼요."

나는 맥두걸에게 내 달리기를 평가해달라고 부탁했다.

"친구, 뒤꿈치가 너무 무거워요!"

내가 발 뒤쪽으로 땅을 너무 세게 밟는다는 말이었다. 나는 좀 더 앞으로 몸을 기울여보았다.

"한결 낫네요."

맥두걸이 말했다. 나는 맥두걸에게 헬스클럽 러닝머신 위에서 가끔 달린다는 이야기를 했다. 맥두걸이 별로 마음에 들어 하지 않을 것 같았지만……. 그리고 그 느낌은 적중했다.

"러닝머신에서 달리고 싶어하는 것 같아 보여요. 그러니 자꾸 보폭이 커지잖아요. 꼭 러닝머신에서 뛰어야 한다면, 저는 러닝머신 앞쪽으로 바짝 붙어서 뛰라고 말씀드리고 싶네요. 엉덩이가 러닝머신 바에 바짝 붙도록 말이죠. 너무 에로틱하지는 않게, 하지만 그 비슷한 분위기로 달리세요."

그러더니 맥두걸은 '그걸' 하듯 엉덩이를 앞뒤로 흔들어 보였다.

"좀 야해 보일지도 모릅니다. 그래도 보폭을 줄이는 데 도움이 될 겁니다."

맥두걸은 다른 주자를 도와주기 위해 다른 쪽으로 뛰어갔다. 몇 분 뒤, 우리는 센트럴파크로 통하는 길로 접어들었다. 무리 지어 달리고 있던 우리 앞으로 다부진 몸집의 한 남자가 조깅을 하면서 달려왔다.

그는 태반이 맨발인 사람들의 달리기 행렬을 피하느라 방향을 조정하면서 얼굴을 찡그렸다.

"뭣들 하는 거요?"

그가 우리를 스쳐 지나며 소리쳤다.

"저 사람, 화난 것 같은데요?"

내가 말했다.

"자기만 신발을 신고 있어서 그런 거 아닐까요?"

맨발의 한 여성이 말한다. 우리는 같이 웃었다.

"신발이 너무 끼어서 저 사람에게 나쁜 에너지를 주나 봐요."

또 다른 주자가 큰 소리로 말했다.

나는 그들과 한편인 게 좋았다. 신발 없는 마피아단. 저 불쌍한 발들은 운동화 감옥에 갇혀 있고……. 하지만 맥두걸이 말했던 달리기가 주는 순수한 기쁨은? 나는 그걸 느끼지는 못했다.

이름마저 적절한 발 의사

그로부터 몇 주 뒤, 나는 크리스타 아처Krista Archer: 이름 중의 'arch'는 영어로 '발바닥'이라는 의미 박사의 병원을 찾아갔다. 어깨까지 내려오는 금발의 아처 박사는 뉴욕에서 유명한 발 전문 의사다. 가끔 아침 방송에도 나와서 하이힐의 피해를 최소화할 수 있는 방법에 대해 알려주곤 한다.

나는 어떻게 하면 이 세상에서 최고로 건강한 발을 가질 수 있는지, 그 조언을 듣기 위해 그녀를 찾아왔다. 물론 그녀와 '맨발 토론' 한판을 벌여보고 싶은 마음도 있었다.

운동할 때는 신발을 안 신어야 하나요?

"저는 찬성하지 않습니다."

아처 박사가 말했다.

그녀의 설명인즉 이러했다. 당신의 발에 아무 문제가 없다면, 당신 발이 생명공학적으로 완벽함의 전형이라면 신발을 안 신어도 괜찮다.

하지만 발이 안쪽, 혹은 바깥쪽으로 너무 많이 휘었다든지, 조금이라도 이상이 있다면 운동화를 신어야 한다.

"달리기를 하면 발에 심한 무리가 옵니다. 발 앞쪽으로 자기 몸무게의 세 배 정도의 무게감이 실리죠."

하지만 사람의 발은 원래 맨발로 달리도록 고안되지 않았나요?

"그렇다고 해서 맨발이 이상적이라는 의미는 아닙니다. 만일 선생이 근시라도 안경을 쓰지 말아야 할까요? 안경이 자연적이지 않다는 이유로 말입니다."

그러면서 아처 박사는 운동화 안에 끼우는 보호 깔창을 사라고 조언했다. 맥두걸이 말한 대로, 내가 뒤꿈치로 땅을 너무 세게 친다고 했다.

이즈음에서 꼭 할 말이 있다. 다른 의사들하고도 이야기를 나눠보고, 관련 자료들을 독파한 지금 나는 자신 있게 말할 수 있다. 맨발 운동에 대한 판단은 아직 미지수다. 맨발 운동을 한낱 별난 유행으로 폄하해서는 안 된다. 나름 논리적인 근거가 있다. 하지만 그렇다고 모든 사람이 맨발 운동에 동참해야 한다는 말은 아니다. '약'은 개인적 특성이 아주 강하다. 발도 예외가 아니다. 맨발 달리기는 시도해볼 만한 정도다. 요즘 나는 달리기를 할 때 4분의 1 정도는 신발을 신지 않는다.

나는 검사를 위해 신발과 양말을 벗었다.

아처 박사가 두꺼운 굳은살이 박인 내 뒤꿈치를 살펴보았다. 10센트짜리, 아니 5센트짜리 동전이 족히 들어갈 정도로 심하게 갈라져 있었다.

아처 박사의 진단은……"에구머니나!"

나는 매일 실천해야 하는 그 엄청난 '할 일 목록'에 또 다른 과제 하나를 추가해야 했다. 샤워하면서 뒤꿈치 각질 벗겨내기. 나는 아처 박사에게 일주일 전에 내 발을 봤으면 좋았을 거라며 아쉬워했다. 얼마 전, 아내가 건강 프로젝트의 일환으로 페디큐어를 받자며 데리고 갔다. 내 평생 처음이었다. 거기서 여자 기술자가 5분 동안 내 발뒤꿈치를 다듬었다.

"페디큐어가 마음에 드시나요?"

"별론데요."

기술자의 질문에 내가 답했다. 내 발 아래 무릎 꿇은 여자라……. 내가 어느 영국 식민지의 총독이라도 된 것 같은 느낌이었다.

"페디큐어는 조심해야 합니다."

아처 박사가 말했다. 그녀는 페디큐어가 야기할 수 있는 섬뜩한 문제들을 읊었다. 아처 박사의 말에 의하면 페디큐어를 받는 행위는 발을 세균의 늪에 담그는 것과 같다고 했다. 발 씻는 기계의 물 분출구에는 앞서 사용한 사람의 피부 각질이 잔뜩 끼어 있다면서…….

"사람들은 페디큐어를 받다가 늘 곰팡이를 옮아오죠."

아처 박사가 말했다. 그녀는 혹시 다시 페디큐어를 받으러 가면 본인 전용 손톱 다듬는 줄, 손톱깎이, 버퍼면도칼 등을 가는 가죽 띠를 가져가라고 충고했다. 아처 박사는 내게 곰팡이 퇴치법을 하나 알려주었다. 페디큐어를 받기 전후로 티트리 오일 성분의 약을 발가락에 바르면 된다.

"그리고 페디큐어를 받을 때 절대로 발톱 큐티클을 깎게 하면 안 됩니다. 큐티클은 박테리아에 대항해 우리 몸을 지켜주는 방어벽입니다."

아처 박사의 말에 나는 내 발톱 큐티클을 못 건드리게 할 테니 걱정 말라고 안심시켰다.

중간 평가: 열네 번째 달

체중 **71킬로그램**

뇌 건강을 위해 배운 새로운 단어 수 **301개**

(오늘의 단어: 청색증cyanosis. 피부가 퍼렇게 변한 상태)

건강 프로젝트를 시작한 이후로 먹은 퀴노아의 양 **20킬로그램**

스쾃 머신에서 리프팅을 한 무게(15회 반복) **163킬로그램**

지금 나는 이 부분을 코딱지만 한 임대 지하 사무실에서 쓰고 있다. 제대로 일을 하기 위해 나는 사랑스럽기 그지없지만 세상 거칠 것 없는 우리 아이들로부터 피난처가 필요했다.

이곳은 족쇄만 없을 뿐 침침하고, 축축하고, 좁아터진 지하 감옥 같다. 위쪽 공기는? 시베리아가 따로 없다. 때때로 점퍼를 입고 손가락 끝이 뚫린 장갑을 끼워줘야 한다.

그런데 나는 그래서 좋다. 추우면 열량이 더 많이 소모되기 때문이다. UCL의 한 교수가 2009년 「비만 리뷰」에 기고한 글에 의하면, 오늘날 비만 팽배 현상은 부분적으로 온도조절기의 온도를 높이는 경향 때문이라고 한다. 미국인의 침실 온도는 1987년 19℃였던 것이 2005년에는 20℃로 올라갔다. 바깥 온도가 차가우면 우리 몸은 신체 온도를 유지하기 위해 더 많은 연료를 태워야 한다. 또, 추위는 흰색 지방보다 태우기 수월한 '갈색 지방'이라고 하는 물질을 활성화시키기도 한다.

티모시 페리스의 책 『포 아워 바디』에서는 체중을 줄이는 방법으로 '추위 테라피'를 추천하고 있다. 목 뒤에다 얼음 팩을 대고 있으면 살 빼는 데 도움이 된다고. 박력 넘치는 남자라면 10분 동안 얼음 목욕을 해도 좋다. 이 지하 감옥에 러닝머신 책상이 없는 게 마음에 안 들었지만, 그래도 벌벌 떨고 있으니 위로가 된다.

그런데 북극처럼 추운데도 요행히 감기에 안 걸렸다. 하긴, 벤자민 프랭클린이 추위가 감기의 원인이 아니라고 이미 200년도 더 전에 말하지 않았던가.

하지만 나 빼고 다른 가족들은 모두 감기에 걸렸다. 전부 재채기 연발에 숨 막혀 한다. 네티 포트가 필요 없는 사람은 나뿐이다.

숨 가쁘게 기침을 해대는 사람들에 둘러싸여 있으니 하나도 재미없다. 엄청나게 불편하다. 그건 그렇고, 내 마음 한 구석에서 느껴지는 이 흐뭇함은?

그동안 땀 흘리고, '옳은' 것만 먹고, 스트레스를 덜 받으려 노력한 것이 효과를 보고 있는 것 같다. 혹시 '건강하다'는 게 바로 이 느낌? 지나치게 마음 좋던 내 면역 체계가 드디어 좀 깐깐해져야겠다고 결심한 것 같다. 역사적인 순간이다.

제15장

폐

더 잘 숨쉬기 위한 도전

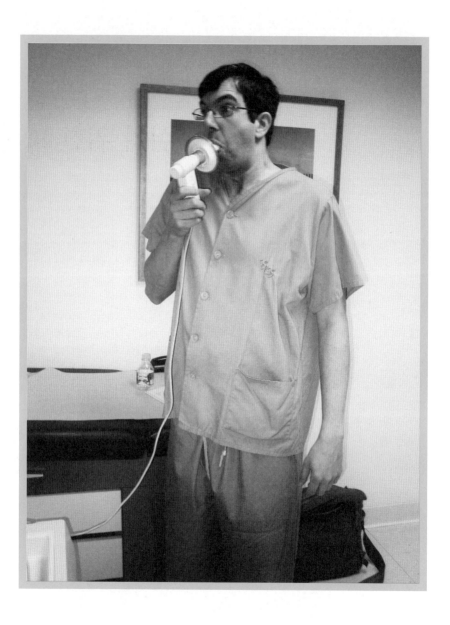

토요일, 우리 부부는 아이들을 데리고 사우스 스트리트 항구 박물관에서 하는 '보디즈Bodies' 전시회에 갔다. 이 유명한 박물관 쇼는 사람의 몸을 다양한 형태로 전시해두고 있다. 어떤 건 햄처럼 잘려 있고, 어떤 건 피부가 벗겨진 채 축구공을 던지거나 교향악을 지휘하는 등 멋들어진 자세로 냉동되어 있기도 했다.

전시회는 내가 상상했던 것보다 훨씬 생생했다. 우리 집 네 살 쌍둥이들에게는 좀 부담일 것 같았다. 아니, 나도 살짝 부담스러웠다. 유리 케이스에 6개월 정도 된 어린아이의 것처럼 보이는 작은 골반 뼈가 들어 있었다.

내 옆에서 구경하던 한 여성이 그 유리 케이스를 들여다보다가 호들갑스럽게 말했다.

"아유! 귀엽기도 하지."

나는? 하나도 안 귀여웠다. 마음만 짠했다. 그걸 보고 있자니, 만화 역사상 제일 이상한 만화, 〈꼬마 유령 캐스퍼〉가 떠올랐다. 그 만화를 만든 사람들은 끔찍한 창작 배경을 용케도 잘 숨겨왔다. 혹시 당신은 이 쾌활한 유령 아기를 만들어내기 위해 한 아이가 죽어야만 했다는 사실을 망각하고 있지는 않는지?

다행히 우리 아이들은 그리 마음 불편해하는 것 같지 않았다. 아이들은 버린 담뱃갑이 가득 찬, 허리 높이의 대형 플라스틱 통에 제일 관심을 보였다. 아이들은 그 통의 색깔과 디자인을 마음에 들어 했다.

그 옆에는 경고문이 붙어 있었다. "담배 한 갑을 피울 때마다, 당신의 수명은 3시간 40분이 줄어든다." 지나가는 사람들에게 담뱃갑을 구멍 안으로 집어넣고 그 시간을 되찾으라고 권하고 있었다.

"사람들은 왜 담배를 피워요?"

다음 방으로 걸어가는데 큰아들이 물었다.

"흠. 제인이 공갈 젖꼭지를 얼마나 좋아했는지 기억하니?"

줄리가 되물었다.

"어른들하고 담배의 관계도 그것과 똑같아. 기분이 좋거든. 입으로 뭘 할 수 있잖아. 담배를 피우면 그래서 마음이 편해지지."

아니, 뭐라고? 왜? 담배를 피우면 록키 마운틴 공기를 들이마시는 것처럼 속이 뻥 뚫리고 개운해진다는 말도 하시지 그래? 내가 줄리를 노려보았다.

"그렇게 좋은 말만 해줄 필요 있어?"

"그러게. 하다 보니 말이 제대로 안 나왔네."

자기만큼이나 담배를 혐오하는 사람을 옆에 두고, 줄리는 제대로 설명하는 법을 알고 있어야 했다. 최소한 우리 아들들의 스파이더맨

책가방에서 담배가 나온다면 그 책임을 물어야 할 사람은 이제 분명해졌다.

이번 달, 나는 내 폐에 집중하고 있다. 약 2,500킬로미터에 달하는 공기 경로와 5억 개의 미세한 기낭을 가진 그 5킬로그램의 장기가 없다면, 나는 지금 다른 신체 부위에 대해 걱정하고 앉아 있을 수 없다.

나는 흡연에 대해 아주 많은 자료를 읽었다. 그러다 차라리 내가 담배를 피웠더라면 좋았을 걸 하는 생각이 들었다. 그랬다면 건강 프로젝트를 위해 금연을 해보고 극적인 결과를 얻어낼 수 있었을 텐데 말이다. 나는 열다섯 살에 담배 한 개비 피워본 게 전부다. 그걸 피우고 속이 울렁거려 10분 동안 길거리 쓰레기통을 부여잡고 있어야 했다.

그 흡연 경험은 단기적으로는 나를 아프게 했다. 그런데 장기적으로는 나를 아픈 데서 구해주었다. 담배는 1년에 44만 명의 미국인을 죽이는, '예방 가능한' 사망의 주요 원인으로 군림하고 있다. 그런데 안타까운 사실이 하나 있다. 그렇게 해롭지만 않다면 담배는 작금의 비만 만연 현상을 막아줄 수 있을지도 모른다. 니코틴은 과학적으로 입증된 몇 안 되는 식욕 억제제 중 하나다. 연구 결과들을 보더라도 흡연가가 비흡연가에 비해 전반적으로 날씬하다. 그래서 지난 세월 동안 담배 산업은 '체중 감소' 측면을 이용하려고 기를 써왔다. 여성들을 겨냥해 출시되었던 '버지니아 슬림'이라는 담배 브랜드를 생각해보라.

하지만 흡연은 날씬해진다는 혜택보다 비용이 훨씬 크다. 샤워 커튼 봉에 목을 매달면 등 근육이 쫙 펴지는 혜택은 있지만 '질식'이라는 더 큰 비용을 치러야 하듯이 말이다.

알고 보니, 나는 평생 숨쉬기를 '잘못' 해왔다. 내 계산에 따르면, 나는 220,753,000번이나 잘못된 방식으로 숨을 쉬었다.

'폐'에 대해 많은 생각을 하는 사람들에 의하면, 내 문제는 두 가지로 압축된다. 나는 숨을 너무 얕게 쉰다. 그리고 입으로 숨을 쉰다.

문제를 한 번에 하나씩 짚어가 보도록 하자.

나는 이제껏 늘 입으로 숨을 쉬었다. 내가 인터뷰를 녹음한 테이프를 들어보면 〈스타워즈〉의 다스 베이더가 바로 옆에서 팔굽혀펴기를 하고 있는 것 같다. 올해, 나는 입으로 숨 쉬는 호흡법이 건강에 좋다는 사실을 밝혀내 그 혜택을 만천하에 공표하고 내가 구강 호흡 운동의 기수가 되기를 바랐다.

그런데 불행히도 그럴 수 없게 되었다. 공기를 조절하는 건 입이 아니라 코다. 우리 코가 공기를 덥히고, 축축하게 하고, 해로운 박테리아를 걸러낸다. 그 방어기제는 몇 가지 단계를 거친다. 일반 코털, 미세 코털(섬모), 비갑개라고 하는 뼈들, 점액질이 관여된다. 어떤 의사들은 코로 호흡하면 질소가 만들어지고, 그로 인해 혈관이 늘어나 산소 흡수율이 높아진다고 설명한다.

다음으로는 깊은 숨쉬기, 즉 복식호흡 차례다. 복식호흡은 심장박동을 늦추고 혈압을 낮춰준다는 연구 결과가 있다.

아무래도 복식호흡에 관해 더 많은 공부가 필요하다는 생각이 들었다. 먼저 미국에서 제일 '유명한' 폐를 가진 사람을 만나러 갔다. 데이비드 블레인. 블레인은 숨 오래 참기 부문의 세계기록 보유자다. 그의 기록은 17분하고도 4초. 그가 구사하는 방법은 '폐 불리기'라는 것이다. 최대한 공기를 많이 들이마신 뒤, 네 번에 나누어 받은 숨으로 공기를 최대한 더 집어넣는다(너무 많이 써서 식상하긴 하지만, 이 말을 꼭 한 번 써야 한다면 지금일 것 같다. 절대로 따라하지 마세요).

나는 「에스콰이어」에 실을 인터뷰를 위해 블레인을 만난 적이 있었다. 처음에 나는 그 인터뷰 건이 마뜩치 않았으나 실제로 만나본 블레어는 멋있고, 사려 깊은 사람이었다. 게다가 그는 건강에 대단한 관심을 갖고 있었다(나도 몇 번 마셔본 블레어의 아침 주스 레시피를 소개하면 이렇다. 마늘 두 쪽, 청경채, 케일, 양배추 푸른 잎, 시금치, 비트 반쪽, 사과 반쪽, 레몬 두 개, 케이엔 고추).

내가 블레어의 사무실에 도착하니 그는 전화 통화 중이었다. 곧 있을 행사와 관련된 일상적인 대화 같았다.

"알았소이다. 하지만 유리를 먹는 건 이번이 마지막이오. 약혼녀하고 약속을 했소. 보통 많이 상하는 게 아니란 말이오. 위가 찢기고 치아 상아질이 다 벗겨질 거요."

대충 협의가 된 듯, 블레어가 전화를 끊었다.

그가 내게 주먹만 한 생강 한 톨을 내밀었다. 대장암과 염증을 예방해준단다. 싫다고 하면 무례를 범할 것 같았다.

"그냥 씹으세요. 즙만 먹고 나머지는 뱉어버려요."

그러고서 블레인은 자기 손에 들고 있던 생강 한 귀퉁이를 '상아질 없는' 이로 찢듯이 떼어냈다. 나는 그에게 어떻게 하면 최고로 건강한 폐를 가질 수 있는지 물었다.

"세상에서 제일 깨끗한 공기를 원한다면 태즈메이니아_{오스트레일리아}

남동쪽에 위치한 천혜의 섬나 남극으로 이사를 가야죠. 그게 불가능하면 공기 정화기를 구해야 하고요."

그러면 복식호흡은? 한 시간의 4분의 1만큼의 시간 동안 숨을 참을 필요까지는 없을지언정, 나도 숨을 깊이 쉬어보고 싶었다.

블레인이 숨을 들이마셨다.

"폐에 공기가 가득 차는 걸 느껴보세요."

나는 시키는 대로 했다.

"이제는 위, 어깨, 모든 부위에 공기가 차는 걸 느껴보세요."

나는 내 가슴이 온통 공기가 차오르는 상상을 해보려 애썼다. 그렇게 숨을 참았다가 내쉬었다. 그런데 블레인은 숨을 내쉬지 않았다.

"이제는 스트레칭을 좀 해보도록 하지요."

블레인이 말했다.

"생강은 어땠나요?"

머리 위로 팔을 천천히 들어 올리면서 그가 물었다. 나는 생각했던 것보다는 괜찮았다고 대답했다. 그는 여전히 숨을 내쉬지 않았다.

그곳을 나오기 전, 우리는 예전 인터뷰 기사에 대해 좀 더 이야기를 나누었다. 그 무렵, 그가 드디어 숨을 내쉬었다. 나는 상체 구석구석, 골고루 공기를 채워보라는 블레인의 조언이 마음에 들었다. 하지만 다른 전문가의 의견도 듣고 싶었다.

다른 전문가 의견은 저스틴 스토니라는 보컬 트레이너에게서 얻을 수 있었다. 스토니는 나를 바닥에 눕히더니 내 손을 배에 갖다 대라고 했다. 그러고는 숨을 들이마실 때 배가 올라오는 걸 느껴보라고 했다.

"굳이 숨을 들이마시려 하지 마세요."

스토니가 말했다.

"그냥 배만 내밀어보세요. 그러면 빈 공간이 생기고 그 안에 공기가 자연히 들어올 겁니다. 숨을 내쉬면 배는 다시 평평해지죠."

이 복식호흡법은 내 삶을 바꿔놓을 만한 발견이었다. 엄청나게 바꿔놓는 정도는 아니어도 어쨌거나 바꾼 건 맞다. 달리기를 할 때 그 복식호흡을 했더니 예전처럼 헐떡대고 씩씩거리지 않아도 되었다. 그리고 가슴이 쓰린 것 같은 불쾌감도 없어졌다. 지금 나는 복식호흡을 하면서, 러닝머신 책상에서 이 글을 쓰고 있다.

선禪의 순간

'깊은 숨쉬기'라는 주제를 '명상'을 언급하지 않고 접을 수는 없을 것 같다. 요가, 자유지상주의libertarianism: 개인을 통제하는 일체의 권위를 부정하는 이념처럼 명상도 이 시대의 주류가 되었다. 해병대에서는 훈련 시간에 가부좌를 틀고 총을 무릎에 올려둔 채 명상을 한다. 우리 집의 여섯 살된 아들은 학교에서 숨쉬기 운동을 한다(방법은 그렇게 힌두적이지는 않다. "꽃향기를 맡으세요", "촛불을 불어서 끄세요"). 의학적 측면에서 명상이 주는 효과는 확실하다. 우울증, 심장 질환을 줄여주고 집중력을 향상시켜준다.

나는 한 번에 한 가지 일만 하는 유니태스킹unitasking에 대한 기사를 쓰던 당시, 마을에 있는 한 '선원禪院'에서 처음 명상법을 배웠다. 지난 몇 달 동안, 나는 일주일에 한두 번, 거실에서 명상을 해왔다. 아내가 잠자리에 들면 나는 거실 바닥에 앉아 10분 동안 벽을 노려본다.

최근 들어서는 매일 명상을 하려 애쓰고 있다. 시간적 제약 때문에 '막간 명상'이 되긴 했지만, 5분 정도만 짬이 생기면 나는 어디서든 명상을 한다. 버스 안이건, 지하철이건, 횡단보도에서 신호 바뀌기를 기다리는 동안에도 말이다.

그런데 나만 그런 게 아니었다. 시끄러운 환경 속에서 하는 명상법을 가르쳐주는 건강 웹 사이트를 인터넷에서 하나 찾아냈다. 그리고 지난 번 MRI를 찍을 때, 그 명상법을 시도해보았다(MRI는 시야가 잠깐씩 흐려져서 받았다. 결과는 아무 이상 없었다). 중요한 건, 굳이 주변 소리를 해독하려 멈추지 말고 그 소리가 뇌를 스쳐가게 놔두는 기술이다. 그 소리의 음파를 막아내려 하지 않는 것이다. 그러면 멋쩍게 된 그 소리가 지나치면서 이렇게 말한다.

"이게 재미없나 봐."

그 웹 사이트는 소리의 근원을 찾으려 고심하지 말라고 주의를 준다. 대신, 그 음조와 진동에 집중하라고 한다.

그래서 나는 MRI의 엄청난 소음에도 불구하고 내 평생 제일 마음 편하게 검사를 받을 수 있었다.

신선한 공기로 쉬는 숨

수요일, 줄리와 나는 점심을 함께하려고 할아버지 댁을 찾았다. 할아버지는 여느 때처럼 리클라이너에 다리를 뻗고 앉아 있었다. 붉은색 긴팔 셔츠 차림의 할아버지가 이상하게 더 늙어 보였다. 팔목이 빗자루 손잡이처럼 가늘고 눈은 퀭했다. 숨쉬기도 힘들어 보였다. 하긴,

무리도 아니었다. 나이가 들면 폐는 약해지기 마련이다. 기낭과 모세관이 소실되고, 횡경막이 약해지고, 근육은 탄성을 잃고…….

줄리가 할아버지에게 몸을 굽혀 입을 맞추었다.

"오, 너희들 왔구나."

할아버지가 거친 숨을 몰아쉬며 말했다.

할아버지가 우리 아이들의 안부를 물었다. 하지만 아이들의 이름을 기억 못한다는 느낌이 왔다.

"A.J., 넌 요즘 어떤 일을 하고 있니?"

나는 폐에 관한 글을 쓰고 있다고 대답했다.

"그런데 알고 보니, 할아버지가 뉴요커들의 폐에 도움을 주셨어요."

"그래?"

내 말에 할아버지의 눈이 둥그레졌다.

"할아버지가 하셨던 그 모든 대중교통 프로젝트 말이에요. 그게 오염을 줄이는 데 큰 도움이 되었어요."

"아, 그래?"

할아버지의 표정은 흐뭇하면서도 어리둥절해 보였다. 내가 할아버지의 그 과감한 계획을 떠올려주었다. 오랜 세월 지하철과 버스 같은 대중교통 시스템을 후원해온 할아버지는 몇 년 전, 대중교통도 수돗물이나 라디오처럼 무료로 이용할 수 있어야 한다고 주장했다. 그리되면 자가용을 몰고 다니는 사람이 줄어들 테니 매연은 줄고, 효율성이 높아지리라 판단한 것이다. 할아버지는 그와 관련된 연구를 재정적으로 지원하면서 시장을 만나 설득했다.

"곧 현실화될 거야."

할아버지가 말했다. 전형적인 낙관주의자. 조금은 망상적일 수도 있는…….

"그렇게 되면 좋겠어요."

지금 뉴욕의 공기 오염 정도는 심각하다. 하지만 더 나쁠 수도 있었다. 미국 폐 협회에서는 최근 뉴욕의 오존 오염도가 전미 17위(로스앤젤레스가 1위이다), 입자 오염도가 21위라고 발표했다(캘리포니아의 배스커필드가 '영예의' 1위).

대기오염은 폐기종, 천식, 심혈관 질환을 포함해 각종 건강 문제의 원인이 된다. 세계 건강 기구는 공기 오염 때문에 매년 200만여 명이 사망하는 것으로 추산하고 있다. 하지만 그것도 대략의 추정이다. 얼마나 많은 뉴요커들이 목숨을 잃고 있는지는 확실치 않다.

우리가 할 수 있는 최선은 집 안 공기를 깨끗하게 유지하는 것이다. 향기 나는 양초를 비롯해, 뭐든 향기 나는 제품은 사용하지 않는 게 좋다. 매년 에어컨 청소를 해야 한다. 어떤 의사들은 매일 15분 동안 창문을 열어둘 것을 권한다. 실내 공기가 바깥 공기보다 더 오염될 가능성이 크기 때문이다. 그리고 혹시라도 폐에 문제가 있다면 공기 청정기를 갖춰야 한다. 교통량이 많은 도로변에서는 자전거를 타거나 조깅을 하면 안 된다. 숨을 깊이 쉴수록 자동차 매연으로부터 더 큰 해를 입을 수 있기 때문이다. 그리고 '정말로' 완벽을 기하고 싶다면, N95 수술 마스크를 살 것. 공기 중의 유해 입자를 걸러주는 특수 마스크다. 나는 고무 타는 냄새가 고약하게 나는 러닝머신 위에서 걷는 동안 그 마스크를 써보았다. 마스크를 쓰고 숨을 쉬면 그 안이 열대우림처럼 뜨거워진다.

"할아버지는 공기 오염을 이겨내신 거네요."

줄리가 한마디 했다.

"아직까지는 잘 버티고 있지."

할아버지가 웃으며 말했다.

"사실 할아버지는 집터를 잘 고르신 거예요."

내가 말했다.

공기 오염이 심각하긴 하지만 뉴욕은 의외로 높은 수명을 자랑한다. 미국 평균이 77.8세인데 비해 뉴욕은 78.6세다. 왜 그럴까? 그에 대한 분석은 분분하다. 하지만 제일 믿음이 가는 건 뉴요커들이 걷는 거리와 밀접한 관계가 있다는 주장이다. 뉴욕 공중 건강을 책임지던 전 행정관이 말한 대로, 뉴욕이라는 대도시는 하나의 대규모 헬스장 같다.

"하지만 할아버지는 더 좋은 곳을 고를 수도 있었어요. 오키나와 같은 곳 말이에요."

일본 남단의 그 현縣은 100세를 넘긴 노인들이 제일 많기로 유명하다. 그 이유는 여러 가지가 복합적으로 얽혀 있다(가파른 언덕이 많아 걷는 양이 많고, 노인들이 일손 거들 일도 많고, 저지방 식단과 저당분 식단을 즐기는 등).

"아니면 샌디에이고에 있는 제7안식일교에 동참할 수도 있었고요."

그 역시 끈끈한 가족 유대와 철저하게 육식을 배제하는 식단으로 장수를 누리고 있는 또 다른 인구군이다.

"그게 뭐라고?"

할아버지가 물었다.

"제7안식일교요. 종교 단체예요. 할아버지도 들어갈 수 있어요."

"난 너무 늦지 않았을까 싶구나."

중간 평가: 열다섯 번째 달

체중 **71.5킬로그램**

치아 관리 도전 이후로 씹은 껌의 수 **48통**

하루에 명상을 한 시간 **10분**

잡념 말고 실제로 명상을 한 시간 **2분**

내가 앉아 있는 시간이 하루에 네 시간으로 줄었다. 아, 내가 러닝머신 위에서 걷는 걸 얼마나 좋아하는지 이야기했던가? 나는 그 위에서 글도 쓰고, 이도 닦고, 피시 오일 영양제도 먹는다. 그 위에 있으면 성취감을 느낄 수 있다. 제자리에서 무언가를 하도록 고안된 물건으로 참 많은 걸 한다. 이 책을 위해 글을 쓰면서 지금까지 1,416킬로미터를 걸었다. 원고를 마칠 때쯤이면 1,600킬로미터를 넘을 수 있기를……

가끔, 예전의 내가 지금의 나를 보면 무슨 생각을 할지 궁금해진다. 지금의 나는 자전거를 안 탈 때도 자전거를 탈 때 입는 반바지를 입는다. 지금의 나는 파티에 가면 크루디테식사 전에 제공되는 생야채 샐러드를 '진짜로' 먹는 유일한 사람이다. 레스토랑에 가면 연어가 양식인지 야생인지 확인한다. 태우지 않았는지도 확인한다(탄 음식은 암과 연관 있다). 제공되는 음식에 전분이 들어 있는지도 본다. 흠, 예전의 나는 지금의 내가 이메일을 보내면 답장을 안 해줄 것 같다.

제16장

위, 다시 보기

완벽한 식단을 위한 후속 도전

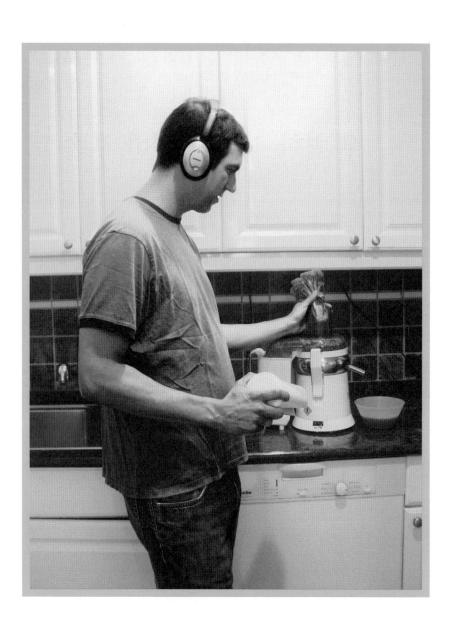

나는 매일 같은 종류의 음식을 많이 먹고 있다. 이게 좋은 생각인지 어떤지 모르겠다. 지난 한 달, 혹은 그 이상 기간 동안 내가 먹은 하루의 메뉴다.

아침 카놀라 오일에 달걀 두 개의 흰자만 섞어 만든 스크램블드에그. 호두 한 줌. 블루베리, 딸기, 아마씨 기름을 올린 스틸 컷 오트밀 죽.

점심 시금치, 브로콜리, 적양배추, 피망 색깔별로 섞은 것. 콩, 토마토, 아보카도, 아티초크 심, 비트. (가끔) 해바라기씨. 드레싱 없이.

오후 간식 칸탈루프와 포도를 섞은 무지방 요거트. 훔머스'콩 버터'라 불리는 지중해 음식 세 스푼.

저녁 퀴노아, 데친 아스파라거스, 프래거 박사의 시금치 팬케이크. 일주일에 세 번은 레몬주스 끼얹은(마티 고모 죄송해요!) 구운 연어. 레드와인 한 잔. 아니, 두 잔.

기본적으로, 살짝 변형을 가한 지중해식 식단이다. 지중해식 식단은 과학적 증거가 빵빵하게 뒷받침하고 있는 식단으로 유명하다. 종류가 좀 비슷해도 상관없다. 내게는 더없이 편안한 음식이다. 하지만 건강을 고려한다면, 종류를 좀 더 다양하게 할 필요가 있다. 에라, 미친 척하고 퀴노아를 마른 밀로 대체해봐?

이왕 이 한 몸 실험에 바친 김에 극단을 체험해봐야 한다. 내가 찾아낸 그 식단으로 '생생' 체험을 해봐야 한다. 그래서 나는 다음 몇 주 동안, 영양 세계의 양대 산맥을 시도해보기로 결심했다. 하나는 생식 위주의 채식주의 식단이고 다른 하나는 애트킨스가 가미된 구석기 식단이다.

생식

마티 고모가 뉴욕을 방문한 김에 우리는 한 채식 요리 레스토랑에서 만나기로 했다. 내가 마티 고모에게 생식에 대해 '바보도 따라할 수 있는' 개인 지침을 부탁했기 때문이다.

우리는 레스토랑 뒤쪽 구석 자리에 앉았다. 마티 고모는 향기 나는 양초가 뿜어내는 독소들을 좋아하지 않았다. 고모가 우리 테이블에 있던 초를 치워달라고 부탁했다.

"손님, 그건 진짜 초가 아닌데요. 전기 초예요."

웨이트리스가 말했다.

"그래도 치워주세요. 전자기파도 오염 물질이거든요."

전기 초가 제거된 뒤 나는 고모에게 생식을 어떻게 하면 되냐고 자문을 구했다.

"네 손으로 직접 음식을 만드는 데 대한 거부감을 극복하는 게 급선무야."

고모가 말했다.

생식을 위해서는 몇 가지 도구가 필요했다. 믹서, 채 써는 기계, 스파이럴라이저_{야채를 넣으면 길쭉한 나선형으로 뽑아주는 기계}, 건조기, 스피룰리나 파우더, 블루 그린 해조 크리스탈, 히말라야 혹은 켈틱 바다 소금 등. 주서기도 필요했다. 하지만 일반 주서기는 안 된다. 원심 분리기가 아니고 오거 기어auger gear가 달린 것이어야 한다. 왜냐하면 금속 칼날은 음식을 산화시켜 영양가를 낮추기 때문이다.

이런, 메모를 하다 보니 가계부에 구멍 생기는 소리가 들리는 것 같았다.

며칠 뒤, 오거 기어 달린 주서기가 배달왔다. 한 시간도 채 안 돼, 부품 조립을 하다가 손가락을 베어 내 피로 주서기에 세례를 주었다.

나는 냉장고에서 유기농 오이, 케일, 당근, 비트, 근대, 호박이 든 비닐봉지를 꺼냈다. 호박을 먼저 주서기에 밀어 넣었다. 아무런 반응이 없었다. 더 세게 밀어 넣었다. 이번에는 모터 도는 소리가 요란하게 났다. 곧 주서기 한쪽에서는 호박을 집어삼키고 다른 쪽에서는 가녀린 초록색 물줄기가 흘러내렸다. 호, 내가 주스를 만들고 있다!

나는 그 뒤로 그렇게, 더 많은 야채의 목숨을 거두었다. 음식 준비 과정에서 주스 만들기가 제일 마음에 들었다. 아무 죄 없는 식물들을 그리 무자비하게 다뤄보니 묘하게 가학적인 매력이 있었다. 그건 내가 이제껏 해본 중에서 생선 내장을 제거하거나 사슴 배를 가르는 것에 제일 근접한 행위였다.

주스를 만드는 데는 총 45분이 걸렸다. 그중 상당 부분이 무수한 부속품을 헹구는 데 들어갔다. 마티 고모가 경고한대로, 생식은 말도 못하게 시간을 잡아먹는 식단이었다. 혹시 요리를 하지 않으니 시간이 단축될 거라고 생각한다면 오산이다.

그래도 주스 만들기는 조리 과정이 필요 없는 또 다른 건강 기술에 비하면 전자레인지처럼 빠른 축에 속한다. 다름 아닌, '건조'를 말한다. 며칠 뒤, 이번에는 음식 건조기가 배달되었다. 에어컨만 한 크기의 검은색 통 안에 탈부착 가능한 선반 비슷한 것들이 달려 있었다. '생식'은 음식에 40℃ 이상의 열을 가하면 안 된다. 그 온도에서 살아 있는 효소가 파괴된다고 해서다. 그래서 음식 건조기는 따뜻한 바람을 쏘여 음식을 말려준다. 그 과정이 몇 시간, 때로는 며칠도 걸린다. 음식 건조기가 작동되는 모습을 가만히 보고 있노라면 개가 숨 쉬는 온도와 강도가 연상된다. 독일산 셰퍼드 한 마리가 내가 먹을 과일에 주말 내내 숨을 뿜고 있는 모습을 상상하면 된다. 사과, 오렌지, 당근, 딸기, 블루베리를 얇게 썰어 잘 말렸더니 쫄깃한 것이 씹어 먹기 좋은 상태가 되었다. 나쁘지 않았다. 온 가족이 동의했다. 음식 건조는 무지막지하게 오래 걸린다. 하지만 망칠 우려는 극히 적다.

주스 만들기, 음식 건조에 도전해본 뒤로 2주가 지났다. 내 소감은 다음과 같다.

긍정적인 면은? 몸이 가뿐해지고 머리가 맑아진 느낌. 그리고 준비만 제대로 하면 생식도 맛이 있을 수 있다는 사실을 발견했다. 나는 몇 시간 동안 인터넷을 돌아다니면서 생식 레시피를 내려받았다(생식

유머도 건졌다. "당신의 냄비와 프라이팬이 과일 담는 바구니로 쓰이고 있다면 당신 스스로 생채식가가 되었다는 사실을 깨닫게 될 것이다."). 아보카도와 망고를 섞은 샐러드는 침 나오게 맛있다.

부정적인 면은? 늘 배가 고픈 상태다. 내가 해쓱하게 보이기 시작했다.

"아니, 자네 왜 피골이 상접했어?"

한 친구가 내게 물었다.

나는 1.5킬로그램이 빠졌다(살을 빼는 게 목표라면, 더불어 극기심이 뛰어나다면 생식은 고려해볼 만하다). 한편 머리가 어질어질하고 멍했다. 또 굳이 물어온다면, 내 평생 그 두 주만큼 배 속에서 부글부글 가스가 느껴졌던 적도 없었다는 말을 할 수밖에······. 고츠맨 박사에게 전화를 걸어 방귀 수술이라도 받고 싶었다.

이런 말을 하면 마티 고모가 날 죽이려 들겠지만, 생식에 대한 주류 과학의 증거 기반은 별로 탄탄하지 못하다. 물론 식물 중심의 식단을 옹호하는 증거는 아주 많다. 하지만 열을 가하지 않은 식물이 열을 가한 식물보다 건강에 더 좋다는 가설은 증명되지 않은 상태다. 그러나 생식은 충분한 단백질과 B12 영양제 섭취를 병행하는 등, 제대로만 실행한다면 표준 미국 식단보다 확실히 건강 면에서 낫다(하긴, 석면 샌드위치도 표준 미국 식단보다는 나을지 모르지만······).

탄수화물 전쟁

식단 스펙트럼의 또 다른 끝에는 애트킨스나 팔레오 같은 저탄수화물, 고단백질 식단이 있다. 나는 시도에 앞서, 지난 번 야생에서 운동할 때 만난 이성적인 원시인 존 듀랜트에게 내 질문에 답을 줄 수 있는지 물었다. 그는 시내에 있는 한국 숯불갈비 식당에서 만나자고 제안했다.

혹시 한 번도 가본 적 없는 사람을 위해 설명하자면, 한국 숯불갈비집에서는 테이블 한가운데에 원반 크기의 그릴을 놓고, 즉석에서 음식을 요리해 먹어야 한다. 불과 고기의 만남이라……. 다분히 구석기 시대적이다(웨이터, 광천수, 성별에 따라 분리된 화장실을 제외하고는).

듀랜트는 긴 머리를 말총머리로 묶어서 늘어뜨리고 수염은 깔끔하게 면도한 상태였다. 그는 말하자면, 멀끔한 '훈남' 원시인이다. 듀랜트는 인터넷 신생 기업에서 일을 한다. 언젠가는 그 일을 그만두고 '프로페셔널' 원시인이 되어 자신에게 주어진 시간을 온전히 책 쓰는 데 바치고 싶어했다.

그는 한 코미디 쇼에 나와서 자기가 이상형으로 생각하는 여자는 셀리악 병밀가루 단백질인 글루텐에 대해 소화 장애를 일으키는 질병을 갖고 있어 곡물을 먹을 수 없는 사람이라고 농담을 했다. 그 방송이 나가고 곡물 알레르기가 있는 여성 몇이 이메일을 보내왔다나.

그때, 웨이터가 다가왔다. 듀랜트가 소 내장을 주문하고 나는 생선과 야채를 주문했다.

내가 듀랜트에게 블라드처럼 날고기를 먹어보았는지 물어보았다.

"저는 사회적으로 용인되는 한도 내에서만 날고기를 먹습니다. 그 종류만 해도 꽤 많아요. 초밥, 회, 스테이크 타르타르프랑스식 육회."

듀랜트는 자신의 집에 있는 허리 높이의 냉장고에 사슴 갈비뼈, 소고기, 내장 등을 따로 보관한다고 했다. 하지만 그건 듀랜트가 먹는 음식의 일부에 불과했다.

"우리가 고기만 먹을 것이라는 오해가 있습니다. 우리는 그 외에 야채, 달걀, 견과류도 아주 많이 먹습니다."

다만 유제품, 씨앗, 감자, 곡물은 피한다고 했다. 인간이 그런 것들을 먹기 시작한 지가 '고작' 1만 년 정도밖에 되지 않았기 때문이란다.

"구석기 식단을 하면 기분이 어떤가요?"

"훨씬 좋아지죠. 피부도 좋아집니다. 그리고 예전처럼 극심한 기분 변화가 없어요. 몸무게도 5~7킬로그램 정도 줄었고요."

직접 겪어보니 구석기 식단은 상당히 배가 불렀다. 단백질과 지방은 포만감이 큰 영양소다. 이 때문에 체중 감소에 관한 한, 저탄수화물 식단이 효과적일 수 있다. 상대적으로 인슐린이 적게 분비되어 허기가 덜 느껴지기 때문이다.

그런데 내가 고른 음식 종류는 듀랜트의 마음에 안 들 가능성이 컸다. 첫째 날 밤, 나는 송아지 고기를 시도했다. 배 속에서 미사일 공격이 일어나는 것 같았다. 게다가 마티 고모가 오랜 세월 해온 캠페인의 여파로, 포유류를 먹는다고 생각하면 죄책감이 느껴졌다. 그래서 나는 단백질을 섭취하기 위한 메뉴로 고기 대신 달걀, 생선, 견과류로 바꾸었다. 그런데도 힘이 솟는 것이, 오후만 되면 밀려드는 피로감이 훨씬 덜했다.

생식의 경우와 마찬가지로 구석기 식단 역시 과학적으로 결론이 나지 않은 상태다. 혹시 비만이라면 대부분의 탄수화물 제한 식단이 그렇듯, 구석기 식단도 체중 조절에 도움이 될 수 있다. 하지만 구석기 식단이 심장 질환에 미치는 영향에 대해서는 확실하게 밝혀진 게 없다. 그리고 정말 우리 원시인 조상들이 먹던 식단과 꼭 같은지 확인할 길도 없다. 구석기 식단에 회의적인 사람들은 선사시대 부엌에 있던 식물 종류는 화석을 남기지 않는다고 주장한다.

달콤하지 않게

나는 그 외에 또 다른 식단 실험을 해보았다. 설탕 없는 삶 살아보기.

'설탕'은 다이어트 하는 사람, 부모들, 치과 의사들에게서 단 한 번도 사랑을 받아본 적이 없다. 그런데 지금은 그런 평판마저 땅에 떨어져 공중 건강의 적으로 부동의 1위인 담배를 위협하고 있다. '설탕은 독' 운동은 역량 있는 두 전문가 덕분에 활기를 띠게 되었다. 캘리포니아 대학교 샌프란시스코 캠퍼스의 소아학과 교수인 로버트 러스티그 박사와 과학 저술가인 게리 타웁스가 바로 그들이다. 두 사람의 주장인즉, 어떤 형태든 설탕에는 일체의 영양가가 없다. 설탕은 우리의 간과 췌장을 손상시키고 세포에 인슐린 저항력을 만들어 당뇨병과 비만을 초래한다.

그런데 이 세상에는 설탕 옹호론자들도 상당수 있다. 적당히만 섭취하면 설탕도 괜찮다고 보는 시각이다. 예일 프리벤션 리서치 센터의 데이비드 카츠 박사는 설탕이 벌새의 유일한 에너지원이라는 사실을 짚는다.

"설탕이 나쁘다면 어떻게 벌새에게 힘을 줄 수 있는가?"

하지만 설탕을 '혐오하는' 사람들은 설탕을 '사악하다'고 표현한다.

그러면서 당도 척도에서 점수가 높은 과일(파인애플, 수박 등)을 피하라고 조언한다. 와인의 경우도 당분이 적은 종류로 마실 것을 권한다. 그리고 설탕에 중독성이 있어 우리 뇌에 코카인과 같은 효과를 준다는 연구 결과도 내세운다.

설탕과 연관해서 아주 흥미로우면서도 맥 빠지는 사실이 있다. 우리는 설탕에 대해 생각하는 것만으로도 건강에 나쁜 영향을 미칠 수 있다. 타웁스는 단 것을 생각하면 건강에 좋지 않은 침, 소화액, 인슐린 분비 같은 파블로프 식의 무조건적 반사 반응이 촉발된다고 쓰고 있다. 그러니까 진짜 건강해지고 싶다면, 나는 아이들과 함께 〈찰리와 초콜릿 공장〉을 보면 안 된다.

하지만 '영양'을 둘러싼 이슈들이 늘 그렇듯, 설탕 논쟁도 그 증거들이 뿌연 안개에 싸여 있다. 나는 우리가 이제껏 생각해온 것보다 설탕이 훨씬 더 나쁠 수 있다는 쪽으로 마음이 기운다. 그래서 최소 2주 동안은 설탕을 멀리하기로 했다.

주스도 안 돼. 그래놀라도 안 돼. 공포의 접미사인 '-오스―ose: fructose, cellulose 등 '탄수화물, 당糖'이라는 뜻의 영어 명사를 만드는 접미사'가 들어가는 건 뭐든 안 돼.

이 자발적인 사순절四旬節: 예수의 수난을 추도하는 교회 절기. 40일간 단식과 참회를 행함은 힘든 시간이 될 것이다. 타웁스에게 내 계획을 말했더니, 그가 '눈에서 멀어지면 마음도 멀어진다' 전략이 제일 좋을 거라고 조언해 주었다. 집에서 '단것'을 싹 없애버리라는 말이었다.

"정제 탄수화물과 당분을 완전히 배제하는 편이 적당히 먹으면서 하는 것보다 오히려 수월할 겁니다."

하지만 타웁스는 집에 어린아이들이 있어서 하고 싶어도 할 수가 없다고 했다. 나도 마찬가지.

말린 망고만 해도 그렇다. 우리 아이들은 점심 식사 후 말린 망고 몇 쪽을 먹도록 허용이 되어 있다. 그런데 나도 말린 망고 중독이라 많으면 하루에 스무 쪽을 먹을 때도 있다.

말린 망고는 얼핏 생각하기에는 건강한 식품 같다. 그 때문에 우리 가족의 입가심용으로 선택받은 것이고……. 하지만 사실 말린 망고는 나무에서 자라는 초콜릿 바다. 말린 망고는 매일 내 혈액 속으로 60그램의 설탕을 배달해준다. 백설탕 15티스푼과 맞먹는 양이다.

내 의지력이 그 지점에 와서 흔들리고 있었다. 나는 점심 식사 후 망고를 먹는 습관을 타파해보기 위해 몇 가지 전략을 구사했다. 말린 망고를 부엌 선반 꼭대기에 둔 쟁반 뒤쪽으로 자리를 이동시켜 내 눈높이에서 가능한 한 멀리 치웠다. 그런데 결과는? 내가 그걸 찾아냈다!

안 되겠다 싶어 말린 망고를 지갑 크기 정도의 비닐봉지에 하나씩 나누어 다시 담았다. 그 전략은 얼마 동안은 유효했다. 하루에 먹던 양을 채우려면 열다섯 개의 비닐봉지를 일일이 열어야 했고, 그러는 동안 죄책감이 느껴졌던 것이다. 하지만 그 또한 준비 작업에 시간 낭비가 너무 심했다. 비닐봉지 낭비 또한 두말할 필요도 없고…….

때때로 나는 부엌에 들어가기 전, 늙은 A.J.의 디지털 사진을 쳐다보았다. 늙은 A.J.에게 꼭 이런 짓을 해야 하나? 하지만 왠지 그는 나를 눈감아줄 것 같았다. 늙은 A.J.는 내 악행을 말리기보다는 헬스클럽 다니기, 러닝머신 하기, 오이 먹기 등 뭔가를 실천하는 데 동기 부여를 잘하는 편이었다.

그러다 며칠 전 획기적인 일이 있었다. 나는 꽤 괜찮은 과학 쇼 프로그램에서 '나쁜 습관'에 대한 이야기를 들었다. 노벨 경제학상 수상자인 토머스 셸링과의 인터뷰 내용이었다. 그는 '현재의 나'와 '미래의 나'가 대결한다는 개념의 '에고노믹스'라는 용어를 창안한 사람이다.

셸링 박사가 들려주는 금연 전략은 아주 흥미로웠다. 그 전략을 설탕을 끊어보려는 내 도전에 적용할 수 있을 것 같았다.

나는 집으로 돌아온 줄리에게 부탁을 한 가지를 했다.

"이번 달에 내가 말린 망고를 또 먹으면 내 돈 1,000달러를 미국 나치당에 기부해줘."

"나치당? 왜 옥스팜1942년에 발족된 세계 빈민구제 기관이 아니고?"

"그건 내 의지를 꺾어놓기에는 부족해. 돈 아까워서 데굴데굴 뒹굴 정도의 무언가가 필요해서 그래."

"아, 알았어."

줄리는 바로 흥이 올랐다. 바로 나치당 앞으로 수표를 끊어 서명을 하고는 메모난에다 'A.J. 제이콥스 씨의 호의를 담아'라고 썼다. 그러더니 그 수표를 내 눈 앞에서 흔들어 보였다.

"절대로 말린 망고를 먹으면 안 돼. 엄청나게 맛있겠지만 말이야."

이런 게 바로 '오디세우스 계약'이라는 것이다. 『오디세이』에서 기지 넘치는 그 영웅은 선원들에게 자신을 돛대에 묶으라고 명령을 내린다. 사이렌들의 유혹적인 노랫소리가 들려올 때 갑판 위에서 바다로 다이빙하지 않도록 말이다. 미래의 자아를 믿지 마라. 자신이 약해질 때를 대비하라.

나는 오디세우스에게 절이라도 하고픈 심정이었다. 이제껏 내가 시도해본 중 가장 효과적인 전략!

지금도 찬장 문을 열면 말린 망고가 보인다. 반사적으로 내 입안에 침 몇 방울이 고인다. 하지만 그걸 내 입으로 가져가는 일은 없다. 말하자면 스위치가 꺼진 것 같다. 나는 사실 이제는 말린 망고를 한 쪽이라도 집어먹는 것은 상상조차 할 수 없다. 그 대가가 너무 끔찍해서다. 그들이 스와스티카독일 나치의 상징 깃발와 군화 끈을 새로 장만하는 데 내 돈을 보태줄 생각은 눈곱만큼도 없다.

굳이 비유하자면, 내가 어떤 여자를 사귀었는데 알고 보니 그녀가 오래전에 잃어버린 여동생이란 걸 알았을 때의 느낌? 그녀에게 키스를 한다? 으, 온몸에 소름이 끼친다.

2주가 지나도록 나는 말린 망고를 단 한 조각도 먹지 않았다. 나는 영웅이다.

무설탕 식단은 꾸준히 하기가 말도 못하게 힘들었다. 하지만 설탕을 멀리한 2주 동안 내 기분이 달라졌다. 좀 더 에너지가 느껴지고, 여기저기 아프던 곳이 줄고, 운동하기가 수월해졌다. 이번에도 역시 플라시보 효과를 배제할 수는 없다. 어쨌든 이 '미니' 실험 결과, 설탕에 대한 내 거부감이 더 커졌다.

그런데 원래가 의지박약인지라, 예정했던 2주가 지나고부터 나는 '스테비아'라는 대체 설탕을 사용하기 시작했다. 설탕이 해롭다는 사람들은 스테비아도 눈가림일 뿐, 역시 인슐린 저항성혈당을 낮추는 인슐린의 기능이 떨어져 세포가 포도당을 효과적으로 연소하지 못하는 것을 높인다고 주장한다. 하지만 대부분의 사람들은 대체 설탕이라는 게 성립하는 한, 그나마

스테비아가 제일 안전하다고 한다. 스테비아는 잎, 또는 작은 봉지에 든 가루 형태로 살 수 있다. 스테비아는 바닐라 맛이 감돈다. 그래서 나는 바닐라 향이 느껴지는 스틸 컷 오트밀과 아이스크림 맛이 도는 브로콜리 퓌레를 즐기고 있다.

내게 절대 군주로 군림했던 설탕의 권위에 대한 마지막 저항의 표시로, 나는 내 말에서도 '설탕 같은' 표현을 거두기로 결심했다. 줄리를 부를 때 평소처럼 달콤하게, '스위티sweetie'라고 불러서 설탕 맛을 찬미하는 일이 있어서는 안 된다. 그렇다고 '세이보리savory: 우리말로 '풍미 있는', '맛좋은'에 해당하는 형용사'라고 하면 로맨틱한 느낌이 없어서 결국 '펌프킨pumpkin: '호박'이라는 뜻'으로 정했다. 좀 뻣뻣하긴 하지만 다행히 줄리는 용인해주었다.

중간 평가: 열여섯 번째 달

체중 71킬로그램(생식을 할 때는 69.8킬로그램까지 내려갔다)

이 책을 쓰면서 걸은 거리 1,628킬로미터(목표점 통과!)

이번 달, 청경채를 곁들인 식사 12회

1968년부터 2009년까지 청경채를 곁들인 식사 0회

하루의 제일 많이 걸었을 때 2만 1,340보(트라베카까지 걸어간 데다 집 안 청소도 많이 했다)

이번 달, 나는 부모님이 좋아하는 운동을 같이 했다. 가족과 함께 시간을 보내면 건강에 좋다는 연구 결과들이 많다. 단, 가족을 싫어하

지 않는다면……. 감사하게도 나는 아니다.

어머니가 나를 필라테스 스튜디오에 데리고 갔다. 그곳에는 가죽, 나무, 케이블 선으로 만들어진 온갖 기계들이 즐비했다. 뭔가 위협적이었지만, 다행히 운동 자체는 그렇지 않았다.

"우린 누워서 달리기를 하게 될 거야."

어머니가 내게 말했다. 나는 꼭 해보고 싶다고 말할 수밖에 없었다.

아버지가 하는 운동은 그보다는 전통적이었다. 시내 아버지 사무실 근처 헬스클럽에서 하는 러닝머신과 근력 운동.

부모님과 같이 운동을 하게 될 거라고는 상상도 못했다. 내가 자랄 때 두 분이 그다지 운동에 열을 올리지 않았기 때문이다. 두 분은 '지성'을 더 강조했다. 아버지는 짬이 나면 브리태니커 백과사전을 읽거나 법서를 집필했다(우리 아버지는 법 관련 논문에서 제일 많은 각주(4,824개) 보유자로 기록을 갖고 있다).

우리 부모님에게 운동은 그다지 중요한 삶의 주제가 아니었다. 나이가 들고, 이제 겨우 운동에 열성을 보이기 시작했다.

하지만 내 어린 시절 만들어진 고정관념은 그 골이 꽤 깊은 것 같다. 내 '몸'에 대해 오랜 시간 생각하고 있다 보면 슬그머니 죄책감이 고개를 든다. 나는 이두박근보다 뇌를 계발하는 데 힘써야 하는 거 아냐?

제17장

피부

피부 결점을 없애기 위한 도전

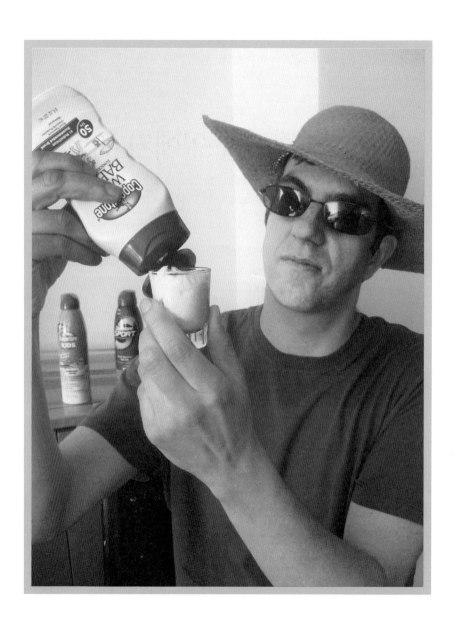

나는 우리 인간들이 건강한, 혹은 건강해 보이는 피부를 위해 얼굴에 사용하는 다양한 종류의 연고, 화학물질, 스프레이에 대해 자료를 찾아보았다.

그런데 그 종류는 정말 엄청났다. 맛있는 것에서부터 상상을 초월할 정도로 역겨운 것에 이르기까지…….

입맛 도는 것들의 종류를 보면 요구르트, 레몬, 호두 기름, 꿀, 아몬드, 아보카도, 민트, 호박 등이 있다. 이 정도면 적도 근처 국가의 일반 노동자보다 비벌리힐스 주민들 이마의 영양 상태가 더 좋을 것 같다.

한편, 사람들이 돈을 써가면서 얼굴에 갖다 바르는 '체액'의 종류도 만만찮다. 뉴욕의 한 피부 관리실에서는 땀구멍에다 새똥을 발라주고 200달러를 받는다. 또 다른 곳에서는 정액에서 발견되는 항산화제면서 현재 노르웨이에서 제조되고 있다는 '스퍼민'이라는 물질로 피부에 윤기를 준다. 달팽이 점액을 이용한 피부 관리도 이루어지고 있다. 그러고 보면 우리는 강아지 오줌 세안법이 유행하던 엘리자베스 여왕 시대로부터 그다지 멀리 오지 않은 것 같다.

피부 관리는 새로운 트렌드가 아니다. 구약의 에스더 편에 보면, 사악한 왕이 새 여왕이 필요해서 경연 대회를 개최했다는 이야기가 있다. 매일 밤, 그 왕은 다른 여자와 잠자리를 가졌다. 경연 대회 참가자들은 온전히 1년 동안 미용 시술을 받았다. 6개월 동안 몰약 기름을 바르고, 6개월 동안은 향유를 발랐다. 거기에 비하면 첫 데이트를 앞두고 거울 앞에서 30분 정도 소비하는 건 아무것도 아니다.

지난 42년 동안 나는 내 얼굴에다 맛있든, 역겹든 그 어떤 것도 발라본 적이 없다. 굳이 그럴 필요 있나? 나는 피부가 스스로 관리를 한다고 생각했다. 너무 세심해도 병난다.

그러다 얼마 전, 지금 세상에서 피부 관리를 하지 않는 사람이 나밖에 없다는 걸 알고 충격받은 사건이 있었다. 나는 공항 화장실에서 우연히 두 남자가 나누는 대화를 듣게 되었다. 둘 다 가죽 재킷에 할리 문신을 하고, 허리띠를 어디 둘렀는지 모르게 배가 불룩했다. 오토바이 족? 아니면 직업 정신 투철한 잠복 형사?

"젠장! 햇빛 때문에 못 살겠어. 수분 크림을 미친놈처럼 처발라야 한다니까. 이것저것 닥치는 대로 발라대고 있어. 염병할 알로에까지 바른다니까. 아주 통째로 발라."

듣고 있던 남자가 격하게 공감한다는 듯 고개를 끄덕였다.

이번 프로젝트를 위해서라도, 나는 피부 관리를 해야 할 것 같다. 전 세계에 걸쳐 가장 많은 암 형태가 바로 피부암이다. 미국 암협회에 따르면, 미국에서만 1년에 200만 명이 피부암에 걸린다. 그리고 좀 더 표면적인 수준에서 보더라도 화장실의 그 남자들도 잘 알고 있듯, 우리의 피부는 우리 나이를 그대로 반영한다. 그래서 이번 달은 피부의 달이다.

주름을 지우다

그런데 피부에다 어떤 제품을 발라야 할까? 오늘날 스킨케어 산업은 4,300억 달러의 거대한 시장 규모를 갖고 있다. 그리고 사기성이 다분히 농후하다. 의사이자 저널리스트인 벤 골드에이커는 자신의 책 『배드 사이언스』에서 크림 산업에 전면 공격을 가하고 있다. 제조업체들은 '암컷 연어의 DNA가 함유된'이라는 등, '과학적'으로 들리는 성분을 넣었다고 떠들어댄다. 이에 골드에이커 박사는 우리 피부가 '진짜로' 연어의 DNA를 흡수하면 우리 몸에서 비늘이 자랄지도 모른다고 지적한다. 틈새 소비자들에게는 어필할 수 있을지도.

도대체 어떤 스킨케어 제품을 골라야 할지……. 하지만 골드에이커 박사는 딱히 피부 문제가 없다면 로션 정도만 써주면 된다고 말한다. 지금 나는 줄리의 로션을 쓰고 있다.

'주름'은 또 다른 이야기다. 이런저런 주름 방지 성분 중에서 실제로 효과가 있는 경우는 극히 적다. 제일 널리 인정받고 있는 성분은 '트레티노인'이다. 일반적으로, '레틴 에이Retin-A'로 알려져 있다. 이 산성 물질은 피부가 천연 유연제인 콜라겐을 지키는 데 도움을 준다. 그런데 이건 미용 외 건강 측면에서 또 다른 혜택을 준다. 「뉴욕 타임스」

에 의하면, 이 물질이 암 전단계의 피부 세포를 치료하는 데 사용되고 있다고 한다. 2년간 사용한 결과, 비정상 세포가 정상으로 돌아왔다는 연구 결과들이 있다.

나는 피부과를 찾아가 레틴 에이 한 통을 처방받아 왔다. 뭐가 그리도 비싼지…… 50그램 정도에 80달러나 한다. 보험 회사에 구입비를 청구했더니 그곳 직원이 허리가 끊어져라 웃었다.

나는 그 하얗고 걸쭉한 크림을 눈가와 이마에 바르기 시작했다. 일주일이 지났다. 아무 변화 없었다. 2주가 지났다. 또 아무 변화 없었다. 3주가 지났다. 어? 변화가 있나? 4주가 지나자 확실히 변화가 있었다.

내 눈가에 자리한 깊은 주름은 그대로였다. 하지만 풍선에 바람을 넣듯, 옅은 주름이 메워졌다.

플라시보 효과가 아니었다. 내가 줄리에게 어떤지 물었다.

"젊어 보여."

줄리가 말했다.

"거, 희한하네. 원하면 당신한테도 빌려줄게."

"왜? 나한테 그게 필요하다고 생각하는 거야?"

아, 이런. 지뢰를 밟은 건가.

어쨌든 줄리는 그 아이크림을 빌려갔다. 그런데 줄리에게 탈이 생겼다. 피부가 온통 벌겋게 변하고 띵띵 부어오른 것이다.

"아무래도 당신은 늙고 주름진 나를 참아줘야 할 것 같아."

내게 크림을 돌려주면서 줄리가 말했다.

나는 매일 밤, 다시 그 크림을 눈가에 찍어 발랐다. 마치 모래사장에 찍어둔 손바닥에 파도가 밀려들어 물이 차오르듯 내 얼굴에 희미하게 파인 자국들이 메워져갔다. 그걸 열심히 들여다보느라 나는 거울 앞에서 말도 못하게 많은 시간을 보내고 있었다. 내가 그 자잘한 주름들을 걱정하게 될 줄이야……. 주름 좀 있으면 어때서? 더 중후해 보이고 좋잖아?

그래도 사용 전과 사용 후의 확연한 대비를 보고 있으니 신기하기는 했다. 크림을 바르니 주름이 사라졌다. 실제 세상의 포토샵 같다.

나는 내 얼굴의 다른 부위도 들여다보기 시작했다. 또 어디를 고칠 수 있을까? 턱은 어때? 내 턱은 목으로 넘어가는 선이 불분명하다. 말하자면 내 턱은 목과 합체된 '턱목'이다.

살짝 비대칭인 내 코는? 그래, 코를 고쳐야 할 것 같다.

나는 몇 분이 지나서야 정신을 차렸다. 나는 허영심이 스케줄 IV 약물^{약물의 성격에 따라 schedule I~V로 분류하며, 숫자가 높을수록 남용 가능성이 높아짐}보다 더 중독성이 강하다는 것을 스스로에게 상기시켰다.

나는 완벽한 육체에 대한 욕망이 눈 깜짝할 새 '광기'로 이어질 수 있다는 걸 목격했다. 연예인이 한 달에 마흔세 번의 성형수술을 받는 것도, 알렉스 쿠진스키^{「뉴욕 타임스」 기자이자 저술가}가 '뷰티 중독자'에 대해 책 한 권을 쓸 수 있는 것도 다 그 때문이다.

그런데 레틴 에이는 또 다른 문제를 갖고 있었다. 그걸 바르면 피부가 자외선을 더 흡수해 햇볕에 더 잘 탄다. 또 앞으로 시간이 지나 미처 예상 못한 어떤 다른 부작용이 나타날지 아무도 모른다. 물론, 그 자체가 돈 흡입기라는 사실은 두말하면 잔소리…….

그래서 어느 수요일, 나는 레틴 에이를 벽장 깊숙한 곳에 치웠다.

이 책이 출간되어 '저자와의 만남'을 가질 때 다시 꺼내 쓸지는 모르겠다. 하지만 그건 순전히 비즈니스용이다.

구릿빛 피부의 시대

어린 시절, 나는 내 몸에 자외선 차단제를 닿게 했던 적이 없었다. 나는 워낙 햇볕에 그을린 피부를 좋아했다. 그러면 좀 더 야위어 보인다고 생각했다. 그 결과는? 내 피부 여기저기의 분화구, 까마귀 발, 반점…….

최근 휴가 길에서, 누군가 '친절하게도' 내게 그걸 상기시켜줬다. 거기서 만난 어떤 관광객이 줄리와 내가 젊어 보인다고 말했다. 우리는 미소를 지었다. 피부과 의사인 그녀의 남편이 이런 말을 하기 전까지는…….

"아니야. 젊어 보이는 게 아냐. 피부 손상이 많이 보여. 아주 많아!"

그는 우리 부부가 40대라며 나이를 정확히 맞혔다. 줄리는 지금까지 그 남자를 용서하지 못하고 있다. 하지만 우리 부부의 피부 손상에 대해 그가 한 말은 틀리지 않았다.

나는 그 탓을 코코 샤넬에게 돌리기로 했다. 선탠에 관한 자료들을 읽다가 나는 그 프랑스 디자이너가 현대 선탠의 대모로 간주된다는 사실을 알게 되었다. 몇 세기 동안, 중산층 백인들은 밭에서 일하는 사람으로 보일까 봐 선탠을 피했다. 그런데 1923년, 지중해로 휴가를 간 코코 샤넬이 재벌 친구의 요트 갑판에 누워 있다가 제대로 선탠이 되었다. 그 뒤로 캐러멜 색 피부는 엄청난 유행을 불러일으켰고, 동시에 햇볕 아래 여유작작한 휴가를 감당할 수 있는 능력의 상징이 되었다.

그걸 알고 나서, 나는 코코 샤넬을 내 '건강계의 악인 톱 5' 리스트에 올렸다. 도대체 그 여인이 책임져야 할 피부암이 몇 건이나 될지 생각해보라. 수천? 수백만? 내가 좀 가혹한지도 모른다. 깃털 모자와 마릴린 먼로의 잠옷(샤넬 No. 5)을 개발해서 유행의 첨단을 걸었던 그녀에게 화를 내면 안 되는지도 모른다. 우리는 그녀를 책망해서는 안 되는지 모른다. 하지만 굳이 변명을 하자면, 코코 샤넬은 또 다른 심각한 잘못을 저질렀다. 코코 샤넬은 나치 점령기에 한 나치 스파이와 몇 년간 그 악명 높은 연애 행각을 벌였다. 그 때문에 나중에 프랑스 정부에 의해 공모자로 기소를 당하기도 했다(영국 왕족 친구들이 손을 써준 덕분에 재판은 면했지만). 그러고 보면 그녀의 삶은 참으로 아이러니컬하다. 색깔이 '상극'인 두 '악'에 관련되었으니 말이다. 백인 우월주의와 선탠.

코코 샤넬은 자외선 차단제를 더 많이 발라야 했다. 훨씬 더 많이……. 그런데 우리도 마찬가지다. 미국인들은 자외선 차단제를 너무 조금 바른다. 피부 전문의들은 우리가 적정량의 4분의 1에서 절반 정도밖에 안 쓴다고 지적한다.

미국 피부과학회는 자외선 차단제를 작은 위스키 잔 하나에 꽉 채워서 2~4시간마다 바를 것을 권장하고 있다. 그리고 날씨에 관계없이, 흐린 날이나(자외선의 80퍼센트는 구름을 통과한다) 겨울에도(눈은 햇빛을 반사한다) 발라야 한다고 한다.

어느 토요일 아침, 나는 걸어서 아이들을 친구 생일 파티에 데려다주게 되었다. 나는 나가기 전에 UVA/UVB 자외선 차단제(항산화 기능까지 겸한)를 온몸에 발랐다. 나는 로션을 작은 위스키 잔에 채운 뒤 손가락으로 찍어서 내 몸에 문지르기 시작했다.

작은 위스키 잔은 그 양이 30그램에서 40그램 정도 된다. 그런데 그걸 직접 발라보기 전에는 어느 정도 양인지 가늠하기 어렵다. 기다려줄 용의가 있으니 한번 발라보기 바란다. (아직 기다리고 있는 중) 어떤가? 자외선 차단제가 든 튜브를 짜다가 탈진할 지경이다. 안 그런가?

우리 집 위스키 잔으로는 온몸에 네 번 뒤집어쓰고도 남았다. 내 몸은 내보일 복근이 없어서 그렇지, 미스터 유니버스 참가자처럼 번들거렸다.

"더 이상 바를 데가 없어. 하도 발라서 입안에도 들어간 것 같아. 그 피부과 의사들은 자외선 차단제 제조업체들한테서 판매 중개 수수료라도 받아야 하는 거 아냐?"

줄리가 자외선 차단제를 발라보더니 말했다.

줄리와 내가 같이 두 시간마다 바르다 보니 하루만에 220그램 로션병이 완전히 바닥났다. 또 다른 병 하나는 절반 이상을 아이들에게 발라주었다.

마티 고모에게 그 이야기를 했더니 고모는 어이없어했다. 고모는 자외선 차단제에 독성 물질이 한가득 들었다고 생각했다. 나는 향료가 들어간 자외선 차단제만 피하고 있다. 다른 위험 가능성은 그냥 무시한다. 마티 고모, 죄송해요.

한편, 비타민 D의 효능을 인정하는 전문가들은 자외선 차단제에 회의적이다. 지난 몇 달 동안, 비타민 D는 그 어떤 비타민보다 유명세를 탔다. 한마디로 비타민계의 레이디 가가다(누가 됐든, 요즘 유대교 성인식마다 DJ들이 지겹도록 틀어대는 가수라고 보면 된다). 또, UCLA 의과대학 교수인 사프라즈 자이디 박사 같은 사람은 비타민 D가 결핍되면 암, 심혈관 질환, 당뇨병, 신장 질환, 만성피로, 천식, 구강 질환, 우울증을 비롯해 수많은 질병에 노출된다고 주장한다.

비타민 D는 굳이 영양 보조제로 따로 먹지 않더라도 연어, 계란 노른자 같은 음식이나 태양 빛을 통해 우리 몸에서 자체 합성된다. 비타민 D 옹호자들은 우리가 자외선 차단제를 너무 많이 사용해서 체내 비타민 D 합성 수준을 낮추고 있다고 말한다.

피부과 의사들과 비타민 D 옹호론자 사이의 이런 대립 양상은 의학계 전체에 영향을 미치고 있는 어떤 문제의 한 예에 불과하다. 바로 '전문성 편견'이라는 것이다. 대부분의 전문가들은 이 세상을 자신의 전문 분야를 기준으로 본다.

내 건강 자문 위원들의 조언을 바탕으로, 나는 '중간' 입장을 취하기로 했다. 내 팔다리 중 어느 하나를 자외선 차단제를 바르지 않고 격일 주기로 햇볕에 15분간 노출시키는 것이다. 노출시킬 팔다리는 특정 부위가 과다 노출될 위험을 줄이기 위해 교대제를 적용하려 한다.

점

내 피부의 수많은 결함 중에 코 옆의 큰 점을 빼놓을 수 없다.

250년 전에 프랑스에서 살았다면 내 '왕 점'은 눈길 좀 끌었을 것이다. 백과사전에서 보았지만, 루이 15세 시절에는 왕 점이 유행이었다. 자신의 피부가 얼마나 아름다운지, 얼마나 뽀얀지 강조하고 싶은 멋쟁이 남녀 사이에서 고약을 점처럼 붙인 검정 패치가 대인기였다. 선택할 수 있도록 다양한 디자인의 패치를 한데 묶어서 파는 '세트' 상품도 있었다고 한다. 심플한 걸 선호하는 사람들을 위해서는 단순한 모양의 패치가 있었다. 그러나 멋 좀 아는 사람들은 별, 초승달, 동물, 곤충, 도형 모양의 패치들을 갖고 있었다. 패치를 붙이는 위치도 중요해서 그 위치마다 나름의 의미가 부여되었다. 눈가에 붙이는 패치는 '열정'을 상징했고, 이마 중앙에다 붙이는 패치는 '위엄'을 상징했다. 여자들은 귀족 파티 중에 다른 걸로 교체하고 싶을 때를 대비해서 늘 패치 박스를 소지하고 다녔다.

하지만 슬프게도 내 코에 붙은 점은 기린이나 거미 모양이 아니다. 그냥 흔히 보는, 오래된 반점이다. 초콜릿 칩하고 크기도 색깔도 비슷하다. 그리고 불행하게도 귀족 아가씨들의 요염한 미소나 교태스러운 시선 대신, 호기심과 당혹스러움이 섞인 시선을 유발한다.

피부과 전문의(그 무례한 남자가 아니고 우리 가족의 친구인 의사)를 만나 상담한 뒤, 나는 그 점을 제거하기로 결심했다. 내친 김에, 등에 난 점도 같이 제거하기로 했다. 사실 피부과 의사는 내 등에 난 점이 비대칭이라며 더 많이 걱정했다.

의학적 용어로는 '색소모반'이라고 하는 '점'은 (갈색과 검은색이 섞인) 멜라닌을 생성하는 피부 세포가 비정상적으로 뭉친 덩어리다. 백인 성인은 온몸에 평균 약 30개의 점을 갖고 있다. 그런데 이건 그냥 지나칠 만한 문제가 아니다. 미국에서는 1년에 100만 명 이상이 피부암 진단을 받고 있다. 세계 건강 기구에 의하면, 전 세계적으로는 점과 관련 있는 피부암으로 매년 최소한 5만 여 명이 사망한다.

며칠 뒤, 나는 정통파 유대교인이기도 한 어느 성형외과 전문의의 진료실에 앉아 있었다. 그는 미니어처 망원경이 덧대어진 안경을 쓰고 있었다. 그가 내 점을 찬찬히 살펴보더니 분석 결과를 알려주었다.

"크기가 프로비던스미 동북부의 로드 아일랜드의 주도만 하네요!"

그가 그나마 위성 도시들을 끼고 있지 않은 중간 크기의 도시를 골라준 것만도 감사할 일이었다.

수술은 20분 정도 소요되었다. 수술 과정을 내 눈으로 볼 수는 없었지만 바늘이 내 살을 찌르는 걸 느꼈고, 손톱 줄 같은 게 긁히는 소리를 들었고, 살갗이 타는 냄새를 맡았고, 내 콧구멍에서 실이 잡아당겨지는 걸 느꼈다.

의사는 친절했고, 확실히 그 분야에서 최고다웠다. 그리고 말도 많았다. 나는 말을 하면 '수행'에 방해가 될 수 있다는 걸 알아 의사가 질문을 하면 단답형으로만 대답했다. 아뇨, 폴란드어로 말하지 않았는데요. 직장에서는 별일 없어요. 말하다 보니 너무 간단해서 죄책감이 느껴졌다.

집으로 돌아오자 줄리가 책상 앞에 앉아 세금 청구서를 정리하고 있었다. 줄리가 고개를 들었다. 몇 초 동안, 줄리는 의대생이 4차원 국소 해부학 문제를 풀기라도 하듯, 나를 꼼꼼히 들여다보았다.

"당신, 점을 뺀 거야?"

내가 고개를 끄덕였다.

"아니, 내게 아무 말도 않고? 사전 경고도 안 주고? 찬반을 따져보지도 않고?"

내가 어깨를 으쓱했다.

"그건 당신의 일부였잖아. 42년 동안이나 말이야."

순간, 줄리의 눈에 눈물이 솟아오르는 걸 보았다. 진짜 눈물. 그깟 멜라닌 덩어리에 이 정도로 격한 감정 반응을 보일 줄이야…… 나는 당황스러웠다.

"그냥 둘 걸 그랬나?"

"아냐. 사실은 좋아. 말도 못하게 좋아. 그 점에 대해서 예전에 내가 생각했던 게 있었지만 결코 말할 수 없었거든."

그렇다면 그 눈물은 슬픔의 눈물이 아니라 안도와 놀라움의 눈물? 흠. 우리가 결혼한 지 10년이 넘었다. 그러고 보니 줄리는 단 한 번도 내 점에 관해 말한 적이 없었다. 혹시라도 내가 기분 상할까 봐. 도대체 줄리가 예의상 도저히 말할 수 없었던 내 점에 대한 생각은 어떤 것이기에?

일주일 뒤, 람브로자 박사가 조직 검사 결과가 나왔다며 전화를 걸어왔다. 코 옆에 있었던 점의 조직은 별 이상 없었다. 하지만 내 등에 있는 점은…….

"비정형입니다."

허, 어째 좋은 소리는 아닌 것 같았다. 비정형이라……. 영화 보는 취향이라면 비정형도 나쁠 것 없다. 하지만 의학적으로는 될수록 흥미가 떨어지고, 지루하고, 전형적인 편이 낫다.

"암의 전조에 해당되지는 않습니다. 멜라노마멜라닌 색소가 종양으로 변한 악성 흑색종로 진단 내리기에 확실한 비정형적 특징도 갖고 있지 않습니다. 하지만 그렇다 해도 비정형은 맞습니다. 지금 건강에 대한 책을 쓰신다니 잘됐습니다. 피부과 의사도 만나보실 테니까요."

람브로자 박사가 말했다.

혹시라도 모르고 지나쳤다면, 내 등의 점은 몇 년 안에 암으로 발전했을 수도 있는 일이었다. 이로 인해 나는 '죽음'에 대해 다시 한 번 작은 각성의 기회를 가질 수 있었다. 아주 작은 각성. 뭐, 대단하거나 인상적인 건 아니었다. 구석진 바에서 궁상떨며 앉아 있을 만한 일은 아니었다. 그럼에도 불구하고 각성의 기회인 것은 맞다. 내 몸은 불완전함으로 가득하다. 그중 하나가 결국 나를 끝장낼 수도 있다.

중간 평가: 열일곱 번째 달

체중 **73킬로그램**(다시 예전으로 돌아가고 있다)

어머니와 감사의 마음을 담은 이메일을 나눈 횟수 **27회**

한 끼 식사에 최다 건강식을 먹었을 때의 음식 종류 **11가지**

(검정 건포도, 빨간 고추, 맥아, 조리한 표고버섯, 블루베리, 아보카도, 석류씨, 편두, 망고, 아마씨 기름, 아몬드)

이번 달 헬스클럽에 간 횟수 **11회**

나도 안다. 헬스클럽 출석률이 형편없다. 내 달리기 성적도 나을 게 없다. 매일이 아니라 일주일에 세 번 한다. 내게는 '동기'가 필요하다. 문득, 올해 이 프로젝트의 80퍼센트가 '동기'에 관한 것임을 깨달았다. 건강에 관한 정보, 그 대부분은 이 세 가지로 정리될 수 있다.

덜 먹고, 더 움직이고, 쉬기.

그런데 문제는 '그 방법은 무엇인가?'이다.

나는 그 때문에 전전긍긍하고 있다.

어떻게 해야 내 머릿속에서 이렇게 말하는 소리를 틀어막을 수 있을까?

"너는 오늘 헬스클럽에 갈 필요 없어. 언제나 내일이 있잖아. 이봐, 친구. 그저 튀김 한 접시일 뿐이야. 너 먹으라고 준비한 거야(내 안의 그 목소리는 터키 바자회에서 만난, 유난히 적극적이던 카펫 장사꾼을 연상시킨다)!"

다음 달 주제는 '동기'가 될 것이다.

내 친구이자 「뉴욕 타임스」 기자인 찰스 더히그는 좋은 습관을 계발하는 방법에 대한 책을 쓰고 있다. 찰스가 일러준 한 가지 중요한 요소는 '자기 보상'이다. 그래서 나는 매번 운동이 끝나면, 싼 티 작렬이지만 재미만큼은 남다른 가십 사이트에 10분 동안 들어가 있는 것으로 자기 보상을 해주고 있다. 그건 늙은 A.J. 사진만큼이나 효과적이다. 하지만 나는 그 이상의 것이 필요하다.

제18장

심장, 다시 보기

완벽한 운동을 위한 도전

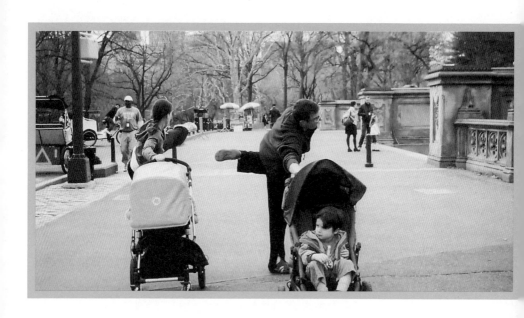

지지부진한 내 운동 습관을 고쳐보기 위해 내가 고안한 솔루션은 이름 하여 '섞어보기'다. 새로운 활동을 시도하라! 내 짧은 집중력 주기를 활용해 유산소 운동의 '다양함'을 체험해보라! 다행히 선택 가능한 운동 종류가 엄청나게 많았다. 문득 성경 말씀대로 살아보던 때가 생각났다. 수백 개도 넘는 그 가지각색의 종파들. 그 종파들마다 교주에 목숨 건 열렬한 추종자들이 있었다.

그래서 지금, 나는 여러 가지를 해보고 있다. 켈리 리파가 창안한 '피지크57'이라는, 좀 가학적인 발레-요가-에어로빅의 혼합 운동을 한다. 그리고 기존의 보통 요가도 한다. 그리고 '반중력 요가'라는 것도 한다. 천장에다 오렌지색 고치처럼 생긴 해먹을 매달아놓고 그 안에서 다양한 동작을 취하는 것이다.

나는 예비 엄마(아빠도 포함해서)들을 위한 '유모차 운동Strollercise'이라는 운동 강좌에도 간다. 그래서 아들을 태운 유모차를 밀고 센트럴파크를 다니면서 조깅도 하고, 뜀뛰기도 하고, 스트레칭도 하고, 사람들의 시선도 받는다. 그리고 '크로스피트' 트레이닝이라는 것도 한다. 바벨, 테라피 공이 굴러다니는 헬스클럽에서 고강도 운동을 하는 것이다. 거기서는 지쳐 나가떨어질 때까지 하는 운동을 권장한다. 크로스피트 운동의 마스코트는 이름이 '푸키Pukey: 영어로 'puke'는 '토하다'라는 의미'다.

그리고 마크 머천트라는 이름의 트레이너하고는 '로마 군대식 운동'이란 걸 한다. 엄청나게 큰 철 망치를 들고 센트럴파크에 가서 통나무를 내려치는 운동이다. 나를 보면 지나가던 사람들이 한마디씩 한다.

"당신은 혹시 토르?"

오늘은 또 다른 걸 해볼 참이다. 이름 하여 폴 댄스. 앞서 말했듯 폴 댄스는 내가 다니는 헬스클럽에서 제일 인기 있는 강좌다. 그런 만큼 꼭 해보리라 생각하고 있었다.

그런데 본격적인 시작에 앞서, 오해의 소지가 있을 것 같아 짚어두려 한다. 폴 댄스는 스트립쇼와 아무 상관없다. 내용상 그 기술의 95퍼센트가 스트립쇼에서 이루어지고는 있지만 말이다.

나는 최소한 폴 댄스 전도사들의 입장에서 전달해보려 한다. 폴 댄스는 수직 발레와 마찬가지로 예술의 한 형태다. 혹은 기계체조 같은 스포츠라고 할 수도 있다. 골반을 이용한 회전 기술이 주 종목이긴 하지만 말이다. 그래도 그리 허섭스레기 같지만은 않다.

폴 댄스 옹호자들의 주장은 물론 과장된 부분이 없지 않다. 하지만 내가 직접 폴 댄스 강좌에 참여해보니 그들의 요지가 틀리지 않다는 걸 알 수 있었다. 기둥에 매달려 빙빙 돌다 보면 심장의 심방, 심실이 고동친다.

폴 댄스 강좌 현장에 도착한 나는 다년간의 기자 생활로 다져진 예리함으로, 그곳에서 내가 유일한 남자임을 대번에 알아챌 수 있었다. 여자 50명 중 남자는 나 하나였다. 그런데 그런 성비性比는 끈 팬티, 야한 춤이 연상되는 폴 댄스뿐 아니라 내가 듣는 모든 강좌에서 공통적으로 목격되는 현상이었다. 피트니스에 관한 한, 미국인들에게는 확고한 취향이 있다. 여자들은 '다같이'를 좋아하고, 남자들은 '나 홀로'를 좋아한다.

삭발 머리의 라틴계 여자 강사가 준비운동이라며 스트레칭과 엉덩이 흔들기를 연달아 시켰다. 나는 이 부분에서 여자들에게 '싼 티'나 보이지 않기 위해 무진 애를 썼다. 나는 어쨌든 이곳에 건강 '전문가'로 왔으니까 말이다. 그런데 그런 내 목표를 와해시키는 요인들이 있었다. 예를 들어, 강사가 계속해서 외쳐대는 표현만 해도 그랬다.

"다리를 있는 대로 찢어요!"

게다가 복장도 난감했다. 쳐다보지 않으려고 기를 써보지만 그곳에서 여자들의 가슴골을 보지 않으려 피한다는 것은 국회에서 나이 든 백인을 보지 않으려 피하는 것과 비슷한 노력이 필요했다. 왜? 눈 돌리는 곳마다 있으니까……

우리는 레이디 가가(그럴 줄 알았다)의 음악에 맞추어 15분간의 준비운동을 마치고 기둥을 골랐다. 개인별로 일인용 기둥이 할당되지 않는 건 의외였다. 네 명이 기둥 하나를 공유했다. 나는 다른 세 명의 여자들과 구석 쪽에 있는 기둥을 배정받았다. 그 여성들은 저마다 색깔이 다른 하이 힐(빨강, 검정, 하양)을 신고 있었다.

애나(빨강)가 먼저 시도했다. 반은 동양계, 반은 스웨덴 계였다. 애나가 기둥을 붙잡더니 백 후크_{다리 한쪽을 기둥에 걸고 도는 자세}, 체어_{기둥을 붙잡고 앉는 듯 도는 자세}, 점프해서 미끄러져 내려오기, 파이어맨 턴_{소방관처럼 기둥을 붙잡고 내려오는 자세} 등을 해 보였다. 다리로 기둥을 감싸고 거꾸로 매달려 내려오기도 하고, 허리를 활처럼 구부리기도 했다.

그러고 나서 수건을 집어들고 기둥을 닦았다. 티어노 박사가 보았더라면 기특하다고 칭찬했을 텐데…….

다음은 내 순서였다. 나는 강사가 가르쳐준 요령을 기억하려 애썼다.

"기둥을 올라갈 때는 엉덩이를 가급적 기둥에서 멀리 떨어뜨려야 합니다. 안 그러면 보기에 너무 안쓰러워집니다."

또 있다.

"하이힐을 신지 않았으니, 발가락을 뾰족하게 모으는 걸 잊지 마세요."

나는 최선을 다했다. 그러나 상상이 가겠지만, 내 '공연'은 체육 시간에 밧줄을 기어오르며 헐떡대는 초등학교 4학년 수준으로 끝나고 말았다.

"그래도 시도를 했다는 게 대단하네요."

애나가 말했다. 그 어투는 짐짓, 루카스가 다섯 글자로 된 단어를 읽으려 애쓸 때 내가 사용하는 말투하고 비슷했다.

"아무래도 기둥에 쓸린 것 같아요."

나는 그렇게 말하면서 벌건 종아리를 가리켰다. 애나가 이해한다는 듯 고개를 끄덕였다.

"이걸 보세요."

애나가 자신의 다리를 가리켜서 보니, 갈색 멍이 점점이 박혀 있었다.

"익숙해질 거예요. 전 지금 아무 느낌도 없는 걸요."

알고 보니 애나는 '부정' 선수였다. 미국 폴 댄스 연맹의 회장이자 주최자로서 다음 달 전국 챔피언십을 준비하고 있었다. 애나는 내가 「에스콰이어」에서 일한다는 사실을 알고는 우리 잡지사에서 그 행사를 다루어주면 좋겠다고 했다. 그러더니 종이를 찢어서 내게 전화번호를 적어 주었다.

집에 돌아온 나는 줄리에게 폴 댄스 계에서 공식적으로 제일 영향력 있는 사람의 전화번호를 받아왔다고 말했다.

"난 당신이 자랑스러워 죽겠어!"

줄리가 말했다.

목표

친구들은 서로 자기가 다니는 피트니스 강좌에 나를 데려가려 했다.

"자넨 줌바를 아주 좋아할 거야."

혹은 훌라후프, 혹은 '신앙'이 가미된 에어로빅, 기타 등등.

줄리도 자기가 다니는 헬스클럽 강좌에 나를 데리고 갔다. 강사는 방 앞에 의자를 갖다놓고 앉아서 우리를 향해 "엉덩이를 들어요!" 하고 소리 지르는 걸로 시간을 다 보냈다. 나는 기분이 좋지 않았다. 누군가에게 엉덩이를 들라고 소리를 지를 거면 적어도 한쪽이든, 양쪽이든 자기도 엉덩이를 들어주는 게 예의가 아닌가 말이다. 안 그런가? 게다가 그 강사가 뚱뚱하다는 사실도 내 의심을 증폭시켰다.

내 '다양화' 전략은 별 실효를 거두지 못하고 있었다. 의욕이 생기기는커녕, 오히려 감이 무뎌져갔다. 어떤 운동이든 결국 거울 달린 방에 모여 팔다리를 움직이는 걸로 귀결되었다.

내게는 운동을 하고 싶게 만들 만한 다른 방법이 필요했다. 혹시 '목표'가 필요한지도 모르겠다. 내가 읽고 있는 피트니스 관련 책들마다 '목표'에 대해 말을 하고 있으니까 말이다. 운동에는 목표가 필요하다. 그리고 이왕이면 그 목표를 널리 알리고 요란하게 떠드는 게 좋다. 달성에 실패했을 때 엄청난 모멸감이 가해질 만한 목표가 좋다. 내게는 어떤 목표가 좋을까?

"3종 경기를 해보지 그래?"

어느 날 밤, 둘이서 BPA가 안 들어간 접시를 닦다가 줄리가 물었다.

"글쎄. 그렇게 건강에 좋아 보이지 않아서 말이야."

이번 건강 프로젝트를 시작할 무렵, 나도 3종 경기에 대해 생각은 해봤지만 그냥 넘어갔다. 3종 경기를 하는 동영상도 몇 개 보았다. 동기부여를 목적으로 제작된 것도 있었다. 온통 넘어지고 깨지는 선수들의 모습이 담겨 있었다. 정맥주사를 팔에 꽂은 채, 들것에 실려나가는 여자도 있었다. 하지만 내게는 그런 식의 동기 부여는 통하지 않는다.

하지만 3종 경기가 피트니스의 결정판 같다는 느낌은 들었다. 건강 측면에서도 결정판인지 자신은 없지만……. 2006년과 2008년 사이, 3종 경기를 하다가 열네 명이 죽었다. 사인은 심장마비 아니면 익사였다. 3종 경기를 하면 관절이 혹사당한다. 어떤 연구 결과에 따르면, 극한의 인내심을 요하는 스포츠를 하면 수명이 단축된다. 물론 그 연구가 게으른 사람들이 자신의 '게으름'을 정당화할 속셈으로 이루어졌을 가능성은 배제할 수 없다.

하지만 줄리는 물러서지 않았다.

"꼭 피를 토할 정도로 해야 하는 건 아니야. 가벼운 걸로 하면 되잖아?"

줄리 말도 일리는 있었다. 완주 거리를 단축해도 어쨌든 운동은 된다. 게다가 나는 친구들에게 이렇게 말할 수도 있다.

"내가 3종 경기를 완주했어."

3종 경기는 내게, 자기 성년식에서 하프토라_{안식일이나 절기에 낭독되는 유대교 구약 예언서의 일부}를 읽는 효과를 줄지 모른다. 나를 '남자'로 만들어 줄 것이다!

인터넷을 찾아보니 완주 거리가 다양한 3종 경기가 수두룩했다. 1902년 프랑스에서 시작된 이후로, 3종 경기는 오늘날 1년에 5억 달러 규모의 스포츠 산업으로 성장했다(최초의 3종 경기에는 수영 대신 카누 타기가 포함되었다. 카누가 더 재미있고, 물에도 덜 젖어 좋았을 것 같다).

물론 그 악명 높은 '철인' 3종 경기도 있다. 수영 3.8킬로미터, 사이클 180킬로미터, 마라톤 42.195킬로미터. 그런 한편, 동네 몇 바퀴 달리는 수준보다 그 강도가 조금 더 높은 3종 경기도 있었다.

아내 말이 옳았다. 그 정도면 나도 3종 경기를 할 수 있다. 그런데 어떤 걸로 해야 하나? 나는 모든 게 실내에서 이루어지는 3종 경기에 마음이 끌렸다. 러닝머신, 고정식 자전거, 실내 수영장⋯⋯. 상당히 편해 보였다. 하지만 알다시피, 실내 운동은 실외 운동보다 건강 면에서 약하다. 나는 만물의 근원인 '자연'에 노출될 필요가 있다.

6월 5일에 경주가 있다는 걸 알게 되었다. 몇 달밖에 남지 않았다.

개중 할 만해 보이는 경기였다. 종목은 20킬로미터 자전거 경주, 5킬로미터 달리기, 400미터 바다 수영이었다. 그런데 살짝 '모순'이 느껴졌다. '적당한' 극한 스포츠라……. 하지만 내 건강 자문 위원단은 뭐가 됐든 '적당하게'를 부르짖는다. 드디어 그런 종류를 만났다. 이 세상에 가장 '건강한' 3종 경기를 말이다.

다음 날, 나는 줄리, 친구들, 그리고 내 아들들에게 선언했다.

"나는 3종 경기를 할 거야."

나는 줄리의 친구이자 재능 있는 운동선수로, 몇 번 3종 경기를 완주한 경험을 가진 애나에게 전화를 걸었다. 그녀가 몸담고 있는 세계에 감히 발을 디밀어보고자 하니 조언을 부탁한다고 했다.

"언젠가 6월 초에 3종 경기를 한 적이 있었어요. 물이 얼음장같이 차서 죽을 뻔했어요. 울음이 절로 나오더군요."

이런. 전혀 '적당한' 것 같지 않다.

빠르게, 격정적으로

나는 우리 집 아이들에게 이솝우화를 잘 읽어준다. 『토끼와 거북이』에 나오는 토끼가 너무 미움을 받는 것 같아 내 나름대로 수정본을 개발했다. 이 귀 긴 녀석은 뭔가를 알고 있었는지 모른다. 낮잠이 건강에 좋다는 사실만이 아니고 말이다.

토끼가 구사한 전략은 꽤 효과가 있다. 특히 3종 경기를 앞두고 훈련하는 경우에 그렇다. 그 토끼는 지금 우리가 고강도 인터벌 트레이닝HIIT이라고 하는 운동 방식을 적용했다. 그 운동 방식은 45분 동안 자기 능력의 60퍼센트를 써서 조깅을 하는 대신, 30초 동안 100퍼센트의 능력을 쏟아붓는 것을 말한다. 그러고는 멈춰서 1분 휴식한다. 그런 다음 다시 전력 질주를 한다. 그 과정을 8회 반복한다. 총 소요 시간은 12분이다. 휴식 시간을 줄이면 더 단축될 수 있다.

장점은? 일단, 시간이 엄청나게 절약된다. 게다가 그 효과 또한 긴 시간 적당한 수준으로 하는 운동 못지않다는 연구 결과들이 나오고 있다. 비단 운동선수만이 아니라, 뚱뚱한 사람을 포함해 모든 이들에게 해당되는 이야기다.

단점은? 아프다.

"세상에 공짜는 없습니다."

맥마스터 대학교 교수이자 HIIT의 전문가인 마틴 지발라 교수의 설명이다. 쉽게 말해서 반창고를 제거할 때 선호하는 방식을 생각하면 된다. 반창고를 신속하게 떼어버리는 쪽을 선호하는가(무지하게 아프지만, 잠깐이면 된다), 아니면 천천히 떼어내는 쪽을 선호하는가(조금 아프지만 시간은 더 오래 걸린다)?

HIIT는 내가 애덤 지커만과 안폼 피트니스에서 했던 운동의 사촌 뻘 되는 유산소 운동이라 할 수 있다. 하지만 HIIT의 장점을 뒷받침하는 연구 결과들이 훨씬 더 많다.

그중 제일 유명한 연구 사례를 들어보자. 1996년, 일본의 국립 피트니스 및 스포츠 연구소 연구원 이즈미 타바타에 의해 시행된 연구다. 선수들은 20초간 특별 제작된 고정식 자전거를 전력을 다해서 타고 10초간 휴식했다. 같은 과정을 총 4분 동안, 일주일에 4회 실시했다. 그달 말, 그 선수들의 신진대사 능력은 45분 동안 적당한 속도로 자전거를 탄 선수들보다 월등하게 향상되었다. 적정한 수준으로 45분 동안 자전거를 탄(이를 '정상적 운동'이라고 부른다) 쪽보다 훨씬 더 많이.

그 외에 또 다른 혜택도 많다. 지구력이 좋아지고, 혈당이 낮아지고, 폐활량이 늘어나고, 체중이 줄어든다. HIIT는 신진대사 능력과 근육 구조를 교정해 하루 동안 더 많은 열량을 태울 수 있다. 그 시작은 이미 몇십 년 되었지만 지난 몇 년 새 주류에 바짝 다가들었다(티모시 페리스가 『포 아워 바디』에서 언급하고 있다).

오늘 토니가 내게 HIIT를 해볼 기회를 주었다. 우리는 고정식 자전거를 이용했다. 전력 질주는 관절에 무리가 갈 수 있기 때문이다.

우리는 같이 자전거 페달을 밟았다.

"자, 이제 최대한 빨리 밟으세요!"

나는 얼굴을 잔뜩 찡그려야만 했다. 신음 소리가 절로 나오고, 눈은 질끈 감기고 머리는 스티비 원더처럼 앞뒤로 흔들어졌다.

나는 HIIT를 일주일에 한 번만 하고 있다. 이유는? 첫째, 좀 더 장기간에 이루어진 연구 결과가 필요했다. 기존의 다른 운동만큼 심장병 예방에도 효과가 있다든지……. 둘째, 속이 울렁거려 죽겠다.

중간 평가: 열여덟 번째 달

체중 **72킬로그램**

쓰러지기 직전까지 한 팔굽혀펴기 횟수 **100번**(잠깐씩 쉬긴 했지만)

섭취한 과일과 야채의 유기농 비율 **60퍼센트**

프리덤 소프트웨어를 구동시킨 날 수(인터넷에 대한 접근을 막아준다. 그래서 스트레스를 낮추고 집중력을 향상시켜준다) **19일**

프리덤 소프트웨어를 우회하고자 컴퓨터를 재부팅한 날 **15일**

이번 달에 내가 이룬 큰 과업은? 잭 라란과 인터뷰를 성사시켰다! 올해 96세의 잭 라란은 여전히 기운차다. 70세 생일 때처럼 뒤에다 70척의 배를 매달고 롱비치 하버를 헤엄쳐 건너지는 않지만 그래도 여전히 기운차다.

인터뷰 날짜를 잡는 데는 시간이 좀 걸렸다. 잭 라란이 워낙 바빠서였다. 처음 접촉을 시도했을 때 비서에게서 이런 메일을 받았다.

"그분은 새 주스 광고를 찍느라 이번 주 내내 뉴저지에 계십니다. 다음 주에 연락을 드릴 수 있을 것 같습니다. 건강하세요. 클레어 드림."

인터뷰를 거절하는 핑계로 주서기 광고는 내가 받아본 멘트 중 '톱 5'에 속한다.

하지만 일이 잘 풀려서, 나는 이번 달에 캘리포니아 모로 베이에 있는 잭 라란의 자택으로 그를 만나러 갈 수 있었다. 잭의 집에는 그가 아직도 매일 이용하는 체육관 두 개와 수영장이 하나 딸려 있었다.

잭 라란에 대해 조사를 하다 보니 아주 재미있었다. 나는 잭이 일찍부터 피트니스계에 투신한 줄로 알고 있었다. 한때 그가 피트니스계의 반항아였다는 사실은 알지 못했다.

"사람들은 나를 사기꾼이나 미치광이로 생각했어요. 의사들은 나를 적대시했지요. 그 사람들은 웨이트 운동은 심장마비를 일으키거나 성욕을 감퇴시킨다고 했어요."

잭은 불량 식품 중독자로 살다가 15세 때 어떤 건강 강좌를 들은 이후로 크게 각성을 했다. 그때부터 식단을 바꾸고 생과일, 생야채, 생선, 오트밀, 달걀 흰자를 먹기 시작했다. 지금의 내 식단과 꽤 비슷하다. 그러고 보니 잭 라란과 나는 생활방식도 비슷하다. 그가 커피를 피한다는 사실만 빼고. 아, 매일 약 1리터 정도의 동물 피를 마신 것도, 생일 때면 어김없이 보트를 끌던 것도 빼야 한다.

잭 라란이 했던 말들은 재미도 있고 혜안도 느껴졌다.

"준비운동을 15분 동안 한다고요? 사자가 배고플 때 준비운동을 할까요? '오, 저기 맛있는 영양이 오는구나. 준비운동을 해야겠다.' 아뇨! 사자는 바로 영양을 덮쳐서 잡아먹습니다."

나는 그걸 출력해서 칼 세이건의 글이 붙어 있는 벽에 나란히 붙었다.

건강식, 운동, 그리고 잭 라란의 라이프스타일의 세 번째 기둥은 '잠'이었다. 그는 저녁 9~10시 사이면 잠자리에 든다고 했다(그의 나이가 100세에 가까워지고 있다는 걸 생각해보면 그렇게 충격적인 사실은 아니다). 그건 내게 좋은 동기가 되어주었다. 나도 이제 밤의 건강을 챙겨봐야 할 필요가 있다.

제19장

눈꺼풀 안쪽

행복한 잠을 위한 도전

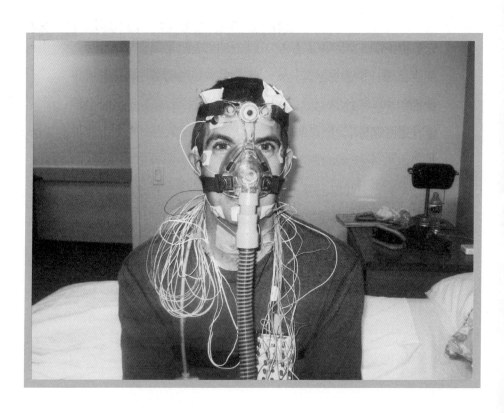

나는 돌고래가 부럽다. 그 우아한 자태나 에너지 때문이 아니다. 돌고래가 잠을 자는 방식 때문이다. 돌고래는 한 번에 반쪽 뇌씩 잠을 잔다. 오른쪽 뇌가 잠들면 왼쪽 뇌는 깨어 있다. 그렇게 교대로 잠을 잔다. 돌고래는 몇 분에 한 번씩 공기를 마시러 물 표면으로 올라와야 하기에 깨어 있을 필요가 있어 이런 기술이 발달되었다.

아, 왜 인간의 진화 체계는 이런 걸 생각해내지 못했을까? 억울하기 짝이 없다. 뇌의 절반만 잠을 잔다면, 그동안 우리가 할 수 있는 많은 일들을 생각해보라. 세금 청구서를 정리할 수도 있고, 「에스콰이어」에서 회의를 할 때도 끝까지 자리를 지킬 수 있고, 〈도라 익스플로러〉 콘서트장에도 가 앉아 있을 수 있다.

그런데 우리는 눈을 감고, 입을 벌리고, 이 세상과 단절되는 이 불합리한 수면 방식을 고수할 수밖에 없다. 나는 잠이 밉다. 내 인생의 3분의 1을 베개에 침이나 흘리면서 낭비하고 있는 게 싫다.

나와 달리, 줄리는 잠을 엄청나게 좋아한다. 잠은 줄리가 제일 좋아하는 취미 생활이다. 잠에 대해 말할 때 그녀의 목소리에는 흥이 묻어난다. 줄리는 하루에 열네 시간도 잘 수 있다.

잠에 대한 애착이 대단하다 보니, 줄리는 우리 가족의 건강에 무슨 문제라도 생기면 늘 수면 부족 탓으로 돌린다. 감기에도, 독감에도, 감염에도, 팔 저림에도 "그냥 잠을 더 자면 돼."라고 말한다.

내게는 안타까운 일이지만, 줄리의 생각이 영 틀린 것은 아니다. 점점 더 많은 연구 결과들에서 수면 부족의 폐해가 밝혀지고 있다. 잠을 못 자면 심장 질환과 고혈압의 위험이 있다. 면역 체계가 약해진다. 미국에서는 매년 잠과 관련된 자동차 사고가 10만 건이나 일어난다. 수면 부족은 우리의 인식 기능을 저해한다. 지능지수와 집중력을 낮춘다. 수면 부족 때문에 미국 경제가 감당해야 하는 경비가 1년에 630억 달러나 된다.

나는 매일 밤 여섯 시간 정도 잠을 잔다. 그리고 낮 동안은 상당 시간을 피곤에 절어 지낸다. 내 머리를 10킬로그램 무게의 역기가 내리누르고 있는 것처럼.

평소 얼마나 피곤하면, 지난 몇 주 동안 아이들에게 책을 읽어주다가 잠든 적이 여러 번이었다. 깜빡 잠은 들었어도 나는 용케 책은 끝까지 읽어냈다. 다만, 줄거리가 안드로메다로 가는 기차를 탔을 뿐.

잠을 '잘' 자려면 나는 잠에 좀 더 충실해야 하는지 모른다. 그 부분에 있어 나는 줄리의 재능을 갖고 있지 못하다. 나는 자면서 코를 곤다. 너무 늦게 잠자리에 든다. 잠자리에 들어서도 바로 잠들지 못한다. 이 모두, 내가 처치해야 할 괴물들이다.

시끄러운 밤

줄리는 늘 내가 낙엽 치우는 기계 소리 정도로 코를 곤다고 말한다. 게다가 경기라도 하는 듯 요란스럽게 몸부림을 친다고도 한다. 그리고 침대 위 줄리의 영역을 무단 점거하는 경향도 있단다. 어쩌다 호텔에 묵게 되어 폭이 4미터가 넘는 '독재자' 사이즈 침대에서 잘 때도 마찬가지라고……

그 때문에 우리 부부의 결혼 생활에는 감추고 싶은 비밀이 생겼다. 어차피 지금 고백하겠지만, 부디 흉은 보지 말아주길 바란다. 우리 부부는 잠자리를 같이 하지 않을 때가 많다. 지금 섹스 이야기를 하는 게 아니다. 같은 방에서 같이 렘REM 수면 상태에 드는 행위를 말한다.

약 5년 전, 줄리가 도저히 못 견디겠다고 털어놓았다. 그래서 나는 가능하면 따로 잠잘 수 있는 공간을 찾아야 했다. 그 이후로 나는 대부분의 밤을 우리 집 서재에서 보내고 있다.

몇 달 전, 「뉴욕 타임스」가 밤에 각방을 쓰는 부부에 관한 기사를 다루었다. 우리도 해당되는 이야기였다. 미국 주택건축가협회는 설문조사를 통해, 2015년 무렵이면 일반 주택의 60퍼센트가 두 개의 안방을 갖게 될 것으로 내다보고 있다.

부부 '각방'은 여전히 조금은 금기시되는 부분이다. 하지만 우리 집의 각방 현실을 털어놓게 되니 속이 시원하다. 줄리는 나보다 꺼리긴 했지만 최근 마지못해 그 사실을 인정했다. 우리 부부는 각방을 쓰는 게 나름의 장점이 있다고 생각한다. 줄리는 내 코고는 소리를 듣지 않아도 되고, 나는 줄리가 깰까 봐 조심할 일 없이 아무 때나 침대에 들

수 있으니까 말이다.

우리 부부가 다시 '동침' 체제로 복귀할지는 확신할 수 없다. 하지만 우리 부부를 밤마다 이별하게 만드는 근본 원인을 해결해야 할 필요는 있을 것 같다. 바로 내 코고는 소리!

코골이는 일군의 심각한 문제들과 연관이 있다. 피로는 물론이고 심장 질환, 우울증, 차 사고로까지 이어질 수 있다. 코골이는 기도에 문제가 있을 때 발생한다. 혀가 목구멍 뒤로 넘어가서 그럴 수도 있고, 콧속의 기도로 공기가 충분히 유입되지 않거나 목에 지방 조직이 끼어 있는 경우도 원인이 된다.

코를 골면 수면 무호흡증을 유발할 수도 있다. 이는 좀 더 심각한 상황으로, 공기 유입 경로가 막혀 몇 초 동안 호흡이 멎는 것을 말한다.

나는 코골이 퇴치 운동가이자 『수면에 방해받다Sleep, Interrupted』의 저자인 스티븐 박의 진료실을 찾아갔다. 그가 내 기도를 살펴보았다. 꼬챙이 비슷한 게 내 콧속으로 들어가 목으로 내려가는 동안, 나는 잔뜩 겁을 먹고 있었다.

닥터 박이 의자에 앉더니 내게 결과를 알려주었다. 내가 비중격 만곡증이고 휘어진 정도가 꽤 심하다고 했다. 샌프란시스코 롬바드 거리처럼 지그재그로 되어 있다고…….

"벽이 휘어진 모양이 꽤 복잡합니다. 구도가 복잡하네요."

닥터 박은 내가 입으로 숨을 쉰다고 했다. 나는 그 말을 '모욕'이 아닌 '진단'으로 이해하자고 스스로를 다독였다.

"지금 당장 말씀드릴 수 있습니다. 간단하게 고칠 수 있는 방법은 없습니다."

닥터 박이 설명했다.

"코 고는 사람들에게 배움의 기회가 될 겁니다."

그 뒤로 2주 동안, 나는 무려 스무 가지나 되는 요법을 시도했다. 그중 몇 가지를 소개하자면 이러하다.

테니스 볼

코골이는 똑바로 누워 잘 때 제일 심하다. 혀가 목 쪽으로 떨어지면서 공기를 차단하기 때문이다. 그러니 모로 잠자는 게 좋다. 전통적인 요법으로, 잠옷 뒤쪽에다 테니스공을 꿰매서 붙이는 방법이 있다. 나는 바느질은 잘 못해도 배관용 테이프를 쓸 줄은 안다. 그래서 윌슨 US 오픈 기념 공을 내 티셔츠에다 테이프로 붙였다.

그런데 그렇게 공까지 붙였는데도 내가 똑바로 누워 잔다는 게 문제였다. 만일 내가 콩과 침대 매트리스가 나오는 동화 『완두콩 공주』 공주였다면 결코 왕자와 결혼하지 못했을 것이다. 불편한 자세가 내게는 왜 그렇게 편안한 것일까?

베개

나는 코골이 방지 기능이 있다는 메모리 폼 목 베개를 70달러에 주문했다. 그 베개가 내 머리를 높여주고, 턱을 나오게 해서 기도가 계속 열려 있게 해준다. 마치 거대한 젤리를 베고 자는 것 같다.

목 베개는 그런대로 효과가 있었다. 나는 매일 밤 내 코고는 소리를 녹음해서 아침에 들어본다(기분이 묘하긴 하다. 내가 내 사생활을 침해하는 느낌). 줄리가 거짓말을 한 게 아니었다. 보통 시끄러운 게 아니었다. 좋은 소식! 내 코고는 소리가 10퍼센트 정도 줄었다. 발전이 있다!

혀 운동

나는 혀와 목의 근육을 탄탄하게 만들어준다는 코골이 방지 운동 요법을 시작했다(과학적 증거는 빈약해 보이지만). 밤에 10분 정도, 컴퓨터 앞에서 운동을 한다. 입술을 오므렸다가 멈추고, 미소를 지었다가 멈춘다. 그러고는 혀를 이쪽에서 저쪽으로 빨리 움직인다. 내가 혀 운동을 하는 걸 줄리가 보았다.

"지금 어떤 웹 사이트를 보고 있어?"

줄리는 굉장히 궁금해했다.

테이프 붙이고 숨쉬기

코 위에다 붙여서 콧구멍을 넓히는 테이프가 있다. 내가 하루는 그걸 써보았다.

"당신, 화난 것 같아."

줄리가 벌어진 내 콧구멍을 가리키면서 말했다. 하지만 나는 테이프를 붙이면 시원하게 들어오는 공기를 느낄 수 있어 좋았다. 에너지가 샘솟는 기분. 이러다 잠들기가 어려워지면 어쩌나 걱정이 되었다. 하지만 잠은 들었다. 다음 날, 디지털 녹음기를 들어보았다. 숨소리가 크게 들렸지만 딱 꼬집어 코를 곤다고 하기에는 뭣한 정도였다. 더 큰 발전!

수면 클리닉

코골이를 '완벽하게' 치료하기 위해 나는 뭔가 더 심각한 방법을 동원해야 했다. 스티븐 박은 뉴욕에 있는 유명한 수면 장애 연구소에서 하룻밤 잠을 자면서 검사를 받아보라고 했다.

그곳을 찾아가니 직원 한 사람이 온통 흰색 벽에 덜렁 침대 하나만 놓인 방으로 나를 데리고 갔다. 거기서 또 다른 직원이 내 머리, 가슴, 다리에 45분 동안 테이프를 붙였다. 그때 쓰인 전선들이 그 방에서 제일 컬러풀했다. 노랑, 초록, 빨강, 보라, 오렌지색 전선들을 휘감고 있는 내 모습은 처형장의 사형수 같았다.

그곳의 의사들은 그야말로 내 모든 걸 모니터했다. 심장박동, 산소량, 뇌 활동, 비강 호흡 상태 등. 두 시간 정도 뒤척이다 드디어 잠이 들었다. 잠이 깼을 때는 기분이 영 찜찜했다. 무슨 부끄러운 짓이라도 저지른 것 같은 상태로 집으로 돌아왔다. 며칠 뒤, 닥터 박에게서 전화가 걸려왔다.

내가 잠을 자면서 몇 번 깼다고 했다.

"몇 번이나요?"

"185번 깼습니다."

내 물음에 닥터 박이 대답했다.

나는 어안이 벙벙했다. 내가 예상하고 있던 숫자보다 '180번'이나 더 많았다. 닥터 박의 목소리는 여전히 차분했다. 사실 그렇게 나쁘지는 않다고 그가 말했다. 심각한 수면 무호흡증 환자는 수백 번 깨는 경우도 있다고……. 내 경우는 아주 '약한' 수면 무호흡증이라고 했다.

어느 시점에서 나는 42초간 호흡을 멈추었고 그로 인해 산소 수준이 내려갔다. 걱정이 되지 않을 수 없었다. 수면 무호흡증은 큰 문제다. 심장병, 피로감, 뇌 손상을 일으킬 수 있다

수면 무호흡증의 가장 좋은 치료법은 '지속적 양성 기도 압력CPAP' 기계를 사용하는 것이다. 원리인즉, 호스가 달린 마스크를 얼굴에 쓰고 있으면 호스에서 공기를 쏘아 코와 입의 기도가 계속 열려 있게 해 준다.

나는 밤새 검사를 받기 위해 다시 같은 연구소를 찾았다. 직원이 내 코에 마스크를 씌우고 공기 호스를 열었다. 자동차 창문 밖으로 머리를 내민 골든 레트리버가 된 느낌이었다.

이런 모양새로 잠을 자야 하는지?

"익숙해지실 겁니다."

직원이 위로하듯 말하더니 불을 껐다.

이리 뒤척, 저리 뒤척. 다시 그 직원이 들어왔다.

"물고기처럼 엎치락뒤치락하시네요. 자세를 하나 정하셔야 합니다. 그리고 그 상태를 계속 유지하세요."

어디서 많이 듣던 어조. 우리 집 쌍둥이가 찰흙을 던질 때 내가 사용하는 톤이었다.

그 직원은 내가 마시던 물도 가져가고, 시간 확인을 할 수 없도록 내 아이폰도 가져갔다.

마침내, 나는 잠에 빠져들었다. 그렇게 세 시간을 잤다. 결과는 다음 날 바로 나왔다. 정말 효과가 있었다. CPAP 기계를 사용했더니 내 코골이가 말끔히 제거되었다. 결국에는 내가 그 기계를 필요로 하

게 되리라.

내가 그걸 주문할 때까지 내 메모리 폼 베개와 코에 붙이는 테이프가 몇 년은 버텨줄까? 내게 또 다른 검사가 필요하다고 했다. 나는 예약을 하기로 했다.

빨리 잠들기

요즘 칫솔질과 치실을 하면서 간간이 〈닥터 오즈 쇼〉를 시청한다. 오즈 박사가 하는 말에 많은 공감이 갔다. 그에 따르면, '잠에 빠지다fall asleep'라는 표현은 잘못되었다. 너무 수동적으로 들린다는 것이다. 잠들기 위해서는 해야 할 일이 있다. 전략이 필요하다. 주어진 과제를 해결해야 한다. 그래서 '잠에 뛰어들다jump asleep'가 더 나은 표현일 수 있다.

나는 몇 가지 요령을 얻기 위해 수면 전문가이자 『굿나이트Good Night』의 저자인 마이클 브루스 박사에게 전화를 걸었다. 그가 많은 것을 가르쳐주었다. 그중 하나가 샤워다. 샤워를 하면 잠깐 체온이 올라가고 샤워 후에는 또 갑자기 떨어진다. 그게 우리 뇌에 잠잘 시간이 되었다고 알려주는 신호 역할을 한다. 그리고 나는 자발적으로 취침 규칙을 만들어, 잠자리에 들기 한 시간 전에는 TV와 컴퓨터를 모두 꺼야 한다.

그중에서도 가장 효과가 탁월한 수면 전략은? 초등학교 3학년 산수 문제를 푸는 것이다. 침대에 누워서 잠들기를 기다리고 있을라치면, 내 마음은 〈경찰들Cops〉에서 웃통을 벗고 정신 나간 듯 소리 지르며 뛰어다니는 범인들 중 한 명 같다. 몇 년 전에는 양을 세어보았지만 효과가 없었다. 2002년 옥스퍼드 연구에서, 양을 세는 것은 오히려 수면을 지연시킨다는 결과가 나왔다. 하긴, 너무 재미없다 보니 직장 문제며 배우자에 대한 걱정을 멈추게 할 역량이 부족하다.

브루스 박사가 내게 '3'씩 줄여가며 숫자를 거꾸로 세어보라고 했다. 시키는 대로 해보았다. 몇 초 안 지나(400, 397, 394⋯⋯), 내 뇌 속 기어가 '중립'에 놓이는 걸 느꼈다.

3씩 줄여가며 숫자를 거꾸로 세는 건 결코 쉽지 않았다. 그래서 계속 신경이 쓰였다. 그와 동시에 지루하기도 했다. 그래서 졸음도 왔다. 몇 분 뒤, 나는 잠이 들었다. 이 효과가 오래 지속되면 좋겠다. 내 뇌가 이 방법에 면역성을 갖지 않게 되기를⋯⋯. 내가 지금 읽고 있는 변형 슈퍼 세균들처럼 말이다.

더 오래 자기

한편, 좀 더 '고상한' 방법도 있다. 그냥 일찍 잠자리에 들기.

평소 나는 여섯 시간 정도는 자도록 훈련이 가능할 거라고 생각했다. 일곱 시간 반 정도는 자야 개운함을 느낄 수 있겠지만 그건 단념했다. 그런데 여섯 시간마저 실패하고 나는 늘 피곤에 절어 있었다. 나는 순전히 내 게으름 탓으로만 돌렸다.

그런데 브루스 박사가 내 마음의 짐을 벗게 해주었다. 그가 말하길, 사람마다 자신에게 필요한 나름의 수면 시간을 갖고 있다고 했다. 대개는 7~9시간이지만, 제1차 세계대전의 한 참전 용사는 한 시간으로 유명했다고……

우리는 그 나름의 수면 시간을 바꿀 수 없다. 이건 골프를 치고 보드카를 마시는 것과 다른 문제다. 연습을 한다고 쉬워지는 것도 아니다. 자신에게 할당된 시간을 지키지 않으면 건강은 물론, 작업 수행 능력에 지장을 줄 수 있다.

나는 취침 시간을 새벽 1시에서 밤 11시 30분으로 조정했다. 그건 믿음을 담보로 한 행위였다. 나는 '지금' 일찍 잠자리에 드는 만큼 '내일' 더 큰 효율성을 발휘할 거라고, 미래의 내 자신을 믿어야 했다. 나는 새벽에 이메일을 보내는 것은 비생산적 행위라고 내 자신을 설득해야 했다. 그런데 결과는? 내가 내 자신을 믿는 마음이 깊지 않은 것으로 드러났다. 나는 거의 매일 밤, 여전히 12시 30분에 깨어 있었다.

그러다 199달러를 주고 수면 도움 장비를 샀더니 그 뒤로는 취침 시간을 지키기가 수월해졌다. 이 장비는 티모시 페리스의 책에 소개된 수면 클리닉의 DIY 버전이다. 잠자리에 들기 전, 머리에 특수한 헤어밴드를 묶는다. 그게 뇌파를 측정해서 얼마나 오래 잤는지, 얼마나 잘 잤는지(얕은 잠, 깊은 잠에 대한 렘수면 비율) 알아낸다. 그런 다음, 장비의 연산 체계가 각각의 수면 등급ZQ을 매겨준다.

그러니까 '걷기'에 대한 만보기 역할을 '수면'에 대해서는 이 장비가 해주는 셈이다. 그런데 그게 그만 게임처럼 되어갔다. 내 자신을 상대로 승부욕이 발동했다. 내 첫 ZQ 점수는 44(심하게 낮다)였는데, 한 주가 지나자 68(그리 나쁘지 않다)이 되었다. 출판 산업계에서 반가워할 소식 하나. 불을 끄기 전에 종이책을 7분 동안 읽었더니 점수가 높아지는 것 같았다. 그리고 좀 더 빨리, 좀 더 깊게 잘 수 있었다. 객

관성은 없겠지만 어쨌든 내 경우는 그랬다. 우리의 산업은 뭐가 됐든 도움이 된다면 동원할 필요가 있지 않을까?

줄리가 장비를 빌려갔다. 그런데 첫날에 점수가 바로 99! 게다가 재충전의 요건을 만족시킬 만한 깊은 수면이 거의 두 시간! 줄리는 그 어떤 칭찬을 들었을 때보다 기뻐했다.

"내가 잠을 잘자는 사람일 줄 알았어!"

그러더니 한마디 더 보탰다.

"잠자기 대회라도 나가야 할까 봐."

장모님도 자랑스러운 듯 고개를 끄덕였다.

"병원에서 집으로 데려온 날부터 밤새 깨지 않고 잔 아기는 내 딸밖에 없을 거야."

중간 평가: 열아홉 번째 달

체중 72킬로그램

매일 밤 평균 수면 시간 7.5시간

매일 앉아서 지내는 평균 시간 4시간

체스트 프레스 85킬로그램(15회 반복)

매일 방문하는 건강 관련 블로그 6개

나는 건강 상태가 괜찮지만, 할아버지는 아니었다. 쌍둥이들을 데리고 할아버지를 찾아갔다. 집에 들어서자마자 나는 할아버지의 건강에 문제가 생겼음을 알아볼 수 있었다.

리클라이너에 앉아 있는 할아버지의 입은 평소보다 좀 더 많이 벌어져 있었고, 피부는 더 늘어져 보였고, 몸은 더 처져 보였다. 할아버지는 자세를 바꾸는 것도 도움 없이는 힘들어했다.

"증조할아버지는 얼어붙은 거예요?"

루카스가 물었다.

당황해서 내 얼굴이 빨개졌다. 나는 루카스가 '온도'에 대해 질문한 것으로 수습해보려 했다.

"아니, 할아버지는 안 추우셔. 히터가 들어오고 있잖아. 할아버지는 따뜻할 거야."

"증조할아버지가 얼어버렸어."

루카스가 반복했다. 할아버지의 청력이 안 좋은 게 그나마 다행이었다.

할아버지가 눈을 들어 우리를 보더니 표정이 조금 밝아졌다. 아주 조금.

"요즘은 어떤 글을 쓰고 있니, A.J.?"

나는 건강에 관한 책을 쓴다고 '다시' 알려드렸다. 루카스가 구석에서 초록색 풍선을 하나 집어들었다. 제인 고모가 물리치료사가 할아버지에게 준 것이라고 설명했다. 근육의 유연성을 유지하기 위해 풍선을 톡톡 쳐서 띄우기를 해야 한다고…….

"루카스, 풍선을 갖다놔. 그건 증조할아버지 거야."

"싫어요. 증조할아버지하고 같이 갖고 놀 거예요."

루카스가 풍선을 증조할아버지 쪽으로 세게 쳤다. 그랬더니 할아버지가 그걸 되받아쳤다. 그렇게 풍선을 주거니 받거니 하면서, 루카스는 깔깔거리고 할아버지는 미소를 지었다.

사람은 나이가 들면 어린아이가 된다는 말이 있다. 하지만 직접 눈으로 보면 그 말이 정말 실감 난다. 고모는 할아버지가 침을 흘리면 휴지로 턱을 닦아주었다. 다섯 고모들 중 한 사람은 늘 할아버지 곁에서 시중을 들었다. 할아버지의 눈꺼풀이 처지기 시작하면 고모들은 이렇게 물었다.

"이 피곤한 소년은 누구?"

'나이 들었다'함은 오랜 시간, 서서히 통제력을 잃었다는 뜻이다.

신생아도 통제력이 없다. 나는 사람들이 "아기처럼 행복하라"고 말하는 소리를 들으면 늘 이상했다. 정말 그럴까? 가끔은 재미있는 때도 있겠지. 엄마 아빠가 종이를 반으로 찢는다든가, 뭔가 신기한 일을 보여주는 경우라면 말이다. 하지만 그 외에 신생아 시기는 공포의 연속일 것 같다. 타인에 대한 의존도가 극도로 높기 때문이다. 울부짖고, 몸부림치고, 온 마음으로 기도해야 으깬 바나나가 눈앞에 나타난다. 다행히 아기들은 '독립'이 뭔지 그 느낌을 모른다. 하지만 나이 든 사람은 그걸 알기에 심히 허전함을 느낀다.

제20장

방광

건강한 마실 것을 위한 도전

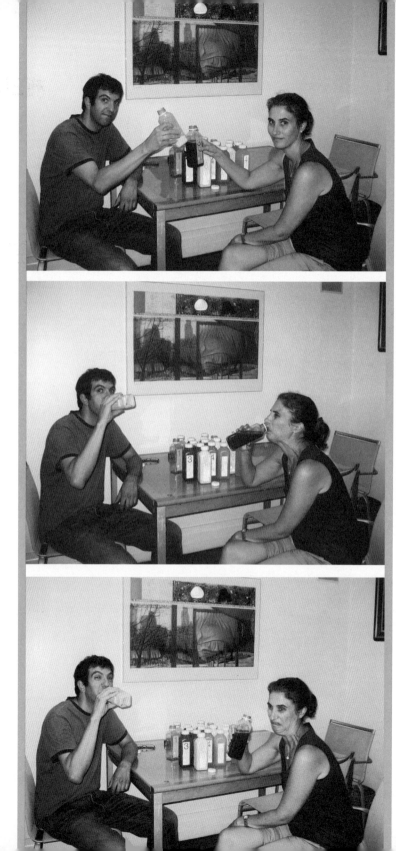

그동안 무엇을 먹을 것인가에 대해서는 많은 생각을 했지만 무엇을 마실 것인가에 대해서는 별 생각이 없었다. 그래서 이번 달은 그걸 해 보려 한다.

나는 한동안 주스만 마시게 되어 있는 건강 프로그램을 주문했다. 몇몇 여성 잡지와 엘리자베스 하셀벡, 아내아 스틸스 같은 좀 덜 유명한 연예인들이 강력 추천하고 있는 프로그램이다.

인터넷에서 주문한 다음 날, 3일치 주스 단식을 위해 36개의 주스 병이 든 상자가 배달되었다. 줄리와 같이 마실 분량이었다. 줄리에게 함께 주스를 마시면서 건강을 챙겨보자고 설득했다.

주스 병은 모두 다섯 가지 색으로 표시되어 있었다. 옅은 노랑(아가베 넥타와 케이엔 고추가 든 레모네이드), 흰색(아몬드 우유), 녹색(샐러리, 시금치, 케일 등), 빨강(사과, 당근, 비트 등), 짙은 노란색(파인애플 주스, 사과 주스, 민트).

이 정도면 음료 역사상 가장 비싼 주스지 않나 싶다. 그 매운 레모네이드 안에 들어간 레몬은 나무에 달려 있을 때 지압 마사지사가 관리한 것이기를 바란다. 왜냐하면 1인당 200달러나 되니까.

아침에 일어나 내가 줄리에게 주스를 건네주고 우리는 서로의 플라스틱 병을 부딪쳤다.

"건배!"

우리는 '꿀꺽' 하고 한 모금씩 들이켰다. 나쁘지 않았다. 슈퍼마켓에서 파는 야채 음료의 고급 버전이라고나 할까?

"당신은 어때?"

내가 줄리에게 물었다.

"개운해지는 것 같기도 하고, 속이 울렁거리는 것 같기도 해."

오전 10시 무렵, 나는 조금 배가 고팠다. 하지만 참을 만했다. 나는 볼일이 있어 나갔다가 한 시간쯤 뒤에 돌아왔다. 줄리는 침실에 있었다. 그런데…… 뭘 씹고 있는 건가?

"당신 입안에 있는 게 뭐야?"

그랬더니 줄리는 킥킥대면서 잽싸게 나가버렸다.

내가 그 뒤를 따라갔다.

"입 벌려봐!"

"아아아아."

줄리의 입안은 깨끗했다. 무엇이었건 간에, 이미 증거물을 삼켜버린 후였다. 나는 줄리에게 경고를 날렸다.

이번에는 매운 레모네이드를 마실 순서. 우리는 다시 병을 부딪쳤다. 그리고 또 꿀꺽. 맛은 달았지만 고추 향이 느껴졌다.

"이건 어때?"

"절대 내 취향 아냐. 난 이런 거 말고 음식이 좋아."

줄리가 말했다.

그날 나는 도서관에서 건강 관련 책들을 읽다가 5시 무렵에 집으로 돌아왔다. 줄리는 거실에 앉아 있고 루카스가 그 무릎에 앉아 있었다. 루카스는 한참 울고 난 다음인지 멍해 보였다. 줄리도 영 기분이 안 좋아 보였다.

"두통이 있는 것 같아. 일을 반도 못 끝냈다니까. 기분이 너무 안 좋아. 솔직히 말하자면 마구 욕이라도 하고 싶어."

나는 최대한 초연한 척 고개를 끄덕였다.

"인도 음식 남았던 걸 먹어버렸어."

그것으로 줄리는 포기하고 말았다. 줄리는 3일 단식 중 9시간을 견뎠다. 그나마 그 '반칙' 건은 포함시키지도 않았다. 줄리도 속죄일을 쉬고 음식을 먹지 않는 유대교 절기 중 하나에는 단식을 한다. 하지만 그게 줄리의 한계다. 이 주스 건강 프로그램 사람들은 죄로 얼룩진 수천 년의 역사를 아직 확보하지 못했다.

나는 그 다음 이틀 동안 계속해서 단식을 했다. 스톡홀름 신드롬인질로 잡힌 사람들이 범인에게 정신적으로 동화되는 심리현상의 음식 버전이라도 되는지, 나는 점점 주스가 좋아지기 시작했다. 특히 요거트처럼 진한 아몬드 우유가 좋다. 그것마저 안 마셨다면 텅 비었을 내 배 속에서 아몬드 우유가 흩뿌려지는 게 느껴진다.

나는 대변화의 순간을 계속 기다렸다. 어떤 사람들은 주스 단식을 하면 머리가 맑아지고 새로운 에너지가 느껴진다고 한다. 안타깝게도 내가 본 효과는 아래의 세 가지였다.

- 배가 고프다. 어찌나 배가 고픈지 양상추를 봐도 입안에 침이 고일 지경이다. 귀를 의심하는 사람을 위해 다시 말하지만, 양상추!
- 까칠해진다. 어느 시점에서, 나는 이 프로그램의 고객 서비스 센터에 전화를 걸었다. 내가 주문한 '기본형' 대신 '개혁형'을 보내준 줄 알았기 때문이다. 나는 마구 짜증을 부렸다. 그런데 내게 착오가 있었다. 직원들한테 어찌나 미안하던지……. 배고픈 뉴요커보다 까칠한 고객 있으면 나와봐!
- 멍하다. 3일째, 뭐든 생각하면 자꾸 맥이 끊겨서 내 전화기의 전화번호를 누르는 데 1분은 족히 걸렸다.

주스 단식이 끝나자 뭔가 딱딱한 걸 먹고 싶은 마음이 간절했다. 적당한 강도로 던졌을 때 유리창을 깰 수 있을 만한 것이면 뭐든……. 나는 감자로 정하고 감자 한 알을 토스터 오븐에 구웠다. 아, 얼마나 맛나고, 얼마나 물기가 없던지! 그렇게까지 건강한 음식은 아니지만 (녹말이 너무 많다).

주스 단식을 한 지 일주일이 지났다. 내가 마셔본 음료수 중 제일 맛있는 축에 드는 아몬드 우유가 그립다. 그런데 내 몸에서 독소가 씻겨나간 게 느껴지나? 별로.

열린 마음으로 주스 단식을 하지 않았기 때문인지도 모른다. 나로서는 주스 단식에 대한 과학적 뒷받침이 미약하다는 게 문제였다. 하지만 적당한 수준으로 가끔 하는 단식이 건강에 도움이 된다는 증거는 적으나마 있긴 하다.

그런데 해독 요법은? 메이요 클리닉에서 일하는 공인 영양사 캐서린 제라츠키는 해독 요법의 허상을 벗기는 글을 썼다.

"소화되지 않은 독소는 모두 신장과 간에서 효과적으로 제거되어 소변과 대변으로 배출된다."

나는 또 다시 주스 주문을 넣을 생각은 없다. 그곳 고객 서비스 센터 직원들은 다행이라며 가슴을 쓸어내릴지도…….

물 치료

이 세상에서 가장 건강한 액체는? 초유가 필요한 신생아가 아닌 이상, 당연히 가장 단순한 액체인 '물'이다. 무설탕에 무기질이 함유된 물. 우리는 물을 마시도록 만들어졌다.

그런데 하루에 얼마나 마셔야 할까? 아마도 하루에 240밀리리터 잔으로 8잔을 마셔야 한다는 이야기를 들었을 것이다. 하지만 그 또한 과학적 증거가 약하거나 사실 무근의 정보다. 메이요 클리닉에서는 이런 식으로 설명한다.

"갈증이 거의 느껴지지 않을 정도로, 그리고 하루에 무색이나 옅은 색 소변을 1~2리터 이상 배출시키는 정도의 수분 섭취가 적절하다."

흠, 마음에 드는 정보다. 그렇다면 나는 몇 밀리리터인지 양을 일일이 따지지 않아도 된다. 갈수록 길어지기만 하는 내 '할 일 목록'에서 항목 하나가 줄어들게 생겼다.

하지만 안타깝게도 물과 관련된 또 다른 의문은 알고 보니 몹시도 복잡해서 예상치 못한 도전이 되었다. 바로 '어떤 물이 제일 건강한 가?'이다.

나는 수도를 틀면 나오는 물이 세상에서 제일 건강한 물이 아닐 수 있다는 사실을 알게 되었다. 2009년, 내 친구인 찰스 더히그가 「뉴욕 타임스」에서 식수 안전을 주제로 대대적인 조사에 나선 적이 있다. 결과는? 불편한 진실의 연속이었다.

"매년 1,900만 명의 미국인들이 식수에 들어 있는 기생충, 바이러스, 박테리아 때문에 병에 걸린다."

1,900만 명! 순전히 세균 때문에! 한술 더 떠 발암물질도 들어 있다.

"지난 30년 동안 유방암, 전립선 암 같은 특정 암 유형이 증가 추세를 보였다. 조사 결과, 식수에서 발견되는 것과 유사한 종류의 오염 물질과 연관 있을 가능성이 크다."

EPA 기준을 통과한 물이라 해도 역시 안심하긴 이르다. 지금 우리가 마시고 있는 물의 비소량은 법적 허용 수준을 넘지 않을 수도 있다. 그래도 엑스레이를 1,664번 찍었을 때의 위험 수준과 맞먹는다.

세상에! 나는 이제껏 아무 생각 없이 수돗물을 마셨다. 우리 정부가 독소를 가정집 수돗물에 흘려보내지는 않을 거라 생각했다. 전반적으로 나는 정부를 너무 신뢰하는 경향이 있다. 나는 '보스턴 차 사건'에 가담했던 사람들하고는 상극이다. '유모 정부국민의 건강, 안전 규정을 강조하는 정부 정책을 '유모'처럼 간섭한다는 의미로 폄하한 표현'에 아무런 반감도 없다. 하지만 식수와 관련해서 보면, 우리의 유모 정부는 휴대전화로 수다나 떨면서, 성냥을 갖고 놀고 있는 아기를 무시하고 있다.

두 번째 물은 '병 물'이다. 엘리자베스 로이트는 자신의 책 『보틀마니아』에서 전 세계적으로 병 물 산업이 6조 달러 규모에 이른다고 쓰고 있다. 병 물은 적당한 대안이 될 수도 있다. 하지만 그렇다고 무조건 수돗물보다 안전하다고는 볼 수 없다.

병 물에 대한 규제는 수돗물만큼이나 구멍이 많다. 2006년, 피지천연 암반수 생수 브랜드에서 이런 광고를 낸 적이 있다.

"우리 상표가 '피지'인 이유는 클리블랜드에서 만들어지는 게 아니기 때문입니다."

어허, 왜 애먼 클리블랜드는 걸고넘어지시는지? 클리블랜드는 자체적으로 수질 검사를 거쳤고 문제될 정도로 비소가 검출되지도 않았다. 한편, 피지 물에는 1리터당 6.3마이크로그램의 비소가 들어 있다. 법적 허용 수치를 넘지는 않았지만 어쨌든 들어 있다.

병 물의 다른 문제점은 이웃 사람들에게서 곱지 않은 시선을 받을 여지가 있다는 것이다. 재활용이 안 되는 병 물은 환경 범죄에 해당된다. 언젠가 내 친구가 농담조로 한 말이 있다.

"아쿠아피나_{미국의 대중적인 생수 브랜드의 하나} 물병 뚜껑을 열고 귀 기울여 잘 들어봐. 지구가 흐느끼는 소리가 들릴 거야."

그래서 나는 내 스트레스 수준을 고려해 병 물 이외의 대안을 찾아보았다. 더히그에게 뉴욕에서 제일 건강한 물이 있는 곳을 알면 가르쳐달라고 했다.

"'퓨어Pure'라고 하는 생식 레스토랑에 한번 가봐. 메뉴판에 자체 정수 시스템에 대해 자랑을 하고 있는 유일한 레스토랑이니까."

나는 줄리에게 다운타운에 있는 그 채식 레스토랑에 같이 가보자고 했다. 줄리는 물 한 잔 마시겠다고 45분이나 차를 타고 가는 것에 회의적인 태도를 보였다.

"그냥 시시한 물이기만 해봐!"

"듣기로는 하나님 집 앞 뜰에 맺힌 이슬 같다고 하던데?"

나는 그렇게 줄리를 설득했다.

레스토랑에 도착하자 주인이 텐스이Tensui 정수 시스템에 대해 우리에게 설명을 해주었다.

"우리 가게에서는 이 물을 사용합니다. 야채도 이 물로 씻지요. 심지어는 변기 물도 이걸로 채웁니다."

그러자 아내가 레스토랑을 위한 슬로건을 하나 제안했다.

"퓨어 푸드 앤 와인, 변기 물도 마실 수 있는 곳."

주인은 웃긴 했지만 동조하는 눈치는 아니었다. 그녀는 자신도 그물을 아주 좋아하고 자기가 키우는 개도 그 물을 마신다고 했다.

웨이터가 우리 앞에 놓인 잔에 물을 따랐다. 나는 물을 입안에 머금고 혀로 휘저어보기도 하고 와인 감정사처럼 씹어도 보았다.

줄리도 한 모금 마셨다. 순간, 줄리 눈썹이 치켜 올라갔다.

"와우, 정말로 맛있네요."

"'정말로' 맛있어요."

나도 동의했다. 나는 늘 물맛은 그저 물맛이려니 생각했다. 아스피린 상표명들이나 마이클 베이의 영화들처럼 그것이 그것인……. 그런데 내 생각이 틀렸다. 조금 전 마신 그 물은 유독 부드러웠다. 벨벳 와인을 마시는 것처럼, 벤틀리 자동차를 타고 있는 것처럼. 그 물은 정말 '욕 나올 정도로' 맛이 있었다.

텐스이 정수 체계는 오염 물질(콜로라인, 화학비료, 살충제)을 제거하는 동시에 물에 미네랄(칼슘, 마그네슘, 아연, 칼륨, 음이온 등)을 보충한다. 단, 미네랄이 보강된 물이 건강에 정말 좋은지, 그에 관한 연구 결과는 거의 없다는 사실은 짚어야 한다.

우리 집에도 텐스이 정수 시스템을 설치하면 얼마나 좋을까? 단 한 가지 문제가 있다. 경비가 1만 5,000달러나 한다.

나는 더히그에게 어찌할지 물어보았다. 그러자 2차 융자 신청을 안 해도 되는 한도 내에서 내가 할 수 있는 최선의 선택은 '푸어PUR'라고 했다. 그 회사는 효과도 괜찮고, 교체 가능 탄소 필터가 장착된 플라스틱 통을 제조한다. 그런데 더히그가 뉴욕 물이 썩 괜찮은 편이라고 덧붙였다.

"뉴저지에 살면 역삼투압 같은, 좀 더 정교한 정수기가 필요할 거야."

그래서 나는 푸어 필터를 샀다. 그게 정말 효과가 있는지 알아보려고 수돗물과 푸어 물을 연구소로 보내 검사를 했다. 과연, 푸어 필터로 거른 물에서는 쥐의 배설물과 손톱이 덜 검출되었다. 물론 허점은 있었다. 푸어 필터를 두 달이 지나도록 교체하는 것을 잊어버리면 필터에서 화학물질이 녹아나오기 시작하고 그게 우리 가족에게 독이 될 수 있다.

차가워서 편안한

물과 관련된 마지막 딜레마. 가장 건강한 물의 온도는?

많은 책과 전문가들은 미지근한 물이 건강에 더 좋다고 주장한다. 거기에는 몇 가지 '카더라' 이유가 있다. 미지근한 물은 위를 진정시켜주는 효과가 있다. 그리고 암도 예방해준다.

들던 중 반가운 소리. 나는 원래 얼음물이라면 치 떨리게 싫어한다. 그런지라 얼음이 해롭다는 말을 들으니 기쁘기 이를 데 없었다. 조사를 더 해보기 전까지는 그랬다. 알고 보니, 아쉽게도 미지근한 물이 건강에 좋다는 주장은 그 과학적 증거가 빈약했다. 완고한 생리학자들 대부분은 그런 주장을 엉터리로 치부한다.

당혹스럽게도, 그 반대 경우가 사실이었다. 냉수가 건강에 더 좋을지 모른다. 왜? 냉수는 살을 빼는 데 도움 될 수 있다. '네거티브' 칼로리를 갖고 있기 때문이다. 코넬 대학교 심리학 교수인 브라이언 완싱크는 『나는 왜 과식하는가』에서 이렇게 설명하고 있다.

"우리 몸은 차가운 음료수를 데울 때 에너지를 써야 하므로 냉수 30밀리리터당 1칼로리를 소비한다. 따라서 960밀리리터의 냉수를 마시면 우리 몸은 그걸 덥히기 위해 35칼로리를 쓰게 된다. 별것 아니라고 생각되는가? 하루에 240밀리리터 물을 8잔 마시면, 특히 그 1.9리터를 얼음물로 마시면 우리 몸은 하루에 70칼로리를 더 소모하게 된다."

70칼로리. 1.6킬로미터를 걸었을 때 소비되는 열량과 거의 맞먹는다. 또 내 동작 감지기에 따르면, 수동적인 성행위를 했을 때하고도 맞먹는다. 그래서 나도 목탄 필터가 든 휴대용 물병(BPA가 안 들어간)에 얼음을 넣기 시작했다.

중간 평가: 스무 번째 달

체중 71.5킬로그램

하루에 먹은 설탕의 평균 량 **25그램**

하루에 마시는 커피 양 **1.5컵**

커피를 녹차로 바꿔보려다 실패한 횟수 **7회**

나를 비롯해 다른 수강생들에게 어이없을 정도로 무례한 요가 강사의 수 **3명**

실패에 대한 두려움은 제 몫을 했다. 매일 같이 3종 경기 훈련에 매진하게끔 나를 독려해준다. 나는 자전거타기, 달리기, 수영을 번갈아가며 연습하고 있다.

사실 훈련 때문에 내 스케줄이 엉망이 되고 있다. 일요일에 달리기를 끝내고 집으로 돌아왔다. 내 얼굴은 벌겋게 달아올라 있었다. 이마에서 난 땀 때문에 쓰고 있던 모자챙이 축축하게 젖었다.

"어서 와. 멋진 쇼를 놓쳤네?"

요즘 우리 집 쌍둥이가 우리 부부를 위해 가끔 오프 오프 오프 브로드웨이 쇼를 보여준다. 대개는 동화의 변형판이다. 그래도 공연 자체에는 나름 연속성이 있었다. 그 쇼의 하이라이트는 시작에 앞서 무언가를 '공표'하는 시간이다(아이들은 이 부분에서 제일 신 나 한다). 루카스가 소파 앞쪽으로 나와서 우쭐한 표정으로 이렇게 말한다.

"신사 숙녀 여러분, 휴대전화를 꺼주시기 바랍니다."

그러고 나면 또 제인이 거든다.

"배우들에게 방해가 되니 카메라 플래시는 터뜨리지 말아주십시오."

그러고서 아이들은 서로 잘했다고 환호성을 지른다. 극장 운영 재미에 푹 빠져 헤어나오지를 못한다. 그런데 오늘 나는 쇼 앞에 하는 공표 시간도, 쇼 자체도 놓치고 말았다.

"앙코르 공연을 볼 수 있을까?"

내가 물었지만 쌍둥이들이 머리를 가로저었다.

그 역사적인 이벤트를 놓치다니 아쉽기 그지없었다. 내 꼭 살아서, 아이들의 또 다른 공연을 보고 말리라. 그런데 이번 일을 통해 더 확연해진 게 있다. 건강 프로젝트가 가족과 함께하는 시간을 빼앗아가고 있다는 사실. 이는 분명 건강하지 못한 일이다.

최근, 「월 스트리트 저널」에서 '운동이 내 결혼을 좀먹었다'라는 제목의 글을 보았다. 운동 때문에 졸지에 홀아비, 과부가 된 사람들의 이야기였다. 그 글에는 운동에 중독된 배우자 때문에 헤어진 부부들을 상담한 심리치료사들의 증언이 들어 있었다. 거기 나오는 남자들은 아침에 헬스클럽에 가느라고 가족들과 아침 식사를 하는 일이 없었다. 여자들은 YWCA에서 수영을 하느라 로맨틱한 데이트를 놓쳤다.

중요한 것은, '건강'에 집착하면 이기적인 나쁜 인간이 될 수 있다는 사실이다.

이를 위한 '절반의' 해결책이 있다. 가능한 한 가족과 운동을 같이 하려고 노력하는 것이다. 그래서 나는 집 근처에 볼일이 있으면 제인을 내 어깨에 태우고 다닌다. 또는 레이저 스쿠터를 타는 루카스 뒤를 따르며 조깅을 한다.

거기에는 내 나름의 신조가 있다. 내가 운동을 하는 이유는 아이들이 나이 먹었을 때도 그 곁에 있기 위함이다. 이타주의의 이름 안에서는 좀 이기적이어도 될 것 같다.

제21장

생식선

더 남자다워지기 위한 도전

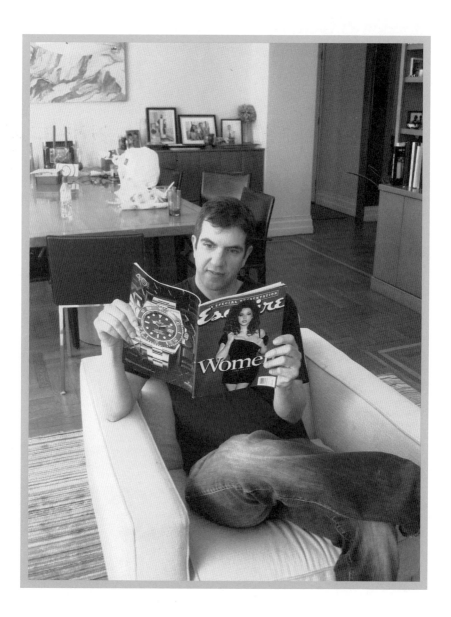

성생활을 진작시켜보려 했던 시도가 실패로 끝난 이후로, 비뇨기과에 가봐야 한다는 생각을 하고 있었다. 그런데 마치 숙명(사실은 「에스콰이어」 때문에)이 나를 해리 피시에게로 이끌었다.

나는 「에스콰이어」가 주최한 심포지엄에서 피시를 처음 만났다. 그 때, 그가 남성 건강에 관한 강연을 했다.

강연이 끝난 후, 나는 피시에게 다가가 진료를 받아보고 싶다고 말했다. 그는 흔쾌히 수락했다.

일주일 뒤, 나는 파크 애비뉴에 있는 그의 근사한 진료실에 찾아가 책상을 사이에 두고 피시 박사를 마주하고 앉았다.

"남자의 음경은 신체 건강을 가늠하는 척도입니다."

피시가 말했다.

"심장에 좋다면 음경에도 좋습니다. 모두 같은 혈관으로 이어져 있으니까요. 검사를 해볼까요? 어허, 괜찮아요. 검사를 해보자고요."

우리는 바로 옆 검사실로 갔다. 피시가 장갑을 끼는 동안 나는 바지를 내렸다. 그가 살펴보는 동안 나는 고개를 돌려 먼 곳을 쳐다보는 척했다. 어떻게든 최소한의 품위를 지켜보고자 했던 나름의 절박한 시도였다.

피시가 일어섰다. 표정을 보니 돌려서 말할 분위기는 아니었다.

"노인의 고환을 갖고 계시네요. 축 처져 있어요."

그건 단지 미학적으로만 문제가 있다는 뜻이 아니다. 테스토스테론 분비가 낮다는 신호일 수도 있다.

"여기 오실 때만 해도 본인이 건강하다고 생각했을 겁니다. 그런데 아닙니다. 하지만 그렇게까지 나쁘지는 않습니다. 그러나 지금보다 훨씬 건강해질 수 있습니다. 말하자면 '예방' 문제죠. 20년 뒤에 선생은 아마 이런 모습이 될 겁니다."

피시가 어깨를 축 늘어뜨리더니 발을 질질 끌며 걷는 시늉을 했다.

뭔가 실천 방안을 모색하기에 앞서, 피시가 정액 검사를 받아봐야 한다고 했다.

"알겠어요. 예약을 하려면 어디로 전화하면 되지요?"

"지금이 어떠세요?"

알고 보니 바로 옆방이 검사실이었고 마침 빈 시간이 있었다. 나는 마음의 준비가 안 된 상태였지만, 피시에게 '안 돼요' 하기가 쉽지 않았다.

검사실에 있던 직원이 내게 컵 하나를 주더니 작은 방으로 데려갔다. 혹시 내 테스토스테론 수준이 낮아서일지도 모르지만 내 기준으로 그 방은 이 세상에서 제일 '안' 야한 곳 같았다.

나는 문을 닫았다. 그제야 그 방 벽이 전혀 방음 처리가 안 되었다는 걸 알았다. 어찌나 당황스럽던지……. 내 착각인지는 모르지만 그 벽은 소리를 증폭시키는 것 같았다. 어디 스피커라도 숨겨놓았나? 직원들은 배달 시간이 어쩌고, 예약 변경이 어쩌고 하는 이야기를 나누면서 멀어져갔다. 문득 보니, 탁자 위에 「플레이보이」가 한 무더기 쌓여 있었다. 참, 배려심도 깊으시지. 그런데 온통 색 바래고 구겨진 것이 휴 허프너「플레이보이」 창시자가 성생활을 위해 제약회사의 도움을 안 받아도 되던 시절에 나온 게 아닌가 싶었다.

시간이 좀 걸렸다. 자세한 내용은 밝히지 않으려 한다. 이런 식으로 설명하면 되지 않을까 싶다. 그 방에 한참 있다가 나왔을 때 검사실에 있던 남자가 말했다.

"축하합니다."

며칠 뒤, 해리 피시에게서 전화가 걸려왔다.

"선생의 테스토스테론은 역시 낮습니다!"

어찌나 당당하고, 살짝 들떠 있기까지 하던지 나는 어떻게 반응해야 할지 난감했다. 내 테스토스테론 수준은 245였다. 내 나이의 보통 남자들의 평균은 300~1,100 정도다.

테스토스테론이 낮다는 말은 뭐가 상당히 안 좋은 것 같고, 더불어 창피하기도 했다. 하지만 또 한편으로 생각해보면, 뭐 어떤가 싶기도 했다. 운동선수가 될 자질이 좀 처진다고 해서 뭐 문제될 것 있나 말이다. 내가 뉴질랜드 럭비 팀에 들어갈 것도 아니고…….

피시는 테스토스테론 수준이 낮으면 머지않아 심혈관계에 문제가 생길 수 있다고 했다. 뿐만 아니라 피로감, 우울증, 근육량 감소와도 연관이 있다고 했다.

그런데 내 테스토스테론 수준은 어쩌다 이리도 민망한 지경에 이르렀을까?

물론 부분적으로는 유전 탓이다. 하지만 결혼을 하면 테스토스테론 수준은 떨어지게 되어 있다. 그러다 아이가 생기면 또 떨어지고 30세 생일이 지나고부터는 시도 때도 없이 떨어진다. 남자들은 1년마다 테스토스테론 수준이 1퍼센트씩 내려간다(반대로 에스트로겐은 증가한다. "그래서 가슴이 나오는 남자들도 있다"고 피시가 말했다). 테스토스테론 수준은 살이 찌면, 특히 복부에 살이 찌면 떨어진다(나는 여전히 똥배 제거를 위한 운동을 하고 있다). 거기다 내 '거시기'는 혈관과 관련된 '정계 정맥류'라는 문제도 갖고 있었다.

그나마 반가운 소식! 피시가 테스토스테론을 높일 수 있는 자연적인 방법이 있다고 했다. 첫째, 건강한 식단. 호두, 연어, 비정제 곡물, 그 외에 '건강'하면 떠오르는 기타 음식들……. 그런데 나는 벌써 몇 달째 이런 음식들을 먹어왔다. 그래서 별로 믿음이 가지는 않았다. 피시는 적당한 운동도 도움이 된다고 했다. 그런데 과격한 운동은 또 별 도움 안 된단다. 스탠포드 대학교 교수인 로버트 새폴스키에 따르면, 프로 축구 선수들은 보통 남자보다 테스토스테론 수준이 낮다. 나는 몇 달 동안 적정한 수준의 운동도 해왔다. 그러니 이것도 열외.

"언젠가 총을 갖고 있기만 해도 테스토스테론 수준이 높아질 수 있다는 글을 본 적이 있는데요."

내가 피시에게 말했다.

"사실입니다. 하지만 임시방편일 뿐입니다."

피시가 대답했다. 그는 보다 크게 생각할 필요가 있다고 했다. 바로 영양제를 말하는 것이었다.

남자들은 실로 오래 전부터 자신의 테스토스테론에 터보 엔진을 달기 위해 기를 써왔다. 과학자들이 테스토스테론이라는 화학물질을 발견하기도 전에 남자들은 테스토스테론이 '남성다움'과 밀접한 관계에 있다는 사실을 눈치 챘다. 1920년대, 서지 보로노프라는 이름의 프랑스 외과의사는 극한에 가까운 '회춘回春' 기술력을 이용해 떼돈을 벌었다. 침팬지의 고환 조직을 인간 남자의 음경에 이식한 것이다. 그러면서 그는 수명이 길어지고, 성욕이 왕성해지고, 시력도 좋아진다고 호언장담했다. 염소 고환으로 비슷한 시술을 한 다른 의사도 있었다. 그의 환자들은 레스토랑에서 자기가 먹을 가재를 직접 고르듯, 염소를 고를 수 있었다. 포프 브록이 『돌팔이Charlatan』에 쓴 내용이다. 그런데 이를 어째……. 동물 고환까지 이식했으나 당초 의사의 약속은 지켜지지 못했다.

지금은 그 '회춘' 기술에 보다 과학적 조류가 가미되었다. 많은 남자들이 젤, 크림, 주사 등의 형태로 테스토스테론 보조제의 도움을 받고 있다. 그 약속은 여전히 같다. 시력이 좋아진다는 부분만 빼고……. 그런데 그 신빙성에 대한 의문 역시 예전과 같다. 연구 결과들이 종잡을 수가 없다. 어떤 연구는 테스토스테론 주사를 맞으면 근육량과 에너지 수준이 증가한다고 주장한다. 그런가 하면, 또 다른 연구는 테스토스테론을 인위적으로 올린 경우 운동성, 근력, 삶의 질 등이 나아지지 않았다고 주장한다.

피시는 자신은 테스토스테론 대체 요법을 하지 않는다고 했다. 그는 그 요법을 가리켜 '테스토스테론 정상화'라고 표현했다. 그러면서 내게 테스토스테론 젤과 크림을 사용하지 말라고 조언했다. 내게 어린 자녀들이 있기 때문이란다. 내가 그 젤을 바른 가슴에 아이들을 안기라도 하면 테스토스테론이 아이에게 묻을 수도 있다는 것이다. 모르는 일이다. 큰아들이 내 질레트 면도기를 빌려달라고 할지도……

그 대신 피시는 '클로미핀', 혹은 '클로미드'라고도 하는 약을 추천했다. 그 약을 먹으면 내 몸에서 테스토스테론을 만드는 능력이 생긴다고 했다. 그런데 이 약은 대개 여자의 배란을 자극하기 위한 목적으로 사용되고 있었다. 그런데 테스토스테론 분비를 촉진하는 FSH, LH라는 호르몬을 증가시키는 데도 효과가 있다는 것이다. 또 클로미드는 근본적인 테스토스테론 수준을 교정해주므로 평생 그 약을 먹지 않아도 된다고 피시가 설명했다.

집에 돌아와 줄리에게 이야기를 했다.

"부작용은 어떤 게 있대?"

줄리가 미심쩍다는 듯 물었다.

"내 성적 충동을 높여준대."

"당신의 성욕은 그만하면 괜찮은 것 같은데."

"더 과감하게 만들어준다는 거지."

"그게 뭐가 좋아?"

나는 이쪽과 관련된 과학 정보들이 아직 새롭기 때문에 '모든' 부작용을 파악할 수 없어 의사들이 조심하고 있는 상태라고 줄리에게 말했다.

"별로 좋은 생각은 아닌 것 같아."

"그래도 시도는 해볼 수 있잖아."

"아니, 시도하지 마."

줄리가 내 말을 막았다. 그래서 일주일 동안 나는 시작을 못했다. 하긴 그럴 만도 했다. 테스토스테론 보조제를 먹지 못하게 남편을 말리는 아내⋯⋯. 남편의 테스토스테론이 그보다 힘을 못 쓰는 경우가 또 있을까?

하지만 결국 나는 줄리에게 대항했다. 내가 얼마나 테스토스테론을 높일 수 있는지 보고 싶다고 주장했다. 나는 분필처럼 하얀 알약을 매일 50밀리그램씩 먹는 것으로 시작했다.

2주 전에 그걸 먹기 시작한 뒤로 조금 에너지가 느껴지는 것 같긴 했다. 헬스클럽에 가서 러닝머신을 5킬로미터 정도 뛰는 게 한결 수월해졌다. 으레 낮잠을 부르는 점심 식사 후 식곤증도 없어졌다.

그리고? 성욕이 증가했다. 평소보다 야한 생각을 하는 빈도가 비교도 안 되게 높아졌다. 나는 「에스콰이어」를 읽으려 했다. 그게 내 일이니까. 그런데 한 모델 사진에 눈이 꽂혔고, 그녀에 대해 궁금해졌다. 「에스콰이어」 기자로서, 아무래도 그녀의 웹 사이트를 들어가봐야 할 것 같았다. 나는 10분 동안, 그녀의 사진을 열심히 클릭하며 구경했다.

우리 부부의 성생활에 대해서는 자세한 이야기를 써도 된다는 허락을 받지 못했다. 하지만 이건 말할 수 있다. 우리는 보통의 일본인 부부보다는 한 수 위다.

그런데 나는 예전보다 과감해졌나? 요전 날, 교통카드를 사려고 지하철역에 줄을 서 있었다. 자동판매기는 석 대였고 그 앞에 줄은 하나였다. 모든 사람이 자기 순서를 제대로 지키고 있었다. 문화인다웠다.

그런데 짙은 회색 양복 차림의 한 남자가 줄 서 있던 열한 명을 제치고 왼쪽 기계 앞으로 저벅저벅 걸어갔다.

"저기요. 여기가 줄인데요."

내가 말했다.

"그 줄은 저 두 기계를 위한 거잖아요."

그 남자가 다른 두 대의 기계를 가리키면서 말했다.

"뭐라고요? 아니, 이 사람들을 다 제치고 먼저 표를 사겠다고요?"

내가 언성을 높였지만 그 남자는 아랑곳 않고 기계의 키패드를 두드렸다. 나는 기분 나쁜 정도가 아니라 분노가 치밀었다. 이기적인 거짓말쟁이.

"이봐, 이 못된 인간아. 당신 같은 사람들이 있다는 이야기는 들었어도 직접 본 적은 없어."

나는 불의를 보면 못 참는 성격이 아니다. 그래서 내가 한 말에 내가 놀랐다. 같이 줄을 서 있던 다른 사람들이 나를 쳐다보았다. 감사와 민망함과 긴장감이 섞인 눈으로…….

그 새치기꾼이 뭐라고 대꾸를 했지만 나는 들리지 않았다. 내 귀에서 피가 불끈거렸기 때문일 수도 있다. 내 손까지 떨리고 있었다. 어허, 이래서는 건강에 좋을 리 없다.

내가 평소답지 않게 화를 내는 데는 아무래도 테스토스테론과 무슨 연관이 있을 것 같았다. 과학적으로 봤을 때 테스토스테론과 공격적 행동이 상관있다는 건 확실하다. 하지만 이번에도 플라시보 효과를 간과할 수 없다. 특히 살짝 높아진 에너지와 과도한 자신감을 고려한다면……. 그런데 알고 보니 그런 것들과 테스토스테론의 상관관계는 미약했다.

몇 주 뒤, 나는 또 다른 테스토스테론 검사를 받았다. 검사 결과가 내 이메일의 수신함에 들어와 있는 걸 보았을 때, 나는 열어보고 싶지 않았다. 혹시 더 낮아지기라도 했다면? 하지만 결국 용기를 내서 편지를 열었다. 오호! 465! 높아졌다. 드디어 정상 범주 안에 들어갔다. 나는 이제 '공식적으로' 남자다워졌다. 두 달 동안 약을 먹은 결과, 내 테스토스테론 수준은 650까지 올랐다. 나는 줄리에게 그 정도면 벌채 노동자와 이탈리아 수상들 사이 어디쯤에는 속할 거라고 말했다.

그러다 문득, 내 테스토스테론을 높이기에 인류 역사상 지금처럼 나쁜 시기도 없다는 생각이 스쳤다. 한나 로신이 『아틀랜틱*The Atlantic*』에서 짚고 있듯, 현대 사회는 여자들에게 더 유리하게 돌아가고 있는지 모른다.

"미국 역사상 처음으로, 노동력의 균형이 여성에게로 기울었다. 현재 미국은 여성들이 전체 직업의 대부분을 장악하고 있다. 사회적 지능, 열린 커뮤니케이션, 오랜 시간 앉아 집중할 수 있는 능력 등, 현대 사회가 가장 중시하는 자질들은 더 이상 남자들의 것이 아니다. 그 반대가 진실일지도 모른다."

그렇다면 나는 테스토스테론이 아니라 에스트로겐 보조제를 먹어야 하는 것 아닐까? 최근에 배란이 일어날 때와 에스트로겐 수준이 가장 높을 때 여성들의 언어 능력이 최고조에 이른다는 연구 결과를 본 적이 있다. 호! 에스트로겐 주사를 맞으면 내가 글을 더 잘 쓸 수 있게 될지도…….

지금으로서는 클로미드를 끊으려 한다. 내가 더 과감해지는지 확인하기 위해 내 관자놀이를 확인하는 게 지겹기도 하고…….

중간 평가: 스물한 번째 달

할아버지가 다시 병원에 입원했다. 이번에는 숨 쉬는 데 문제가 있었다. 나는 할아버지를 문병 가기 위해 택시를 잡아탔다.

"아, 병원에 가세요?"

내가 주소를 대자 택시 운전사가 말했다.

"손님은 의사와 신의 차이를 아세요?"

"모르겠는데요."

"신은 의사인 척 안 합니다."

과연 택시 운전사와 의사 유머의 관계는? 나는 예의를 차려 웃어주었다. 나는 지금 코미디 쇼를 보고 있어줄 기분이 아니다.

엘리베이터에 올라타니 뭔가 속닥이는 문병객들이 꽉 차서 나는 9층에서 내렸다. 꽃이 전시되어 있는 곳에서 오른쪽으로 돌아 복도 끝에서 다시 왼쪽으로 돌았다. 드디어 134호실.

거기 내 할아버지가 있었다. 베개 세 개를 등에 받치고 오른쪽을 향해 모로 누워 있었다. 하얀색, 파란색이 섞인 환자복을 입고 코에는 산소 튜브를 끼우고 있었다. 눈썹이 유독 덥수룩해 보였다.

입은 타원형으로 벌어져 있었고 입술에는 핏기 하나 없었다.

"누가 왔는지 보세요!"

제인 고모가 말했다. 파란색 운동복 차림인 걸 보니 고모는 전날 밤을 병원에서 보낸 듯했다.

"아버지한테는 문병객이 유산균보다 더 좋대요!"

"기분 안 좋아 보이는 우리 할아버지, 안녕하세요?"

할아버지는 힘들게, 그리고 얕게 숨을 쉬면서 반만 뜬 눈으로 나를 바라보았다. 침대에서 아주 조금 손(너무 작고 힘이 없어서 여자 손 같은)을 들었다. 내가 그 손을 잡았더니 할아버지가 내 손가락을 꽉 눌렀다. 내 착각인지도……. 확실치는 않았다.

제인 고모는 정방형의 초록색 젖은 스펀지가 달린 막대기를 들고 있다가 할아버지 입을 적셔주었다. 그러더니 할아버지에게 몸을 굽혀 볼에 입을 맞추었다.

TV는 블룸버그 비즈니스 채널에 맞춰져 있었다. 마지막까지 할아버지는 비즈니스맨이었다.

나는 할아버지를 즐겁게 해드려야 할 것 같았다. 그게 내 할 일이었다. 그래서 아이들이며, 내가 하는 일에 대해 이런저런 이야기를 들려드렸다. 「에스콰이어」를 대신해 조지 부시와 인터뷰를 했다는 이야기도 했다. 인터뷰 도중 그 전 대통령이 비공개로, 모 정치인의 아내를 '엉덩이에 뿔난 못된 송아지'로 표현했다는 말을 했다. 나는 그 이야기를 아주 크고 격앙된 목소리로 했다. 제인 고모가 그렇게 해야 할아버지가 반응을 더 잘 보인다고 했다.

할아버지는 웃지 않았다. 대신 천천히 고개를 끄덕였다. 그리고 그 큰 눈썹을 조금 움찔해 보였다.

병원 환자복은 할아버지의 붉고, 누렇고, 혈관이 붉어지고, 소시지 같은 다리까지 가려주지 못했다. 나는 그런 환자복이 너무 싫었다.

베릴 누나가 병실 문을 노크하더니 방으로 들어섰다. 누나는 할아버지의 몸을 보더니 놀랐는지 얼굴이 하얘졌다.

"할아버지, 안녕하세요?"

누나가 떨리는 목소리로 인사를 했다.

"몸은 좀 어떠세요?"

그러더니 자리에서 일어나 화장실로 갔다. 몇 분 뒤, 돌아왔을 때 누나의 눈은 붉어져 있었다.

"요즘 나뭇잎들이 아주 예뻐요. 구경하실 수 있게 아버지를 여기서 모시고 나가야 할 텐데요."

제인 고모가 말했다.

할아버지는 아무 말도 하지 않았다. 그저 숨만 거칠게 몰아쉴 뿐……. 할아버지는 과연 이 방에서 나가실 수 있을까? 망상적 낙관주의와 현실주의 사이에 완벽한 균형을 맞추기란 쉽지 않았다.

나는 노트북을 꺼내서 가족들의 동영상을 할아버지에게 보여주었다. 그중에 누나의 딸이 『버드나무에 부는 바람』을 각색한 뮤지컬에서 쥐로 분장한 게 있었다. 빨간 모자와 빨간 코트 차림으로 노래 부르며 수평선을 응시하는 모습이 사뭇 진지해 보였다.

의사가 들어와, 정맥주사가 꽂혀 있는 할아버지의 팔에 발진이 있는지 살펴보았다.

누군가 또 문을 노크하는 소리가 들렸다. 이번에는 할아버지의 오랜 비서, 발레리였다.

"대장님, 안녕하세요!"

발레리는 친구와 함께였다. 발레리가 기도를 해도 되겠느냐고 묻더니 할아버지의 손을 꽉 잡고 이 사람을 고쳐달라고 신께 기도했다. 그런데 할아버지는 지금 이 상황을 이해하고 있는 걸까? 평생 불가지론자로 사셨던 할아버지는 그 기도를 듣고 무슨 생각을 했을까?

병실을 나서면서 나는 할아버지에게 내가 낼 수 있는 가장 명랑한 목소리로 이렇게 말했다.

"할아버지, 사랑해요. 곧 다시 뵈러 올게요!"

할아버지는 뭔가 말을 하려고 했지만 신음 소리만 되돌아왔다.

할아버지는 그로부터 이틀 뒤 돌아가셨다. 그런데 병원에서 일이 잘 안 풀려, 고인이 된 할아버지가 여섯 시간 동안 병원 침대 위에 머물러 있어야 했다. 생전에 늘 움직이며 살았던 한 남자에게는 꽤 아이러니한 운명……

마티 고모가 내게 말했다.

"그렇게 누워 계시는 모습이 아주 편안하고 평안해 보였어. 아버지가 낮잠 주무시는 게 아니라고 믿기 힘들 정도로 말이야."

어느 햇빛 좋고 화창한 날, 우리는 웨스트 체스터 묘지에서 할아버지의 장례식을 가졌다. 무덤 앞에는 열다섯 명 남짓의 우리 직계 가족만 모여 있었다. 외부인 초청은 나중에 할 계획이었다.

분홍색 묘비 위에는 검은색의 작은 확성기가 놓여 있었다. 우리는 한 사람씩 마이크를 들고 할아버지께 작별 인사를 했다. 마침 바람이 불어와 우리 뒤쪽에 서 있던 나무의 붉은 잎사귀들을 흔들었다.

우리는 할아버지가 인권 운동에 힘썼던 이야기를 나누었다. 가족,

정의, 애플사이다, 『이상한 나라의 앨리스』를 향한 할아버지의 사랑에 대해 이야기를 나누었다. 가나의 독립을 위해 할아버지가 가나로 갔던 이야기며 존슨 대통령이 사진을 찍자며 할아버지의 옷깃을 잡아당겼던 이야기를 나누었다.

마티 고모가 할아버지가 쓴 편지 한 장을 읽었다. 할아버지가 웃기는 말장난을 얼마나 좋아했는지 알 수 있는 편지였다.

"이 편지에는 딱히 호칭을 쓰지 않을 생각입니다. 왜냐하면 당신이 누군지 당신이 잘 알고 있을 테고, 그러니 당신이 누군지 굳이 말할 필요가 없지요. 또 당신을 '친애하는' 어쩌고 하면서 부르고 싶지도 않습니다. 왜냐하면 당신이 별 볼일 없다는 걸 모두가 잘 알고 있으므로……."

우리가 모두 말을 마친 뒤, 네 명의 묘지 관리 직원들이 두꺼운 밧줄을 이용해 할아버지의 관을 땅 아래로 내렸다. 가족들 대부분은 근처에 있는 다른 고모의 묘를 살펴보러 걸어갔다. 하지만 몇 명은 그냥 남았다. 나와 사촌 레이첼도 남았다.

우리는 고동색 흙에 꽂혀 있던 두 개의 삽을 들었다. 우리는 아무 말 없었다. 레이첼이 흙을 한 삽 퍼서 관 위에 뿌리기 시작했다. 흙이 부드러운 소리를 내면서 떨어졌다.

나는 무릎을 구부리고 역시 흙을 한 삽 퍼서 뿌렸다. 흙덩이가 떨어지면서 흙먼지가 관 주변으로 흩뿌려졌다.

우리는 뭐든 소용되는 일을 해야 했다. 뭐라도 목적 있는 일을 해야 했다. 그 목표가 별 의미 없을 수는 있었다. 우리가 안 해도 그 직원들이 했을 테니까 말이다. 안 할지도 모르지만……. 할아버지는 분명 고

마워했을 것이다. 손자들에게서 받는 마지막 애정의 표현이니까……. 내가 누군가를 '마지막으로' 편안하게 침대에 눕혀주는 것 같은 느낌이 들었다.

우리가 조용히 흙을 뿌리는 동안, 관 위에는 조그만 흙무덤이 만들어졌다. 나는 깊게 무릎을 구부리고 그 일에 정성을 다했다. 한 삽, 한 삽 한가득 흙을 담았다. 그건 만만치 않은 육체노동이었다. 그런데 그 느낌이 좋았다. 내 셔츠 안으로 땀이 흐르기 시작했다. 할아버지는 어떤 일이든 대충 하는 사람이 아니었다. 나도 그러고 싶지 않았다.

다음 날, 「뉴욕 타임스」에 할아버지의 부고가 실렸다. 할아버지가 원하던 종류의 부고였다. 할아버지를 '평화의 전도사'라고 부르고 있었다. 멋진 호칭이었다. 수많은 갈등을 해결하고자 했던 할아버지의 열정을 느낄 수 있었다. 그 부고는 예전의 기사를 인용하고 있었다.

"어떤 남자들은 지나 롤로브리지다육감적인 할리우드 여배우를 보고 몸이 후끈 달아오른다. 극렬한 파업 사태가 일어났을 때 미스터 킬에게서 일어나는 반응이 바로 그것이었다."

호, 할아버지가 제임스 본드같이 느껴졌다.

"제과 제빵사, 환경미화원, 배관공, 지하철 조종사, 예인선 선장을 위해 분쟁 조정을 했지만 그는 스포츠카와 맛있는 음식을 좋아하던, 대단히 유쾌한 사람이었다."

그 기사의 사진 속에서 할아버지는 수화기 두 개를 한쪽 귀에 하나씩 대고 있다. 노동자와 고용주 사이의 협상을 중재하고 있는 중이다. 아마 한쪽은 버스 운전사 조합, 다른 하나는 교향악단원 조합 정도 될 것이다. 그에 관한 설명은 없었지만 중요하지 않았다.

줄리가 그 부고 기사를 오려내 두꺼운 종이에 대고 붙였다. 요즘 같은 디지털 시대에 참으로 정감 있고, 향수 어린 조처라는 생각이 들었다.

「타임」 웹 사이트에 짤막한 동영상이 떴다. 그쪽에서 몇 년 전, 할아버지와 인터뷰를 했던 모양이었다. 당시 할아버지는 그 인터뷰가 부고 기사를 쓰기 위한 사전 질문이었다는 사실을 눈치 챈 것 같았다. 영상 속 배경은 어두웠지만 백발의 할아버지는 여전히 정정해 보였다.

"사람들의 기억 속에 어떤 모습으로 남고 싶으십니까?"

할아버지에게 질문을 하자 그는 웃으며 이렇게 말했다.

"기억 속에 남고 싶지는 않은데요. 저는 좀 더 오래 살아남고 싶습니다."

제22장

코

냄새를 더 잘 맡기 위한 도전

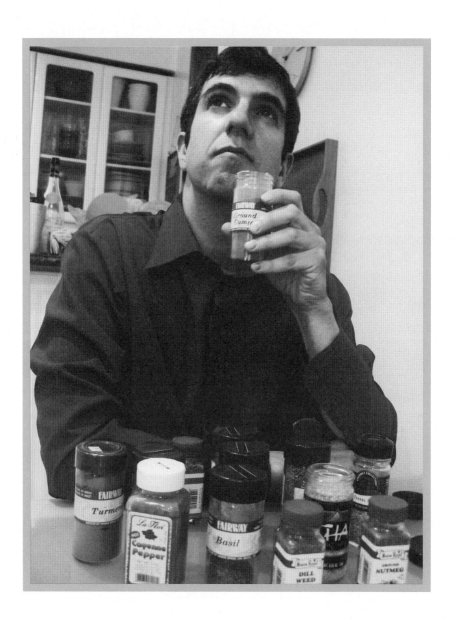

할아버지가 돌아가신 지 2주가 지났다. 나는 너무 많은 정제 탄수화물을 먹고 있다. 자꾸 인생무상이라는 생각만 들어 운동도 거의 하지 않고 있다. 나는 계속 짐 릭스의 아이러니로 돌아가고 있다. 숙명론적 가치관의 정수. 내가 뭘 해도 결국 죽는다면, 나는 지금 뭐하러 이 많은 시간과 에너지를 낭비하고 있는가? 우리 할아버지도 야채를 철저하게 챙겨 먹지 않았는데 나는 왜 그래야 하는가?

그래서 나는 '닥치는 대로' 먹고 있다. 건포도, 땅콩, 초콜릿 칩을 한 움큼씩 먹는다. 그것도 모자라 설탕이 24그램이나 들어 있는 그래놀라 바를 먹는다. 각종 과자를 한데 섞어놓은 간식을 먹는다. 급기야 내 얼굴이 가축처럼 축 처졌다.

여기서 빠져나가야 한다. 몇 주 전, 필라델피아 모넬 화학 감각 연구소에서 검사를 받아보려고 예약을 했다. 모넬 연구소는 인간의 후각, 미각을 집중 연구하는 미국 최대의 연구 기관이다. 그 건물을 설계한 건축가 입장에서는 하버드 비뇨기학 센터에서 설계를 의뢰해오지 않은 게 천만다행이다.

모넬 연구소의 80명 과학자들은 '냄새'와 '맛'이 인간의 건강한 삶에서 간과되고 있다고 믿는다. 그래서 가보기로 했다

후각과 미각이 인간의 건강과 밀접한 관계를 맺어 온 지는 이미 수천 년이다. 초기 의사들은 코로 냄새를 맡고 진단을 내렸다. 소변에서 달달한 냄새가 나면 당뇨병이라는 식으로. 그 진단 방식은 요즘 들어 우리가 숨을 쉴 때마다 내뱉는 수천 종의 화학물질을 분석하는 '자기 냄새증 진단'이라는 분야 덕분에 다시 인기를 얻고 있다.

알고 보면, 우리는 이미 오래 전부터 후각과 미각이 사람의 기분과 행동에 영향을 미칠지도 모른다고 생각해왔다. 플로렌스 나이팅게일은 라벤더 향이 환자들의 기분을 편안하게 해준다고 믿었다. 시민전쟁 때 그녀는 부상 입은 군인들의 이마에 꽃향기 나는 향수를 발라주었다. 그런데 안타깝게도 얼마 전까지, 그런 주제에 대해 활발한 연구가 이루어지지 못했다. 대신 우리는 증거는 불충분해도 의도는 좋았던 아로마테라피를 확보했다. 하지만 아로마테라피는 그 과학성이 수비학數祕學: 숫자가 인간 생활에 미치는 영향을 연구하는 학문 정도에 불과하다.

그 한계를 극복해보고자 모넬 센터가 등장한 것이다.

한 여자 연구원이 6층으로 된 모넬 연구소 건물을 구경시켜주었다. 현미경, 트럭만 한 냉장고, 생쥐들, 미로, 줄지어 걸려 있는 연구원 가운, 연구실에서 자료를 들여다보고 있는 과학자들, 전극이 연결되어 있는 두개골, 어린이용 검사실의 캐릭터 인형. 생각했던 것과 달리 모넬 연구소에서는 아무 냄새도 나지 않았다. 누군가 전자레인지에 무

슈 치킨을 데워 먹은 냄새만 났다.

그곳은 어쩐지 모험적인 느낌이 있었다. 다른 감각들과 마찬가지로, 후각에 대해서도 아직 이렇다 할 연구가 이루어지지 않은 상태이기 때문이다.

모넬에서 이루어지고 있는 실험들 중 눈에 띄는 것들을 소개한다.

- 외상 후 스트레스 장애. 폭발물이 타는 것 같은 냄새에 의해 촉발될 수 있다.
- 신경세포의 재성장. 콧속 신경세포들은 30일 후에 재생되는 특별한 능력을 갖고 있다. 모넬의 연구원들은 이런 '재성장'을 코 밖에서도 일어나게 할 수 있을까?
- 개인적으로 아주 마음에 드는 실험: 남자의 체취가 여자에게 진정 효과를 준다는 사실을 입증하는 실험. 호, 샤워를 안 해도 되는 핑계로 이보다 더 근사한 게 있을쏘냐? "사랑하는 당신의 마음을 편안하게 해주려고 샤워를 안 했지."

모넬 연구소에 있는 동안 나는 다양한 검사를 받았다. 그중 하나. 크리스라는 이름의 연구원이 파란 수술 장갑을 끼고, 내 코에 매직 마커 크기의 펜 18개를 흔들었다. 나는 4개 선택 항목에서 각 펜의 냄새를 구별해야 했다.

5번 펜은 가죽? 송진? 고무? 나는 눈을 감고 코로 숨을 들이쉬었다. 우리 아버지가 신고 다니는 신발 냄새가 났다. 그러니 가죽. 다른 펜에서는 꿀 향이 났다. 그 다음은 페퍼민트, 그 다음은 아니스 열매 향.

그러고 나서 나는 다니엘 리드라는 심리학자와 미각 실험을 했다. 나는 36개의 시험관에 든 투명한 액체를 마셨다. 각각의 병에서 단맛, 신맛, 쓴맛, 짠맛, 감칠맛이 났다. 마지막 것은 흔히 간과되는 다섯 번째 미각으로 '풍미 있다'고도 표현되는 맛이었다.

리드 박사가 총 6페이지의 응답지를 뒤적였다. 내가 써넣은 답과 '비누, 사향, 오줌, 우유, 바닐라' 같은 선택 항목 중에서 내가 동그라미로 표시한 것들을 들여다보았다. 그러더니 검사 결과에서 고개를 들었다.

"지금까지 검사한 분들 중 제일 점수가 나쁘시네요."

"정말입니까?"

"예. 그렇다니까요."

어이없게도 나는 정말로 틀린 게 많았다. 신맛은 감칠맛으로, 중간 정도 단맛을 아주 단맛으로 답했다. 그리고 레몬과 오렌지도 혼동했다. 지난 몇 년 동안 그 실험을 거쳐 간 수십 명의 실험 대상 중 내가 맨 꼴찌였다.

당황스러운 일이었다. 이제껏 내 자신을 미식가로 생각해본 적은 없지만 그래도 미국에서 최소한의 구분은 가능한 혀를 갖고 있다고 생각했다.

나는 이번 건강 프로젝트가 근본적 겸손, 그 연습의 기회가 되고 있음을 다시 한 번 확인할 수 있었다. 어머니가 내게 말했던 것과 달리, 내가 늘 평균 이상인 건 아니었다. 나는 물리학을 하는 아인슈타인이나 농구를 하는 마이클 조단이 아니다. 어떤 경우에는 마이너리그에서 야구를 하는 마이클 조단(잘못된 충고를 듣고 직업을 바꾸었던)도

못된다.

문제는 내 화학적 감각이 단순히 무디기만 한 게 아니라는 사실이었다. 내가 아예 느끼지 못하는 냄새와 맛들이 있었다. 예를 들어, 나는 감칠맛을 잘 느끼지 못하는 것으로 나타났다. 그리고 '안드로스테논남성의 체취를 유발하는 호르몬 분해물질'이라는 것의 냄새를 맡을 수 없다.

다행인지 뭔지, 나만 그런 건 아니었다. 미국인의 45퍼센트가 유전적으로 안드로스테논을 느끼지 못한다. 안드로스테논은 땀, 오줌, 그리고 희한하게도 돼지 침에 들어 있는 호르몬 물질이다. 듣기에 그 냄새는 아주 고약한 것 같았다. 나야 느낄 수 없지만 ……. 어쨌든 55퍼센트 안에 드는 행운아들이여! 그 땀 냄새를 즐길지어다.

이렇게 인간은 맛과 냄새를 느끼는 능력이 저마다 다르지만 그 많은 부분이 '유전'에 기인한다. 나는 지금까지, 내가 내 친구들과 다른 냄새를 맡고 다른 맛을 느낀다는 사실을 전혀 알지 못했다.

점수가 형편없긴 했어도 나는 우울한 기분으로 모넬 연구소를 나서지 않았다. 상황이 완전히 절망적인 건 아니기 때문이다. 내가 할 수 있는 일이 있다. 그곳 연구원들이 내 '할 일 목록'에 두 가지 항목을 추가했다. 후각을 단련할 것, 그리고 마음을 가라앉히는 데 냄새를 이용할 것. 그걸 순서대로 설명해보겠다.

실험 1: 후각 단련

"냄새를 맡는 능력과 정신 건강은 서로 상관관계가 있습니다."

모넬 연구소의 파멜라 달튼 박사가 한 말이다.

"그렇다고 절대적인 관계가 있는 것은 아니지만, 어쨌든 후각을 잃은 사람들에게서 우울증 소견이 나타나는 것은 사실입니다."

그녀는 후각을 지속적으로 단련하면 뇌 건강을 유지하는 데 도움이 될 수 있다고 설명했다.

"신체의 다른 근육을 단련시키듯, 후각도 운동을 해야 합니다."

그렇다면 그 냄새 운동이란 것의 바람직한 형태는?

"집에 가서서 향신료들을 죽 꺼낸 다음, 보지 않고 내용물을 맞혀보세요."

그건 내가 제일 좋아하는 게임이 되었다. 줄리가 내게 향신료 병을 건네주면 나는 눈을 감고 코로 깊이 숨을 들이마신다.

처음 몇 번은 하나같이 너트맥향신료로 쓰는 육두구의 씨 냄새만 났다.

"느트맥."

"아니, 강황이야."

"너트맥."

"아니, 레몬그라스야."

그런 식이었다. 하지만 스무 번을 해본 지금, 나는 50퍼센트 적중률을 보이고 있다.

내 코가 발전하고 있다. 비록 안드로스테논의 냄새를 맡는 법을 배우지는 못하겠지만……. 하지만 내 코가 이미 알고 있는 냄새에 한해서는 전보다 더 잘 구별할 수 있게 되었다. 모넬 연구소에서 어떤 연구원이 설명했던 대로다.

"선생은 차를 더 빨리 달리게 할 수는 없습니다. 하지만 장애물 코스를 이전보다 잘 통과할 수는 있게 될 겁니다."

뇌의 후각 체계는 뇌의 원초적 영역에 속해 있다. 소위 '파충류 뇌'라고 하는 영역이다. 다시 말해, '감정'과 얽혀 있다는 뜻이다. 냄새는 강력한 감정 반응을 야기할 수 있다.

그런데 과연 어떤 냄새와 어떤 감정이 연관될까? 그건 개인에 따라 다르다. 모넬 연구소의 연구원들은 이 부분에서 아로마테라피가 이치에 안 맞는다고 했다. 아로마테라피스트들은 '바닐라 냄새가 기분을 편안하게 만들어준다'고 뭉뚱그려서 말하지만 그건 개인의 경험에 따라 다르다.

"우리는 '레몬이 기분을 상쾌하게 해준다'라고 말할 수 없습니다."

달튼 박사가 말했다.

"누군가 어렸을 때 장미가 가득 피어 있는 아름다운 정원을 걸어 다닌 경험이 있다면 그 사람은 나중에 장미향에 대해 긍정적인 느낌을 갖게 되죠. 하지만 장미향을 처음 맡은 것이 할머니의 장례식 때였다면 정반대의 이야기가 됩니다."

예를 들어, 달튼 박사는 가솔린 냄새를 맡으면 기분이 좋아진다고 했다. 레몬이나 장미향이 그런 것처럼 말이다.

"저는 여행을 자주 합니다."

달튼 박사가 말했다.

"그런데 낯선 호텔 방에서 잠들기 힘든 때가 있습니다. 그럴 때를 대비해 저는 '편안한' 냄새를 갖고 다니죠."(다행히 그녀는 가솔린 대신 레몬이나 장미향을 맡는다고).

내 경우는 어떤 향이 마음을 가라앉혀줄까? 단연 아몬드다. 어렸을 때 아버지가 퇴근하면서 늘 아몬드 과자를 사 들고 왔기 때문인지도 모른다. 정확한 이유는 알 수 없다. 하지만 아몬드 향은 내 안의 스트레스를 녹여주고 울적한 기분을 달래준다.

달튼 박사의 말에 힘입어, 나는 주머니 속에 퓨렐, 미니 포크와 함께 작은 아몬드 오일 병을 넣고 다니기 시작했다. 지하철에서 그 병을 열어서 콧구멍을 대고 몇 번 숨을 들이마신다. 그걸 보는 사람들은 내가 본드라도 흡입하는 줄 알겠지만 상관없다. 어찌나 마음이 편안한지 그거 신경 쓸 겨를이 없다.

중간 평가: 스물두 번째 달

체중 72킬로그램

하루에 셀프 마사지를 하는 평균 시간 4분

매일 밤 평균 수면 시간 7시간

계피가 들어간 식사(계피를 먹으면 인슐린 감수성을 높일 수 있다) 세 끼 중에 한 끼

내 '코 탐험'은 아주 유익했다. 나는 다시 시금치 샐러드, 명상, 변형 바스법으로 복귀했다. 실눈을 하고 보면, 저 멀리 이번 프로젝트의 결승점이 보인다. 나도 그렇고, 이 책을 출간할 출판사 담당자들의 정신 건강을 위해 나는 이 프로젝트를 2년 안에는 끝내려고 노력 중이다.

하지만 나는 불안한 생각에서 벗어나지 못하고 있다. 제일 많이 신경 쓰이는 것 중의 하나. 내 이번 프로젝트가 완전히 실패로 돌아가

면? 내 DNA가 말썽을 일으켜 프로젝트를 끝내기도 전에 예기치 못한 병이 덮쳐와 내가 죽기라도 하면?

이런 불안감 때문에 나는 급기야 자그마한 시험관 안에 침을 뱉어 캘리포니아에 있는 한 연구소에 보내고 말았다.

그 결과를 이번 달에 받았다. 우선 그런대로 쓸 만한 DNA를 하사해주신 내 부모님께 감사드려야 할 것 같았다.

심각한 문제는 없었다. 심장마비, 관절염, 하지불안증후군에 걸릴 위험도가 살짝 높긴 했다. 그리고 나는 '와파린'이라는 항 혈액 응고제에 예민도가 아주 높았다. 그래도 전반적으로 검사 결과는 끔찍한 병에 걸릴 만한 위험 요인은 없는 것으로 나타났다.

그러니 감사할 일이 맞다. 그런데도 나는 계속 어떤 결과에 집착하고 있었다. 내 유전자 마커가 'rs174575'이고, 유전자형이 'AA'라는 사실이었다. 이 말인즉, 검사 서비스 웹 사이트에 의하면 "모유 수유를 받으면 평균 IQ가 6~7점 더 높아진다."고 되어 있다.

나는 모유 수유를 받지 않았다.

그렇다면 내 IQ는 6~7점 손해를 봤다는 말씀? 어쩐다? 이 소식을 우리 엄마에게 전해 죄책감에 사무치게 해드려야 하나? 엄마를 탓할 수는 없는 노릇이다. 우리 엄마 시대에는 분유가 모유보다 우수하지는 않아도 절대 꿀리지도 않는다고 생각했을 테니까······.

뭔가 보충을 해야 한다는 생각이 들었다. 예일 대학교 문학 강좌를 좀 더 볼까? 미적분학 교과서를 살까? 좋은 쪽으로 생각해보면 살짝 떨어지는 내 IQ는 그만큼 기억력도 떨어진다는 의미일 것이다. 그렇다면 나는 내가 약간 모자라는 IQ를 가졌다는 사실도 곧 잊어버릴지 모른다.

한편, 나는 이런 종류의 검사를 '복음' 취급하면 안 된다는 사실을 기억해야 한다. 나는 그 방면에서 제일 인정받고 있는 한 유전자 회사의 검사 서비스를 받았다. 하지만 2011년 현재, 유전자 검사는 여전히 유아 수준에 머물러 있다. 그 신뢰도는 타로 카드보다야 낫지만 엑스레이보다는 훨씬 떨어진다고 생각하면 된다. 이런 검사가 정확한 진단 도구로 간주되려면 아직 오랜 시간이 필요하다.

문제는 유전자와 특정 형질 사이에는 일대일의 딱 떨어지는 관계가 별로 없다는 사실이다. 이 세상에 "당신은 대머리가 될 겁니다."라고 말해주는 단 하나의 유전자는 없다. 그건 수십 개 유전자들이, 또 유전자와 환경이 상호작용을 한 결과이다. 그 퍼즐을 맞추려면 적지 않은 시간이 필요할 것이다.

유전자 검사 서비스가 제공한 결과를 토대로 우리는 즉각적인 조처를 취할 수 있다. 특정 약에 민감한 경우 그런 정보는 특히 유용하다. 하지만 지금으로서는 호기심과 잠재력 있는 미래 지식의 측면이 더 강하다.

그러나 변화의 가능성은 있다. 모르긴 몰라도 앞으로 몇 년 안에 유전자 검사는 건강을 위해 대단히 중요한 도구가 될 것이다. 그것이 품고 있는 그 막대한 정보들을 생각한다면 말이다.

하지만 정보적 측면에서 이런 새로운 조류는 나름의 혼란을 안고 있다. 우리가 어떤 조처를 취할 수 없는, 완전히 새로운 정보군도 생겨날 것이기 때문이다. 아직 딱히 치료법이 밝혀지지 않은 질병이 그런 예다. 또 환경적 요인에 대한 취약성도 있다. 이미 때를 놓쳐 교정이 불가능한 문제도 있다. 이를테면 모유 수유 같은…….

나는 최근에 흥미로우면서도 섬뜩한 책을 한 권 읽었다. 애니 머피 폴의 『오리진』이라는 책이다. 태아가 엄마의 행동에 다양한 방식으로 영향을 받는다는 내용이었다. 오, 가여운 줄리. 우리 아들들은 자기가 배 속에 있을 때 엄마가 했던 그 모든 '악행'들을 죄 알게 될 것이다.

"아니, 엄마는 우리를 임신하고 그 더러운 뉴욕 공기를 마셨다고요? 도대체 무슨 생각으로 그런 거예요?"

DNA 검사로 인해, 우리는 지식의 나무에덴동산에 있으며 선악을 알게 한다는 나무 문제를 떠안게 될 것이다. 나 같은 경우는 그야말로 '모든' 지식을 품고 있는 그 사과를 베어 물고 싶다. 나는 무제한적인 정보에 접근하고 싶다. 비록 위험은 따를지언정…….

줄리는 잘 모르겠다고 했다. 줄리는 모르는 게 약이 될 수도 있다고 생각한다. 하지만 나만 즐거울 수 있다면, 자기도 유전자 회사로 침을 보내겠다고 했다. 우리는 역시 운 좋은 사람들이었다. 헤로인에 중독 될 가능성이 좀 높다는 걸 빼면(아직까지는 그런 문제가 생기지 않았다) 줄리도 위험 요인이 거의 발견되지 않았다.

그래도 우리는 뭔가 놓친 게 있지 않은지 알아보기 위해, 한 유전학 전문가에게 같이 전화를 걸었다. 그 여성 전문가는 줄리의 유전자에 별 문제 없어 보인다고 말했다.

"아내의 DNA 결과와 관련해서 하나 여쭤볼 게 있습니다."

"뭔가요?"

내 말에 전문가가 대답했다.

"제 아내의 유전자형이 'rs1800497'이라는 데 관심이 갑니다. 보니까 이런 유전자형은 실수를 피하는 법을 배우는 데 능률이 떨어진다고 되어 있어서요."

"글쎄요. 그 설명 옆에 보시면 별이 하나밖에 없을 겁니다. 확신도가 가장 떨어지는 연구 결과라는 뜻이죠."

"하지만 흥미로워서요. 그러면 제 아내는 실수를 통해 무언가를 배우기 어렵다는 뜻인가요?"

한 예로, 줄리는 내가 아직 보지도 않았는데 녹화해둔 시트콤의 새 에피소드를 계속 지워버린다.

"남편은 저를 책망하려는 거예요."

줄리가 말했다.

그 전문가는 전문가적 위엄을 잃지 않았다.

"그 데이터는 26명의 독일인을 상대로 했던 단 하나의 연구 결과일 뿐입니다. 그 결과에 확신을 갖기에는 너무 작은 표본입니다."

그러면서 'rs1800497'이라는 정보를 실제로 유효한 데이터라기보다 호기심에 더 큰 비중을 두고 생각하라고 말했다.

"어쨌든 흥미롭네요."

전화를 끊고, 줄리가 내게 물었다.

"혹시 당신한테 '나쁜 남자' 유전자는 없대?"

제23장

손

마법의 손가락을 만들기 위한 도전

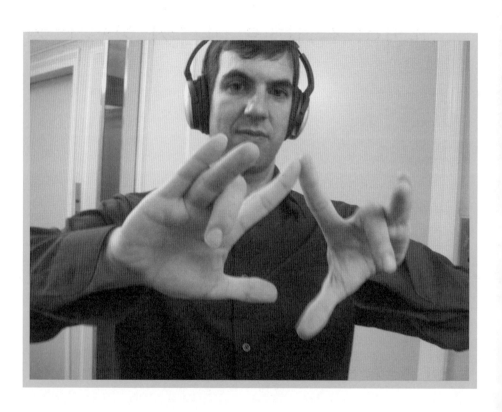

나는 영국 의사 존 네이피어 박사가 1980년대에 쓴 『손의 신비』라는 책을 막 끝냈다. 꽤 인상적이었다. 우리의 손가락에 대한 해부학, 역사, 서정적 송시頌詩 등이 어우러진 '손 문학(알고 보면, 당신이 생각하는 것보다 범위가 큰 장르)'의 고전 격이었다. 그 책을 읽고 많은 생각이 바뀌었다. 이 문장 하나만 보더라도 그렇다.

"동물원에 간 사람들은 코끼리가 긴 코로 사과를 집는 것을 보면서 경탄해 마지않는다. 하지만 그 순간에도 사람들은 자신의 손이 지닌 그 상상 불가한 능력에 대해서는 미처 생각하지 못한다."

그의 말이 옳다. 우리는 우리의 손을 너무 당연시한다. 마약에 취한 대학 2학년생이 당신이 손바닥을 접었다 폈다 하는 것을 넋 놓고 쳐다본다면 또 모르지만 말이다. 우리는 대부분 뇌와 심장에 모든 관심과 영광을 바친다. 뇌와 심장을 우리 몸의 CEO, 대표이사처럼 대우해준다. 그런데 손은? 한낱 인턴사원 취급이다.

나는 그래서는 안 된다. 내 목표가 몸 전체의 건강인 이상, 27개의 뼈와 30개의 근육으로 이루어진 이 섬세한 구조의 신체 부위를 결코 간과할 수 없다. 나는 네이피어 박사의 도움이 필요했다. 그래서 내 손이 지닌 상상 불가한 능력을 개발시켜보고 싶다. 나는 최대한 튼튼하고, 다재다능한 손을 가질 것이다!

이 세상에서 제일 건강한 손을 갖고 싶다면 그레그 어윈이라는 사람을 만나서 대화를 나눠봐야 한다. 그는 스스로를 '반바지를 입지 않은, 손의 리처드 사이먼스_{체중 조절용 에어로빅을 개발한 미국 피트니스계의 스타}'라고 부른다. 그레그는 '핑거 피트니스_{Finger Fitness}'라고 하는, 나름 격렬한 손 에어로빅을 개발한 장본인이다. 유튜브에 가면 그의 동영상이 있다. 그 동영상들을 보거든 불쾌하게 생각하지 말기 바란다. 소개말에서 그레그가 미리 언질을 주고 있긴 하지만……

"저는 이 동영상에 소개될 자연스러운 몸짓들이 사회적 몸짓들 때문에 제약을 받아야 한다고 생각하지 않습니다. 그러니 이 동영상에서 보시게 될 동작들은 그 어떤 것도 사회적 의미를 담고 있지 않다는 사실을 알려드립니다."

그러고 나서 느닷없이 가운데 손가락을 치켜든다.

네이피어 박사 덕분에 나는 가운데 손가락이 미움을 받는 이유가 '제일 길다 보니 천박한 긁기 동작을 실행하기에 이상적이기 때문'이라는 사실을 알고 있다.

어쨌든 그레그가 말하고 있듯, 그의 동영상에서 가운데 손가락을 치켜드는 행위에는 아무 사심이 없다. 그 동영상은 '모든' 손가락을 쭉 쭉 늘리고 뻗어서 운동을 시켜주는 것뿐이다. 그레그의 손 운동은 보고 있으려니 감탄이 절로 나왔다. 그가 손가락을 교차시키고, 얽고, 불쑥 내밀고, 벌컨식 인사(스타트렉)에 나오는 벌컨이 손가락을 두 개씩 붙여서 하는 인사, 헤비메탈의 '악마의 뿔둘째, 다섯째 손가락만 펴고 나머지는 접는 헤비메탈 로커들의 상징적 동작'을 해 보이는데 손이 잘 보이지도 않았다. 한마디로, 손가락 발레.

나는 그레그와 개인 비디오 레슨을 예약했다. 몇 주 전, 그레그가 내게 두 개의 DVD 두 장과 살구 크기의 은색 중국 테라피 공 한 쌍이 담긴 초보자용 장비 세트를 보내준 게 있었다. 연습을 하려고 했지만 나는 야채 씻으랴, 달리기 하랴, 향신료 냄새 맡으랴 너무 바빴다.

"자, 기초 단계부터 시작해봅시다."

그레그가 말했다.

"굽히기, 접기, 두드리기, 누르기."

나는 두 손을 모으고 기도하는 자세를 취했다. 그러고는 오른쪽으로 꺾고, 왼쪽으로 꺾었다. 그러다 멈칫. 어느 쪽으로 다시 접어야 하나?

그레그가 실망한 눈치였다.

"제 비디오를 몇 주 동안 보셨다면서 꺾기, 접기, 두드리기, 누르기를 못하시는 거예요?"

나는 멋쩍게 그렇다고 인정했다.

"아마(그레그의 말투가 다시 부드러워졌다) 제 앞에서 하려니 긴장되셨나 봅니다."

그 또한 사실이었다.

나는 그레그의 열정을 높이 산다. 그는 손과 더불어 먹고, 자고, 꿈을 꾼다. 그리고 앉을 때도. 그레그의 집에는 손 네 개를 모은 형상의 의자가 여럿 있다.

사실 그의 집은 손과 관련된 온갖 것들을 모아 놓은 거대한 전시장 같다. 손 모양의 컵, 손 모양의 플래시, 손 모양의 보석 등. 욕실 벽의 자주색 손도장은 말할 것도 없다.

그레그는 '핑거 피트니스'를 거의 30년 전에 고안했다. 대학에서 음악을 공부하면서(우연히도, 그는 첫 전자 실로폰 개발에 기여하기도 했다), 접시닦이 일도 했다. 일하다가 짬이 생기면 에어 피아노거리 감지 센서를 적용, 손의 높이와 위치를 감지하여 건반 없이 연주가 가능한 피아노를 치기 시작했다. 그러다 영감을 느꼈다고…….

그는 회의론자들이 왜 손 운동이 중요한지 자주 묻는다고 했다. 그레그의 답변은? 다치지 않기 위해서, 관절염을 방지하기 위해서, 우리 삶을 최상의 컨디션 속에서 살 수 있도록 하기 위해서다.

"우리 각자는 작은 근육 선수들입니다. 이 세상 모든 사람이 핑거 피트니스를 하면 이 세상이 어떻게 변할지 생각해보세요. 글자를 찍는 속도도 빨라질 겁니다. 외과 의사들은 수술을 더 잘할 수 있습니다. 맥도널드 직원은 잔돈을 더 빨리 내주게 됩니다. 노인들은 셔츠 단추를 더 잘 다룰 수 있게 됩니다."

그레그는 손 운동 DVD를 수천 장 팔았다. 구입한 사람들은 주로 음악가, 운동선수들이었다. 제이 레노의 〈투나이트 쇼〉에도 게스트로 나갔다.

하지만 그는 실망스럽다고 했다.

"손 운동이 더 이상 주목을 받지 못하는 게 이해가 안 갑니다. 벌써 시작한 지 오래되었는데요. 하지만 이 운동을 하라고 제 모친도 설득하지 못했어요."

그런데 중국은 예외라고 한다. 그레그는 1년에 몇 차례 중국을 방문한다.

"그 나라에 이런 말이 있어요. 건강한 손, 건강한 마음."

어쩐지 그레그가 안쓰러웠다. 그래서 '그레그에게 내 마음heart을 담아'라고 글자를 찍으려고 했다. 하지만 그 말이 맞지 않겠다는 걸 깨달았다. 그레그에게는 '내 손hand을 담아'가 맞다. 나는 핑거 피트니스에 대한 소식을 내 책에서 다루어 전파하겠노라 그레그에게 약속했다. 그리고 빨간 신호등에서 기다리고 섰거나 TV를 보는 동안, 단 5분, 10분이라도 손 운동을 하기로 결심했다. 그레그는 윈스턴 살렘 스테이트 대학교에서 곧 핑거 피트니스에 관한 연구 결과가 나올 거라면서 결과를 내게 알려주겠다고 했다.

"서구 사회에서는 손의 가치가 심하게 평가 절하되고 있습니다."

그레그가 말했다.

파티에 가서 손 기술을 보여주면 콧대 높은 지성인들은 단순한 눈속임 정도로 치부해버린다고······.

"좀 이상하게 들리겠지만, 저는 손이 우리 마음을 지배하고 있다는 생각마저 듭니다."

그레그가 말했다. 코미디언인 에모 필립스가 언젠가 이렇게 말했다.

"저는 우리 몸에서 뇌가 제일 멋진 장기라고 생각해왔습니다. 그러다 '누가' 그걸 제게 가르쳐주고 있는지 깨달았죠."

손잡기

또 다른 발견. 내 손은 나만 만지고 있으면 안 된다. 손을 잡으면 건강에 좋다. 버지니아 대학교의 뇌신경과학 교수인 제임스 코안은 연구를 위해, 16명의 부부를 연구실로 데려와 전기 충격을 가한 뒤, 기능성 자기 공명 영상fMRI 기계로 그들의 뇌를 조사했다. 그랬더니 남편의 손을 잡고 있던 아내들의 스트레스 정도가 그렇지 않은 경우보다 덜한 것으로 나타났다. 심지어는 모르는 사람의 손을 잡고 있어도 여자들의 뇌가 진정되는 것이 목격되었다. 그렇게까지 대단한 수준은 아니더라도…….

그래서 나는 스트레스 수준을 줄이기 위해 가능한 한 아내의 손을 잡고 있기로 했다(모르는 사람의 손은? 별로 내키지 않는다. 내게는 건강보다 세균에 대한 공포, 또 따귀를 맞을지도 모른다는 공포가 더 크기 때문이다). 줄리와 함께 걷고, 이야기하고, TV를 보는 동안 나는 그녀의 손을 꼭 부여잡고 있다.

그러다 내가 얼마나 손잡기를 좋아하는지 알고 새삼 놀랐다. 나는 사람과 사람 사이의 접촉이 얼마나 좋을 수 있는지 잊고 있었다. 굳이 침대 안이나 어떤 의도가 개입된 접촉이 아니더라도 말이다. 줄리와 손가락을 맞물리고 있으면 행복한 내 뇌 곳곳에서 빛을 발하는 게 그려진다.

처음에는 줄리도 손잡는 걸 좋아했다. 어떨 때는 "아유, 좋아!" 하는 감탄사도 터뜨렸다. 하지만 한계가 있었다. 아이들 교육 문제로 말다툼을 하면서 줄리의 손을 잡으려 했더니 줄리가 내 손에 독나무 진액이라도 묻은 것처럼 양손을 빼냈다.

"손을 잡으면 싸우는 동안 스트레스가 줄어들 거야."

내가 말했다.

"나는 싸우는 동안 차라리 스트레스를 그냥 받는 게 좋겠어. 싸움은 원래 그런 거야."

아이들은 이랬다저랬다 하는 게 덜하다. 우리 아들들이 아직 받아 줄 때, 지금 그 기회를 충분히 활용하는 게 좋을 것 같다. 미국 사회에서 남자끼리 손잡는 행위가 용인되지 않는다는 사실은 참으로 안타까운 일이다(중동에서는 그렇지 않다). 큰아들을 학교로 데려다 주면서 그 고사리 같은 손을 잡고 걷다보면 얼마나 즐거운지 모른다. 그런 시절도 얼마 못 가겠지만…….

타이피스트의 경련

핑거 피트니스 덕분에 내 손은 그 어느 때보다 유연하고 튼튼하다. 플라스틱 끈으로 아이들한테 팔찌를 묶어줄 때 아내가 내 솜씨를 보더니 칭찬을 아끼지 않았다. 다가오는 3종 경기 대회에 종이접기 종목이 있다면 우승은 따 놓은 당상인데…….

하지만 나는 이 장을 쓰는 데 평소보다 시간이 더 많이 걸렸다. 뉴욕의 저명한 손 외과의, 마이클 하우스만 박사를 만나고 나서 내가 자판 찍는 스타일을 바꿨기 때문이다.

오늘날, 그 어느 때보다 손과 손목 통증이 만연해 있다. 손과 관련된 새로운 질병이 매일 생겨나고 있다. 애플 제품들은 건강에 도움이 안 된다. 터치스크린의 새로운 유행이 건강상 많은 문제를 불러일으키고 있다. 스와이퍼즈 핑거swiper's finger를 포함해서 뭐라고 부르든, 손가락을 오므리고 영상을 키웠다 줄였다 하는 동작 때문에 생기는 통증 말이다.

하지만 손목 통증의 가장 보편적인 원인은 타이핑이다.

"혹시 캐리지 리턴carriage return: 프린터나 타자기의 문자열을 바꿀 때 쓰는 제어 문자나 구조을 기억하세요?"

하우스만 박사가 물었다.

"캐리지 리턴은 손이 잠시 쉴 수 있는 기회였습니다. 그런데 지금은 몇 페이지고 계속 이어서 글자를 치지요. 그러면 몸에는 젖산이 축적됩니다. 저는 사람들에게 좀 성가시더라도 디지털시계를 구비해야 한다고 말합니다. 10분마다 소리를 울리게 하는 겁니다. 소리가 울리면 손목을 털어 쉬게 할 수 있지요."

하우스만 박사의 충고를 받아들여 내 아이폰은 10분마다 울어댄다. 나는 그 경보음을 '슬롯머신' 소리로 설정해놓았다. 사실은 내가 돈을 딴 게 아니라고 알아차리기 전에, 그리고 손목을 흔들어줘야 한다는 생각을 하기도 전에, 내 몸속에서는 그 즉시 도파민이 분출된다.

하지만 앞으로도 줄곧 10분마다 경보음이 울리게 할 것 같지는 않다. 주의가 흐트러지면 건강에 좋지 않다는 연구 결과들도 있기 때문이다. 흐려진 초점은 우울증과 스트레스를 유발할 수 있다. 그렇게 되면 나는 내 손을 비틀어버릴지도 모른다.

아무튼 나는 반복 사용 스트레스 증후군에 걸릴 위험이 있다. 하지만 최소한 나는 손목 신경이 눌러져서 생기는 또 다른 질환인 손목 굴

증후군에는 걸리지 않을 것 같다. 일반적으로 오해들을 하지만, 손목 굴은 대부분의 경우 유전된다고 하우스만 박사가 말했다. 손목 굴과 연관된 듯 보이는 활동을 굳이 든다면 아주 추운 방에서 진동 기계를 사용하는 것이라고 한다.

"시체를 다루는 사람들에게서 가끔 나타납니다. 정형외과적 이유로 팔다리를 절단하는 경우가 있거든요."

그러면서 하우스만 박사는 이렇게 덧붙였다.

"제프리 다머17명을 토막 살해한 희대의 연쇄 살인마는 손목 굴에 문제가 생겼을 소지가 다분하다고 볼 수 있지요."

중간 평가: 스물세 번째 달

체중 71.5킬로그램

글을 쓰면서 걷기를 한 거리 1,841킬로미터

쓰러지기 직전까지 한 팔굽혀펴기 횟수 167회(몇 번 쉬긴 했지만)

일주일에 먹은 감자 개수 2개(피하려고 노력 중. 영양학자들이 감자를 먹으면 살찔 수 있다고 해서)

루카스를 역기로 이용한 팔 운동 33회

3종 경기가 2주 앞으로 다가왔다. 나는 내 담당 트레이너인 토니에게 같이 하자고 했다. 함께 승리의 기쁨, 자괴감, 젖산에 절은 몸의 고통을 느껴보자고 했다.

나는 3종 경기 훈련을 매일 한다. 그리고 걱정도 매일 한다. 대개는 차가운 물에 대한 걱정이다. 어지간히도 오래 하고 있는 걱정이다. 나는 저체온증을 피할 수 있는 방법을 찾아보려고 몇 시간 동안 인터넷을 헤매고 다녔다. 그러다 전기로 보온이 되는, 세계 유일의 수영복을 찾아냈다. 그 합성 고무 재질의 수영복에는 그레이엄 크래커 크기의 리튬 건전지가 부착되어 있다. 효과는 있을까? 위험도를 따져보자면 감전사 쪽이 얼어 죽는 것보다 나을 것 같았다. 그런데 가격이 1,000달러! 줄리가 내 발목을 잡았다.

다음 전략을 세워야 했다. 나는 방수 장화, 방수 수영모, 그리고 전신용 '비' 전기적 수영복을 빌렸다. 그걸 전부 착용하고 유대인 회관 수영장에서 시험 수영을 해보았다. 라커룸에서 걸어 나오는데 이상하다는 듯 쳐다보는 사람들의 시선을 느꼈다. 혹시 아쿠아 운동 강좌를 듣는 백발 할머니들 중 누군가를 암살하러 온 특공 해병대원?

나는 수영장에 발부터 담가보았다. 불행히도 수영장 물 온도는 26℃. 도전해볼 엄두가 안 났다. 하지만 이왕 거기까지 갔으니 몇 번이라도 왔다갔다는 해봐야 할 것 같았다. 나는 접영으로 시작했다. 그러자 한 50대 남자가 레인을 바꾸더니 내게서 멀어져갔다.

"당신 복장을 보니 마음이 불편해서요."

그 남자가 말했다. 호, 묘하게 짜릿했다.

3종 경기와는 무관한 소식 하나. 잭 라란과 잡아둔 인터뷰에 변화가 생겼다. 오늘 그의 홍보 담당자가 음성 메시지를 남겼다.

"죄송하게 됐습니다만, 인터뷰를 연기해야 할 것 같습니다. 급한 일이 생기셔서요."

이런, 나는 이미 비행기 표도 사고, 호텔 예약도 해둔 상태였다. 뭐야? 잭 라란은 약속 하나 못 지키는 사람인가? 무슨 남자가 이래? 뭔가 더 좋은 일이 생긴 거겠지, 안 그래?

나는 한 방 먹여주려고 홍보 담당자에게 전화를 걸었다.

"무슨 일인데요?"

내가 따지듯 물었다.

"건강 문제입니다. 건강이 안 좋으신 것 같습니다."

"아, 그랬군요. 유감입니다."

"예. 정말로 안 좋으세요."

"네."

"그래서 일정을 모두 정리하고 계세요."

조금 전 속 좁게 생각했던 내가 부끄러웠다. 동시에 잭 라란이 죽어간다는 사실에 당황했다. 잭 라란이 죽는다? 실감이 나지 않았다. 잭은 언론에서 이런 말을 자주 했다.

"나는 죽을 수 없습니다. 그랬다가는 제 이미지에 금이 갈 테니까요."

하지만 그 홍보 담당자의 말은 거짓이 아니었다. 며칠 뒤, 나는 CNN 닷컴 뉴스에서 이런 기사를 보았다.

"잭 라란, 피트니스계의 전설, 향년 96세로 별세."

그리고 잭의 사진이 있었다. 파란색 운동복 차림에 '총이 있나 확인해보시오.'라고 말하듯 두 팔을 번쩍 치켜들고 있었다. 얼굴에는 함박웃음…….

할아버지가 돌아가시고, 잭 라란도 죽었다. 늘 당당하던 그 두 남자가 연이어, 같은 96세의 나이에 세상을 떠났다.

나는 인터넷으로 '잭 라란과 죽음'이라는 단어를 넣고 검색을 해보았다. 그리고 그가 남긴 이 말을 찾아냈다.

"나는 늘 올림픽 경기나 미스터 아메리카에 출전한다는 생각으로 운동을 한다. 내 평생 그런 식으로 운동을 해왔다. '삶'은 곧 전쟁터이기 때문이다. '삶'은 누가 제일 건강하게 살아남는가 하는 전쟁이다. 당신은 건강한 사람을 얼마나 많이 알고 있는가? 당신은 행복한 사람을 얼마나 많이 알고 있는가? 생각해보라. 사람들은 죽을 정도로 일을 한다. 살기 위해 일하는 게 아니다. 내가 하는 운동은 내 삶에 대한 의무다. 내 삶의 진정제다. 내가 진실을 말하는 방식이다. 진실을 말한다는 것, 그것은 이제까지 나를 살아 있게 해준 힘이다."

잭의 뜻을 기리며, 나는 헬스클럽을 향해 집을 나선다. 살기 위해서…….

제24장

등허리

똑바로 서기 위한 도전

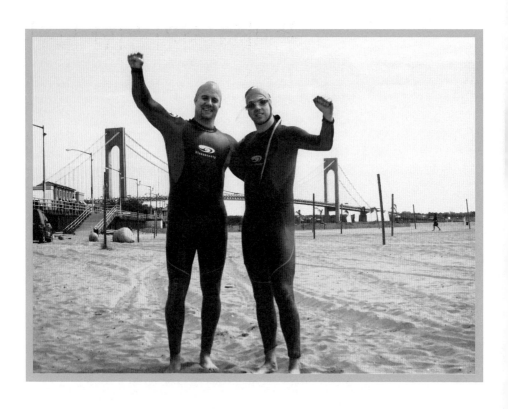

허리가 아프다. 이래서야 나는 '특별한' 사람이 될 수 없다. 그저 요통에 시달리는 6,500만 미국인 중 하나에 지나지 않는다. 요통, 그것은 우리를 병원 문으로 들어서게 만드는 가장 흔한 이유다.

그나마 내 경우는 통증이 심하지는 않다. 그리고 대개 저녁 무렵에 느낀다. 하지만 앞으로 나이가 들어가면 더 나빠질 게 틀림없다. 특히 내 자세가 이 모양이라면…….

내 자세? 한마디로 꼴불견이다. 나는 인류 진화 도표에서 세 번째 정도에 해당하는 원시인처럼 구부정한 자세로 다닌다. 부분적으로는 게을러서다. 하지만 잘난 척하듯, 있는 대로 가슴을 내밀고 다니는 것도 나로서는 어색하게 느껴진다. 성경 말씀대로 살아보던 해, 탈무드를 읽다가 "과시하듯 꼿꼿한 자세로 걸어 다니지 마라."는 내용을 보았다. 다시 말해, 자세를 낮추어라.

그런데 불행히도 자세가 나쁘면 요통이 더 심해진다. 디스크로 목,

무릎에까지 통증을 느낄 수 있다. 나는 척추 교정이 필요했다.

인터넷에서 '자세' 전문가를 찾아보다가 「뉴욕 타임스」 건강면에 소개되어 있는 조나단 피츠고든이라는 남자를 발견했다. 웹 사이트에 가보니 요가도 가르치고 있었지만 그는 단연 '걷기' 강좌로 유명한 사람이었다.

피츠고든이 그 다음 주, 우리 집으로 왔다.

"'걷기'를 해본 적이 있습니까?"

피츠고든이 내게 물었다

흠, 이런 질문은……. 그렇다고 해야 하나? 아니면 '조금'이라고 해야 하나? 저기요, 잘난 척하려는 건 절대 아닌데요, 사실 저는 꽤 오래 걸어 다녔거든요. 줄 잡아 몇십 년은 되는데요.

피츠골드가 신발을 벗었다. 그리고 내가 서 있는 모습, 거실을 걸어 다니는 모습을 꼼꼼히 관찰했다. 그러더니…… 눈으로 '쯧쯧쯧' 소리를 내는 게 가능하다면, 피츠고든이 바로 그걸 했다.

그가 내린 결론. 내 자세가 휘었다. 내 골반은 너무 앞으로 나가 있고, 어깨는 너무 뒤로 기울어 있다.

그렇게 기분 나쁠 일은 아니었다. 나는 그저 전형적인 미국인에 불과하다. 앉아 있는 생활에 익숙하다 보니, 미국인들은 제대로 서고, 제대로 걷는 법을 모른다.

"걷기는 앞으로 나아가는 모습이 되어야 합니다. 놀이터에 가보세요. 아이들은 앞으로 몸을 기울이고 걷습니다. 엔진이 제대로 돌아가고 있는 거죠."

그러더니 피츠고든은 몸을 최대한 앞으로 기울인 채 우리 집 거실을 걸어 다녔다. 중요한 건 엉덩이를 내미는 것이라고 피츠고든이 말했다.

"부인을 보세요. 서 있을 때 저렇게 엉덩이가 처져 있죠?"

피츠고든이 말했다.

줄리는 일하던 중 잠깐 짬이 나서 우리와 함께 거실에 있었다. 졸지에 자신의 엉덩이가 비난의 대상이 될 줄은 생각 못했을 것이다.

"내미세요, 줄리. 엉덩이를 내밀어요.

줄리가 시도해보았다.

"좀 더, 좀 더. 좋아요."

엉덩이를 뒤로 쑥 뺀 채 줄리가 킥킥거렸다. 하지만 피츠고든은 그 모습에 흡족해했다.

"어머니들은 딸들에게 엉덩이를 집어넣고 다니라고 말들 하죠. 여자들은 '나는 지금 길거리를 걷는 중이니 내 은밀한 부위를 숨기는 게 낫겠어요.'라고 생각하는 것 같아요. 하지만 저는 은밀한 부위를 '과시'하는 게 더 좋다고 말합니다."

나는 과시하려고 해보았다. 엉덩이를 쭉 빼고, 몸을 앞으로 기울이고, 팔을 자연스럽게 늘어뜨린 채 소파 옆으로 걸었다.

"제가 꼭 원숭이 같은데요."

내가 말하자 피츠고든의 얼굴이 환해졌다.

"바로 그 말을 듣고 싶었습니다. 원숭이가 되세요! 그게 바로 제 캐치프레이즈입니다."

나는 피츠고든에게 '자세'를 교정할 수 있는 전통적인 방법에는 어떤 것이 있는지 물었다.

"여러 가지가 있지요."

그가 대답했다.

머리에 책을 올리고 중심을 잡으며 걷는 것도 좋은 방법이다.

"그러면 뒷목이 길어지는 효과가 있습니다."

그런 한편, '안' 좋은 방법도 있다.

"어깨를 뒤로 하라는 것보다 더 나쁜 조언도 없을 겁니다."

어깨를 뒤로 빼면 숨이 얕아진다. 복식호흡을 해야 건강에 좋다.

피츠고든이 돌아간 뒤, 줄리와 나는 그 후 며칠 동안 피츠고든식 걷기를 하려고 애썼다.

우리는 똑바르게 서는 부분이 마음에 든다는 데 공감했다. 부엌에서 혹 지나치다가도 서로에게 "바른 자세!" 하고 경고를 준다. 허리를 똑바로 펴고 걸어 보니, 확실히 자신감이 더 생기고, 당당해지는 느낌이 있었다. 적당한 규모의 해병대를 이끄는 해군 사령관이 된 것 같은……. 그리고 보면, "등뼈를 가져라get some backbone: 우리말로는 '줏대를 가져라', '소신껏 행동해라' 정도로 풀이됨."라는 말에도 나름 근거가 있었던 셈이다.

나는 아이들에게도 짐짓 단호한 어조로, 지시하듯 말했다.

"아빠 컴퓨터는 만지지 말도록 해."

그러면 아이들은 주춤하다가 곧, "옛! 장군님!" 했다.

내가 휜 자세로 말했다면 과연 그런 반응이 나왔을까? 글쎄올시다.

더불어 짧은 보폭으로 걸으라던 피츠고든의 조언도 마음에 들었다. 능률이 더 오르는 것 같았다. 정신적으로, 육체적으로 속도가 더 나는 것 같았다. 이번 체험을 통해서 얻은 중요한 교훈 하나. 몸은 마음에 영향을 미친다. 걸음이 가벼워지니 마음도 가벼워졌다.

하지만 엉덩이를 내미는 부분은 여전히 어색했다. 나도, 줄리도 무진 애를 써보지만 잘 안 된다. 엉덩이를 힘껏 내밀어 보지만 몇 분 안지나, 슬그머니 다시 들어간다.

줄리와 내가 제대로 하고 있는지 알아보기 위해 보다 전통적인 등 전문가에게 전화를 걸었다. 하버드 대학교 교수이자 『허리통증 이겨내기』의 저자인 제프리 카츠 박사였다. '자세'에 관한 그의 조언은? 피츠고든보다는 세심하지 못했다. 기본적으로 '지나치게 신경 쓰지 마라.'가 그의 충고였다.

"'자세'와 관련해서 과학적인 증거가 뒷받침된 약은 그리 많지 않습니다."

아스트라제네카_{영국의 다국적 제약회사}는 '자세' 연구에 그리 많은 투자를 하지 않고 있다. 가장 좋은 방법은 똑바로 서서 등을 곧게 펴는 것. 그래서 최소한 지금은 '엉덩이 빼기'를 하지 않아도 마음이 좀 편해졌다.

'쪼그려 앉기' 다시 보기

아무래도 쪼그려 앉기 마니아가 된 것 같다. 피츠고든이 알면 몹시 기뻐할 일이었다. 피츠고든을 비롯해 의외로 많은 사람들이 버스 정류장에서, 저녁 식사를 하는 동안 우리가 쪼그려 앉아 있어야 한다고 믿는다. 이전 세대에 아시아인들이 그랬던 것처럼 말이다. 쪼그려 앉기에 관한 연구는 많지 않았다. 하지만 어쩐지 '그냥 앉기'보다 건강에 더 좋을 것이라는 확신이 든다.

처음에 몇 분 동안 쪼그려 앉기를 시도했을 때는 한마디로 고통스러웠다. 줄리에게 내 다리가 생리통을 앓는 것 같다고 말할 정도였다. 줄리는 그 표현을 어색해했다.

그런데 알고 보니, 내 방법이 틀렸다. '아시아식 쪼그려 앉기'를 제대로 하려면 발을 땅에 편평하게 붙이고, 다리를 넓게 벌리고, 팔을 앞으로 해서 균형을 잡아야 한다.

꼿꼿한 자세로 걷고, 쪼그려 앉기를 한 지 한 달쯤 지나자, 내 요통이 한결 나아졌다. 가끔 결리는 느낌은 있지만 심한 통증은 많이 줄었다. 나는 지금도 가끔 원숭이처럼 걷는다. 하지만 대부분은 아이들을 놀려주기 위해서다.

중간 평가: 스물네 번째 달

체중 **72킬로그램**

개를 쓰다듬은 횟수 **12회**

매일 노래하는 시간(스트레스 완화 효과가 있을 수 있다고 해서) **10분**

나무 트럼펫 디제리두를 연습한 날 **2일**

뇌 건강을 위해서 외운 개구리 울음소리 **9가지**

이번 달에 3종 경기 시합이 있었다. 자, 과연 어떻게 되었을까? 일요일 새벽 3시 30분에 알람시계가 울렸다. 배가 더부룩했다. 지난밤에 탄수화물을 너무 많이 섭취한 때문이었다. 흔히들 시합 전날 탄수화물을 많이 먹으면 힘이 난다고 하지만, 찾아보니 그 말은 그 과학적 증거가 미약했다. 하지만 나는 상관 안 했다. 지난 몇 주 동안 크림 파스타를 큰 접시 가득 먹어치우는 상상을 얼마나 했는데……. 잘난 척 잔소리하는 과학 나부랭이 때문에 그 꿈을 깨고 싶지는 않았다.

나는 지하철을 타고 유람선 선착장으로 갔다. 토니가 나를 기다리고 있었다. 우리는 자전거를 이동 트랩 위로 끌고 가, 새벽 5시 30분에 스태튼 아일랜드로 가는 배에 올라탔다.

"근데 궁금한 게 하나 있어요."

유람선 객실에 들어가 앉으면서 토니가 내게 물었다

"뭔데요?"

"사람들은 왜 이런 걸 자처해서 하나요?"

"그러니까 그 말은……."

"왜 3종 경기 같은 걸 하면서 사서 고생을 하냐고요."

흠, 뭐라고 대답한담?

토니와 내가 앉은 자리 건너편으로 캐논데일 자전거에 기대고 있는 30대 남자가 보였다. 붉은 턱수염에 허벅지 근육이 튼실해 보였다.

"가방 한번 끝내주네요."

그가 내 더플백을 향해 고개를 끄덕이며 말했다.

"고맙습니다."

내가 말했다.

필시 그건 3종 경기 세계에서 내가 처음 맛본 모욕적 언사렷다. 사실 우리 집에서 유일하게 큰 가방인 그 더플백은 내 첫 번째 선택이 될 만한 건 아니었다. 그 가방은 국방 무늬였다. 그런데 이유는 모르겠으나 그 가방의 국방 무늬는 전형적인 녹색이 아니었다. 화사한 분홍 바탕에 붉은색 얼룩무늬가 박혀 있는 것이었다. 특공 임무를 띠고 아홉 살 여자아이 방에 급파될 일이 있을 때는 요긴할지 모르겠으나, 3종 경기를 하는 사람으로 보이고 싶을 때는 별 도움 안 되는 종류였다.

"크기도 하네요. 혹시 탈진할 때를 대비해서 별도의 몸이라도 챙겨 온 거예요?"

그 턱수염 사나이가 말하자, 토니가 내 쪽으로 고개를 돌렸다.

"이 남자, 말하는 본새가 영 마음에 안 드는데요."

토니는 그 작자가 찍소리 못하도록 입에다 주먹 한 방을 먹일 수도 있었다. 하지만 나는 경기 전에 힘을 아껴야 한다고 토니를 달랬다.

배가 도착하자, 우리가 뭐하는 곳에 왔는지 대번에 알 수 있었다. 스피커에서는 운동계의 국가國歌라 할 수 있는 브루스 스프링스틴의 '본 투 런Born to Run'이 흘러나오고 있었다. 광활한 들판, 긴 강철 지지대에 기대어진 수백 대의 자전거들, 어딜 쳐다봐도 헬멧, 수건, 블랙베리 에너지 젤 패킷뿐이었다. 나는 20대로 보이는 한 금발 여성이 수영복 지퍼를 올리고 있는 옆 지지대에다 자전거를 고정시켰다.

"이 3종 경기 대회에 참가해본 적 있으세요?"

내가 그녀에게 묻자 그녀가 고개를 끄덕였다.

"물 온도가 어땠나요?"

"아유, 정신 못 차릴걸요? 숨이 막힐 거예요."

몇 분 후, 화장실에 줄을 서 있다가 나는 또 다른 베테랑 참가자에게 물어보았다. 머리에 오렌지색 고글을 끼우고 있는 남자였다.

"아유, 정신 못 차릴걸요? 숨이 막힐 거예요."

우리는 해변 쪽으로 가서 줄을 섰다. 호루라기 소리와 함께 우리는 껌껌한 라리탄 베이 바닷속으로 걸어 들어갔다.

얼음장 같은 물이 수영복을 입은 내 등을 미끄러져 내려가더니 소매를 타고 올라왔다. 기분이 좋지 않았다. 슬러시 속에서 수영을 하는 느낌이었다. 하지만…… 이 야릇한 기분은? 나는 정신 못 차리거나 숨이 막히지 않았다. 물론 지금의 내 테스토스테론 수치는 평균으로 올라왔지만, 그렇다고 내가 특별히 대담해진 건 아니었다. 흠, 그동안 상상 속에서 얼음물 수영을 많이 해 현실의 15℃가 견딜 만해진 건지도…….

내 나름의 '진정 기술'이 효과가 있었나? 그렇다. 복식호흡. 나는 수면 위에 등을 대고 누웠다. 그러고는 이런저런 욕을 했다. 욕을 하면 과학적으로 고통이 경감된다는 사실을 알고 있었기에……. 그리고 불교 신자들이 한다는 '거리 두기현실이나 욕망과의 완전한 단절을 도모하는 참선 방법' 방법을 시도했다.

"지금, 내 피부는 재미있는 자극을 느끼고 있는 거야."

나는 파도가 굽이치는 바다 위를 물장구를 치며 나갔다. 위치를 파악하기 위해 30초마다 고개를 들었다. 11분 뒤, 둥그런 오렌지색 부표를 돌아 해변으로 향했다. 다시 11분 동안 그 모든 과정이 반복되었다.

나는 물을 뚝뚝 흘리며 지정된 자리로 달려가 수영복을 벗었다. 순간, 미처 깨닫지 못하고 있던 사실 하나가 있다. 3종 경기는 옷 갈아입기의 연속이었다. 브로드웨이 뮤지컬의 격렬한 버전이라고나 할까? 나는 수영복을 벗고 수건으로 몸을 닦은 뒤, 사이클용 반바지, 양말, 신발을 착용하고 자외선 차단제를 발랐다. 총 10분이 소요되었다.

"2단계 돌입."

자전거에 올라타면서 토니가 말했다.

우리는 자동차 없는 길을 따라 자전거 페달을 밟았다. 차량 통행은 경기를 위해 차단되었다. 우리는 약국, 치과를 지나고, 칠면조 예닐곱 마리가 서성이는 들판을 지났다. 그리고 아무 의미 없는 빨간 신호등을 보란 듯이 지나갔다. 우리는 조용히 달렸다.

33분이 지나고(그 사이 달달한 블랙베리 에너지 팩을 두 개 먹었다), 우리는 자전거를 던져놓고 해변 옆 보드워크 위를 뛰기 시작했다.

"저는 서두르지 않으려고 해요. 그러니 저하고 보조를 맞추실 필요는 없어요."

토니의 말에 나도 응수했다.

"저도 딱히 전략은 없어요."

그 뒤로 우리는 한마디 말없이 달렸다. 나는 나름대로 리듬을 지키며 달렸다. 네 번 뛰다가 숨을 들이마시고, 네 번 뛰다가 숨을 내쉬고…… . 피곤하긴 했지만 탈진하지는 않았다. 해낼 수 있을 것 같았다. 나는 충분한 훈련을 했으니까 말이다(사실은 과도하게). 생각했던 대로, 공식적 모멸감에 대한 두려움은 훌륭한 동기가 돼주었다.

저 앞에서 파도가 방파제에 부딪치는 게 보였다. 구경꾼들이 응원하는 소리가 들렸다.

"이제 거의 다 왔어요!"

이미 경주를 끝내고 구경꾼 속에 합류한 어떤 대머리 남자가 소리쳤다. 살짝 잘난 척하려는 게 느껴졌지만 상관없었다. 그 모든 게 좋았다. 내가 드디어, 크리스토스머 맥두걸이 말했던 '달리는 기쁨'을 느끼고 있는 것 같았다. 경주 전, 토니가 물었던 '왜?'에 대한 답을 드디어 찾은 것 같았다.

우리는 결승점을 통과한 뒤, 격하게 서로를 부둥켜안았다. 그러고는 자전거가 있는 쪽으로 이어진 경사로를 따라 나란히 걸었다. 토니가 내게로 고개를 돌리더니 말했다.

"우리가 해냈어요."

그 말에 내가 두 문장으로 답을 했다. 말을 하면서 나도 내 입에서 그런 소리가 나온다는 게 이상했다.

"아주 재미있었죠? 또 할까 봐요."

돌아오는 배 위에서 토니와 나는 3종 경기가 건강에 좋은지 안 좋은지 답을 찾아보려고 했다. 3종 경기는 건강에 좋지 못한 면이 많았다. 무엇보다 경기 후에 팬케이크로 하는 아침 식사가 그랬다. 모든 참가자들(나를 포함해서)이 볼이 터져나가라 단순 탄수화물을 입 안에 쑤셔 넣었다. 거기다 수면 부족, 소음, 그리고 수영을 하면서 세균이 득실대는 바닷물을 세 번 정도는 삼킨 것 같다. 그것도 입안 가득……. 또 매직 마커로 손이며 다리에 번호를 쓸 때 묻어났을 정체불명의 독소들은 어쩌고?

반면 건강한 측면도 있다. 내가 매일 운동을 할 수 있게 자극제가 되어준다. 그리고 그 팬케이크만 해도, 함께 뛰었던 선수가 알려준 무설탕 시럽이 있다. 3종 경기 덕분에 토니와의 사이에 돈독함이 생겼다. 지난 몇 주 동안 나는 목적 있는 삶을 살았다(살짝 이상한 목적이긴 해도).

집으로 돌아와 분홍색 국방 무늬 가방을 복도에 내려놓자 아이들이 달려와 포옹 세례를 퍼부었다.

"아빠가 이겼어요?"

제인이 물었다.

"그럼. 많은 사람들이 아빠한테 졌지."

내가 말하자 제인이 기뻐했다.

"하지만 더 많은 사람들한테 아빠가 졌지."

제인이 마음에 안 들어 했다.

여기서 잠깐만. 그 경기는 내가 신청한 마지막 3종 경기가 아니었다. 나는 몇 달 뒤, 뉴욕 3종 경기에 참가비를 냈다. 무지 비싼데다 환불도 안 된다고 했다. 그 3종 경기에서 나는 허드슨 강을 1.5킬로미터 정도 수영하고, 40킬로미터는 자전거를 타고, 10킬로미터는 달리기를 하게 된다. 훈련은 무리 없이 진행되고 있었다. 자신감 충만. 그러다 경주를 2주 앞둔 어느 날, 토니에게서 이런 이메일을 받았다.

혹시 135번가에 있는 오수 처리 공장에서 불이 난 걸 보셨나요? 화재 현장을 보수하기 전까지 허드슨 강 속으로 시간당 500만 갤런의 오수가 누출되었다고 합니다. 시 당국에서는 뉴욕 주민들에게 허드슨 강에 근접하지 말라고 권하고 있어요. 이 점을 유념하시기 바랍니다.

토니는 그렇게 간절하게 말하지 않아도 되었다. 도전의 짜릿함과 2억 갤런의 배설물이라……. 나는 현재 내년 3종 경기에 참가하기로 등록한 상태다.

제25장

눈

더 잘 보기 위한 도전

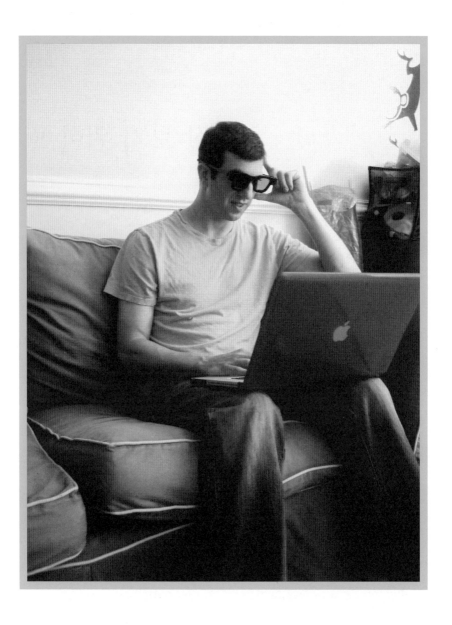

나는 '몸'에 대한 디스커버리 채널의 다큐멘터리를 즐겨 본다. 어찌나 좋은 소리만 하는지, 보고 있노라면 내 몸 안의 무수한 뼈, 힘줄에 자긍심이 솟구친다. 그 다큐멘터리의 내레이터는 '인체'를 가지고 호객행위라도 하는 것 같다.

"인간의 눈은 1억 개의 색깔을 구분할 수 있습니다! 무한대에서 몇 센티미터로 초점을 바꾸는 데 불과 5분의 1초밖에 안 걸립니다! 완전히 깜깜한 상태에서도 인간의 눈은 20킬로미터 떨어진 촛불을 감지할 수 있습니다!"

호, 참으로 경이로운 능력.

하지만 불행히도 내 눈은 그 '광고' 내용만큼 경이롭지 못하다. 내 눈은 문제가 많다. 근시에다 난시까지 겹쳤다. 이런 상태는 이 세상에서 최고로 건강한 사람이 되겠다는 목표와 부합될 수 없다.

그래서 내 시력에 대해 긍정적인 생각을 해보려고 노력했다. 지난 몇 주 동안, 뭐라도 근시여서 좋은 점이 있을까 싶어 관련 자료들을 파헤쳤다. 그랬더니 안경을 쓴 사람이 상대적으로 지적인 인상을 주기 때문에 고용 가능성이 더 높다는 연구 결과가 있었다. 직장을 구하기 위해 가짜 안경을 쓸 용의가 있다고 밝힌 사람이 전체의 40퍼센트나 된다고……. 그러니 경력 면에서는 나도 유리한 셈이었다(그런데 그 연구는 주체가 검안 대학교였다. 따라서 조만간「미국 의학협회 저널*JAMA*」에 올라갈 가능성은 별로 없다고 봐야 한다).

이렇게 좋은 점도 있긴 하다. 안 그런가?

눈 건강에 관해 보다 전문적인 의견을 얻고자 뉴욕 장로 병원 코넬 메디컬 센터의 제휴 교수인 피터 오델 박사에게 자문을 구했다. 그러고 보니 시력 검사를 한 지가 벌써 4년이 지났다. 오델 박사는 전형적인 "어느 쪽이 더 잘 보입니까?"로 내 눈을 검사했다. 나는 주변 시력 검사도 받았다. 둥둥 떠다니는 노란색 점을 짚어내는 검사였다. 나는 컴퓨터에 영화 포스터 크기만 한 글자를 찍게 만드는 안약도 눈에 넣었다. 자, 결론은? 나는 여전히 근시였다.

나는 오델 박사에게 어떻게 해야 세상에서 최고로 건강한 눈을 가질 수 있고, 눈병에도 안 걸릴 수 있는지 물었다. 오델 박사가 내게 준 조언은 다음과 같다.

• 과일과 야채. 그럴 줄 알았다.
• 오메가3가 다량 함유된 연어, 참치를 먹으면 황반변성을 예방할 수 있다.
• 어두운 곳에서 책을 읽거나 사팔뜨기를 만들거나 안경 쓰는 걸 하루 정

도 잊었다고 해서 걱정할 필요 없다. 장기적으로는 별 문제 없다(희미
한 불빛은 단기적으로 눈에 무리를 가할 수 있다).

• 자외선을 차단해주는 선글라스를 착용할 것.
• 책을 읽다가 눈앞에 검은 점, 플래시 불빛, 물결무늬 같은 게 떠다니면
의사를 찾아갈 것.

시력 향상

그런데 이 모두는 내 눈에 탈이 생기지 않게 하는 방법들이다. 시력은
어떻게 좋아지게 할 수 있나? 기계로 갈아내면 될까? 그렇게 할 수
있나?

그 한 가지 방법은 내가 아직도 할까 말까 고민하고 있는 라식 수술
이다. 하지만 최근 라식 기술을 고안한 사람들 중 한 명을 만났는데
이거 아시는지? 그가 여전히 안경을 쓰고 있다는 사실을! 그는 위험
을 감수하는 게 조심스럽다고 했다. 그래서 나도 망설이게 된다.

라식 수술 외에도 시력을 좋게 할 방법이 몇 가지 있다. 그중 제일
신빙성이 높은 방법들이다. 가짜 자신감, 비디오 게임, 눈 운동.

먼저, 가짜 자신감. 2010년, 하버드 대학교 심리학 교수인 엘렌 랭
어가 흥미로운 일련의 실험을 주도한 적이 있다. 그 결론은? 더 잘
볼 수 있다고 '믿으면' 정말로 잘 볼 수 있다는 것이다. 의외로 근거
없는 이야기만도 아니다. 과학자들은 시력이 눈에서 뇌로 정보를 전
달하는 데 국한되지 않는다는 사실을 오래전부터 알고 있었다. 그건
'쌍방' 통행이다. 우리는 우리 뇌가 이 세상을 '건설하는' 방식에 기여

할 수 있다.

랭어의 실험에 피실험자가 시력표를 읽는 게 있었다. 그런데 하나는 커다란 'E'가 꼭대기에 쓰여 있는 전형적인 시력표였다. 다른 하나는 거꾸로, 그 커다란 'E'가 맨 아래 쪽에 가 있었다. 거꾸로 된 시력표를 쳐다본 피실험자들은 정상 시력표를 본 사람들보다 깨알 같은 글씨를 더 잘 읽어냈다.

랭어와 그 동료들은 그 이유를 피실험자들이 꼭대기 줄에 있는 글자를 더 잘 읽을 수 있도록 '기대'되어진 때문이라고 주장한다.

이 실험을 생각해보면, 인터넷에 있는 그 미심쩍은 눈 운동이 인기 있는 이유가 설명이 된다. 그 사람들은 안경을 벗을 수 있다고 호언장담한다(눈으로 숫자 '8'을 쓰세요! 이제는 자신의 엄지손가락을 집중적으로 쳐다보다가 벽을 보세요. 다시 엄지손가락을 보세요!). 이 눈 운동은 시력을 좋게 만들지 못할 수도 있다. 하지만 자신의 시력이 좋아진다고 믿게끔 해준다. 그 '가짜' 자신감이 '진짜' 결과를 만들어내기도 한다.

두 번째, 비디오 게임. 로체스터 대학교의 한 연구에서 비디오 슈팅 게임을 하게 했더니 피실험자의 58퍼센트가 대조 구분 능력이 향상되는 결과를 얻었다. 즉, 회색빛을 인식하는 능력이 좋아진 것이다.

그리고 마지막으로, 내가 '비주얼 엣지Vizual Edge'라는, 컴퓨터 눈 운동 프로그램을 찾아냈다. 군대와 프로 스포츠 팀에서 이 프로그램을 이용하는 곳(샌디에이고 파드레스와 휴스톤 아스트로스 등)이 있다고 한다. 그 기본 개념은 이렇다. 연습을 하면 안구 추적 기술, 집중력, 심시력深視力을 좋아지게 할 수 있다. 다른 눈 운동 프로그램과 달리 비주얼 엣지는 근시를 고쳐준다는 약속은 하지 않는다. 단지 시력의 속도와 정확성을 높여준다고 말한다. 그 주장에 대한 나름의 연구 결과도 확보되어 있다. 2010년, 텍사스 ANM 대학교에서 대학 야구 선수들을 대상으로 시행한 연구에 의하면, 비주얼 엣지로 훈련받은 선수들의 타격력이 상대적으로 좋아졌다.

"쉽게 말하면, 눈을 위한 웨이트 트레이닝 같은 겁니다."

그래서 나는 그 '화소 트레이닝' 요법을 시작했다. 일주일에 세 번, 20분 동안 나는 비주얼 엣지의 구형 3D 안경(한쪽은 파란색, 다른 한쪽은 빨간색 렌즈)을 쓰고 떠다니는 화살들과 동그라미들을 잡아내려 애썼다.

더불어 〈탑 건〉 비디오 게임도 하고 있다. 그걸 하면서 내 자신이 초인적인 시력의 소유자라고 세뇌시킨다. 그러자 더 잘 보이기 시작했다. 최소한 인터넷에서 아예 내려받은 스넬른 시력 검사표를 이용해 시도 때도 없이 하고 있는 시력 검사에 의하면 그렇다.

그런데 내가 재스퍼에게 실언을 하고 말았다. 비디오 게임이 시력에 좋을 수도 있다고 한 것이다. 이제 내가 〈슈퍼 마리오〉 게임을 그만하게 할 때마다 내 큰아들의 입에서는 예측 가능한 답이 나온다.

"그건 내 눈을 좋게 해준단 말이에요."

그러면 나는 밖에 나가 놀면 눈이 훨씬 더 좋아진다고 얼버무린다. 샌드라 아모트와 샘 왕이 쓴 『아이의 뇌에 오신 걸 환영합니다_Welcome to Your Child's Brain_』에도 있지만, 어린아이의 눈은 햇빛을 필요로 한다. 인공 불빛은 아이들을 근시로 만들 가능성이 훨씬 높다. 그에 대한 재스퍼의 반응은? 그냥 〈슈퍼 마리오〉를 계속한다.

중간 평가: 스물다섯 번째 달

체중 **71.5킬로그램**

하루에 뛰어서 볼일 보러 가는 횟수 **4회**

음식을 씹는 횟수(한 입당) **11회**

원래 건강 프로젝트는 2년 하다가 중단할 계획이었다. 그런데 결승점은 계속 멀어지기만 했다. 아직도 교정하고 실험해봐야 할 신체 부위가 남아 있다. 예를 들어, 지난 번 〈닥터 오즈 쇼〉에서 식욕 억제를 위해 곤약 뿌리를 추천하는 걸 보았다. 그래서 안 그래도 엄청난 '할 일 목록'에 그마저 추가되었다. 이건 뭐, 저녁을 먹으면서 늘 내가 아이들한테 하는 식과 비슷하다.

"한 입만 더 먹어. 옳지. 이번에는 진짜 마지막이야. 이번에는 진짜, 진짜 마지막."

이제는 중단해야 한다. 안 그러면 세상에서 최고로 건강한 사람이 되려다 내가 죽을 판이다. 다음 달은 진짜, 진짜 마지막 달이다.

그런데 건강 프로젝트가 아직 안 끝났다는 게 다행스럽기도 했다. 왜냐하면 며칠 전, 건강하다는 사실(시력이 좋아진 것도 포함해서)을 '뼈저리게' 써먹을 일이 있었기 때문이다.

화창한 토요일 오후, 나는 가족과 함께 공원을 걷고 있었다. 사실 줄리와 나만 걸은 셈이고, 아이들은 스쿠터를 타면서 가고 있었다.

그때, 아버지에게서 휴대전화로 전화가 걸려왔다. 놀이터에서 우리를 만나고 싶다고 했다. 나는 아버지에게 놀이터 위치를 알려주었다.

그 20초 동안 다른 데 신경 쓰지 못했다. 그런데 고개를 들어 보니, 제인과 재스퍼의 모습이 보이지 않았다.

우리는 야구장 시설물과 햇볕을 즐기는 사람들로 붐비는 그레이트 론 근처에 있었다. 우리 앞에 두 갈래 길이 나왔다.

"당신은 저쪽으로 가봐. 나는 이쪽으로 갈게."

줄리가 말했다. 그러고는 루카스를 데리고 황급히 왼쪽으로 달려갔다. 나는 재스퍼의 야구 방망이가 들어 있는 캔버스 가방을 내려놓고 (나중에 다시 찾으러 올 요량으로) 오른쪽으로 내달렸다. 전력 질주.

나는 그 길을 집어삼킬 듯 뛰었다. 유모차를 밀던 사람들, 아이스 바와 게토레이를 파는 노점상들이 나를 쳐다보았다. 나는 웅덩이를 뛰어넘고, 뒤뚱대며 걷는 아기들을 피해가며 마구 달렸다.

"재스퍼! 제인!"

최근 새로운 힘을 얻은 내 두 눈이 아이들이 타고 간 오렌지색 스쿠터를 찾아 사방을 훑었다.

"재스퍼! 제인!"

내 몸속에서 아드레날린이 솟구쳤다. 그 기세라면 맨해튼을 지나 다리를 건너 뉴저지까지 돌진할 수 있을 것 같았다. 아주 오래 전에, 아이가 깔려 있는 트럭을 들어 올릴 정도로 초인간적인 힘을 발휘했다는 한 엄마의 심정이 이해가 되었다

"재스퍼! 제인!"

그때, 주술적 사고가 또 발동하기 시작했다. 내 머릿속에서 온갖 끔찍한 시나리오들이 꼬리에 꼬리를 물고 일어났다. 비밀의 동굴을 발견한 아이들이 그 안으로 들어간다, 택시 바퀴가 미끄러지면서 아이

들을 덮친다⋯⋯. 다음 순간, 나는 생각에 빠져버렸다.

그 공포는 힘이 대단했다. 나는 그 힘에 휘둘리고 있었다. 그래서 나는 애써 분노를 선택하기로 했다. 분노는 감당할 수 있을 것 같았다. 아이들이 뒤를 돌아보지 않고 앞서 가버린 게 화가 났다. 잠깐이라도 한눈을 팔았던 내 자신에게 화가 났다. 아이들의 위치를 알 수 있는 위치 추적기를 이럴 때 쓸 수 없다는 게 화가 났다. 그런 게 없는 것도 아닌데!

나는 거짓말 안 보태고, 그레이트 론 전체를 우사인 볼트 정도의 스피드로 뛰어다녔다. 속도를 줄일 생각 따윈 없었다.

"재스퍼! 제인!"

4분여가 지났지만 아이들은 보이지 않았다. 나는 계속 달렸다.

그러다 길 아래쪽, 셰익스피어 동상 근처에서 오렌지색 스쿠터 두 대와 수심에 가득 찬 아이들의 작은 얼굴이 보였다. 아이들은 길을 잃었다는 말을 하려고 경찰을 찾아 거기까지 간 모양이었다. 오, 신이시여. 감사합니다. 감사합니다.

그 경찰에게서 수갑이라도 빌려서 아이들의 손목과 내 손목을 채워 놓고 싶었다. 아이들이 쉰네 살이 될 때까지⋯⋯.

제26장

두개골

사고로 죽지 않기 위한 도전

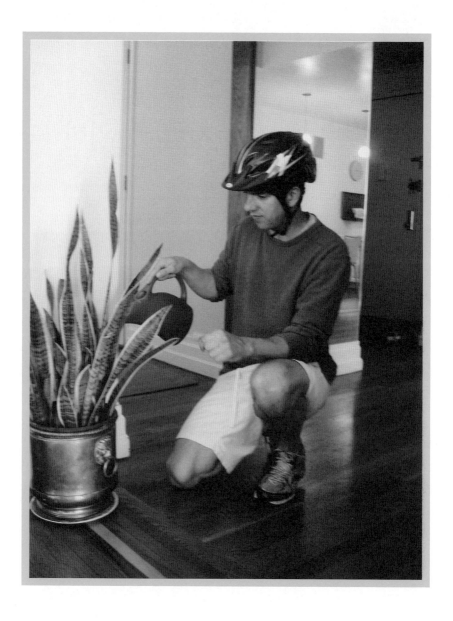

나는 30분 동안 온전히 질병 통제 예방 센터에서 우리가 죽거나 다칠 수 있는 경우를 정리해놓은 목록을 읽었다. 한마디로 상상을 초월하는 목록이었다. 그 종류만도 수천 가지가 넘었다. 목록에는 자동차 사고 같은 전형적인 것들도 있다. 그런데 풍선, 눈자동차, 동물이 끄는 운송 수단에 의한 사고도 있다. 물론 개에게 물리는 경우도 있다. 그런데 바다사자, 마코 앵무새, 기린 때문에 빚어지는 사건도 있다. 우발적인 총격 사고도 있다. 하지만 고장 난 재봉틀, 통조림 따개 등도 사고의 원인이 될 수 있다.

그 모든 게 우리를 침대에 묶어놓을 수 있다. 단, 침대 역시 여러 방식으로 우리를 죽일 수 있다는 게 문제다.

- 침대 시트가 목에 감겨 질식사할 우려(분류 번호: T71)
- 침대에 올라가다가 떨어져 낙상사할 우려(W13.0)

- 가연성 높은 침대 시트, 이불, 베개, 매트리스 때문에 불에 타 죽을 우려(X05)
- 침대와 연관해서 익사할 우려(W17.0)

과연 침대와 익사가 어떻게 연관될 수 있는지는 나도 잘 모르겠다. 아무리 물침대라 하더라도 그렇지……. 그 목록은 그런 점이 흥미로웠다. 내용의 절반 가량이 별난 생각을 많이 하는 나조차 한 번도 생각해본 적 없는 것들이었다. 분류 번호, 'Y35.312'만 해도 그렇다. 잘못 휘두른 경찰봉에 구경꾼이 맞아 죽을 우려.

확실한 것은 침팬지처럼 브라질 땅콩을 챙겨 먹을 수도 있고, 하루에 8킬로미터를 달릴 수도 있지만 길바닥에 넘어져 머리가 깨지면 말짱 도루묵이라는 사실이다.

미국의 경우, 사고사는 사망 원인 5위다(심장병, 암, 뇌졸중, 하기도下氣道 질환에 이어서). 그리고 가정에서 일어나는 사고로 1년에 2,100만 명이 병원을 찾는다.

건강 산업계에서 '안전'은 그다지 매력적인 주제가 못 되다 보니, 언론에서도 사고 예방을 그다지 적극적으로 다루지 않고 있다. 혹시 건강 잡지에서 '제대로 걷자: 미끄러지거나 넘어지지 않을 수 있는 10가지 새롭고 획기적인 방법'을 특집으로 다룬다면? 필시 판매율이 별로 안 좋을 것이다. 하지만 '장수(건강의 핵심 요소)'를 원한다면 우리는 안전에 유의할 필요가 있다.

우리 아이들을 잠시 잃어버렸던 그 사건은 내가 한 달 동안 '안전'에 집중하는 계기가 되었다. 어느새 나는 안전 중독자가 되어버렸다. 하긴, 생각해보니 나는 예전에도 과보호 부모였다.

우리 첫 아들이 태어났을 때, 나는 전기 콘센트 덮개와 탁자 모서리에 붙이는 안전 보호대를 샀다. 줄리가 증인이지만, 나는 정도가 좀 심했다. 몇 시간이고 인터넷을 뒤지고 다니면서 아기 머리 보효용 헬멧을 살 수 있는지 조사했다. 진짜로 헬멧을 사지는 않았다. 하지만 찾아봤다는 게 중요하다. 아기들 머리는 너무 말랑말랑하다. 안 그런가? 줄리는 그런 내게 핀잔을 주었다. 그리고 내가 아이들에게 『모자 쓴 고양이*The Cat in the Hat*』를 읽어주고 싶어하지 않는다고 또 핀잔을 주었다. 하지만 나는 뜻을 굽히지 않았다. 동화의 내용을 생각해보라. 남자아이 하나와 여자아이가 집에 남았다. 그런데 뭘 했는가? 사탕발림을 하는 낯선 이를 집 안에 들였다. 그러고는 그 사이 있었던 일을 부모에게 비밀로 하려고 기를 쓴다.

그랬던 나인지라 '안전'에 관한 한, 나는 모르는 게 없다고 생각했다. 그런데 알고 보니, 나는 사고 예방에 태만한 사람이었다. 겉으로 아무 문제없어 보이던 우리 집이 사실은 공포의 지뢰밭이었다. 최소한 이런 주제에 집착하는 정도가 나보다 더 심한 사람들에 의하면 그렇다.

나는 '미국 안전위원회'와 '세이프 키즈 USASafe Kids USA'라는 비영리 기관의 리더인 메리 케이 어피를 우리 집으로 초대했다. 마티 고모가 독성 물질을 찾아 우리 집을 꼼꼼히 살펴보았듯, 어피는 안전에 소홀한 부분이 없는지 우리 집 안을 조사해줄 참이었다.

초인종이 울려서 나가보니, 어피가 우리 아파트 복도 천장을 올려다보고 있었다.

"이 건물 안에 스프링클러가 있는지 보고 있었습니다."

우리 아파트 건물에는 스프링클러가 없다. 원 스트라이크.

어피는 우리 사회가 안전에 대해 얼마나 둔감한지 모른다며 안타까워했다. 대부분의 사람들이 화재 경보를 생각 없이 흘려듣는 길거리 음악 소리보다 조금 덜 거슬리는 소리 정도로 생각한다. 어피가 최근 한 중국 음식점에 갔다가 화재 경보기가 울렸던 이야기를 했다. 경보가 울리는데도 어피의 가족들 외에는 모두 태연자약하게 완탕 스프를 먹고 있더라는 것이다. 그녀는 식당을 나가는 길에 화재 경보를 무시한 한 가족에게 쓴소리를 하지 않을 수 없었다고 한다.

"이 세상에는 우리 힘으로 어찌해볼 수 없는 무섭고 끔찍한 사망 원인들이 많습니다. 하지만 우리가 막을 수 있는 위험은 어떻게든 대비하는 게 옳지 않을까요?"

우리는 일단 부엌에서부터 시작했다. 우리 집 부엌에서 안전 위반 항목이 한 무더기 드러났다. 일단 칼이 너무 쉽게 노출되어 있었다. 또 오븐 장갑이 스토브에 너무 가까이 놓여 있었다.

우리 집에는 연기 감지기가 있다. 좋은 시작. 하지만 부엌에는? 사람들은 때로, 요리 도중에 울릴까 봐 부엌의 연기 감지기를 작동 못하게 꺼놓는다.

맹세코 나는 그런 적이 없다. 하지만 그렇다고 무죄를 면할 수는 없었다. 우리 집 연기 감지기는 너무 낡았다(적어도 10년). 매년 건전지도 교체해줘야 한다. 안전을 기하려면 나는 다른 것들을 손볼 때, 연기 감지기도 같이 관리해줘야 한다.

"한 달에 한 번은 가벼운 진공청소기로 감지기의 먼지를 제거해줘야 합니다."

먼지가 너무 많이 쌓이면 오작동이 날 수 있기 때문이다.

아, 그리고 스프링클러도 살펴봐야 한다.

"이거, 너무 할 일이 많은데요."

내가 말했다.

"물론 그럴 겁니다. 하지만 제가 전부 짚어드릴 테니 제일 중요한 부분에 집중하시면 될 겁니다."

사실은 '안전의 여왕'으로 자처하는 어피 자신도 모든 걸 완벽하게 관리할 수는 없다고 했다. 안전을 고려하자면, 요리할 때 스토브 뒤쪽 버너를 쓰는 것이 이상적이지만 자신도 앞쪽 버너를 쓴다고 인정했다.

우리 집 안에는 그 외에도 안전 규정에 위배되는 것들이 많았다.

복도 왼쪽에 세워둔 들통은 걸려 넘어질 위험이 있었다.

우리 집 욕실 욕조에는 미끄럼 방지 깔개나 붙잡을 보조대가 없었다.

사용하지 않을 때도 가전제품 플러그가 꽂혀 있었다.

찬장 맨 위쪽에 유리그릇이 보관되어 있었다.

그나마 우리 체면을 세워준 게 있었다. 우리 집 온수가 많이 뜨겁지 않았다. 위험하다고 간주되는 43℃보다 한참 밑돌았다. 어피는 가정 사고 중에서 제일 과소평가되는 게 화상인데, 사실 1년에 10만 명 이상이 가정에서 화상을 입는다고 강조했다.

어피가 우리 집 식탁 위에 놓인 초들을 예의 주시했다. 불꽃 없는 전기 초를 고려해보라고 했다.

"제가 그걸 사용합니다. 아주 약하지만 바닐라 향이 나는 제품도 있습니다."

어피의 말에 나는 줄리를 쳐다보았다. 지금 어피가 한 말을 안 들었기를 바랐다. 줄리라면 분명 눈동자를 굴릴 만한 이야기였다.

"어떨 때는 하누카유대교 절기 중 하나로 8일에 걸쳐 9개의 초에 불을 붙인다 초가 신경이 쓰입니다. 특히 방에서 나가야 하는데 여전히 불이 안 꺼지고 있으면요."

어피가 이해한다는 듯 고개를 끄덕였다. 그러면서 같이 일하는 동료가 정통파 유대교인들에게 했다는 이야기를 들려주었다. 그 동료는 정통파 유대교인들에게 하누카 초가 밤새 탈 것 같으면 그냥 싱크대에 집어넣어버리라고 조언했다 한다.

"그럼 생일 때 부는 촛불은요?"

내가 물었다.

"그건 참 난감하죠."

어피도 공감했다.

"저도 생일을 좋아하거든요. 하지만 아이들을 불 가까이 둔다고요? 우리는 대체 아이들에게 뭘 가르치고 있는 겁니까? 아이들은 될수록 먼 거리에서 촛불을 불어야 합니다. 화재 안전 분야에서 일을 하는 제 친구 몇은 생일 케이크에 초를 꽂지 않습니다. 꽃이나 다른 걸로 축하하죠."

"자, 우리 집은 어떤 건가요?"

내가 물었다.

"그렇게 나쁘지 않습니다. B나 B⁻ 정도 드릴 수 있어요. 다행히 이 집 아이들이 조금 크네요. 그렇지 않았다면 C⁻를 드렸을 겁니다."

헬멧 실험

어피가 돌아간 뒤, 나는 내 마지막 미니 프로젝트를 '최대로 안전한 주일'로 정했다.

우리 집 안전도를 'A⁺'로 만들고 말리라. 다음 날, 나는 한 시간 동안 인터넷에서 새 연기 감지기와 불꽃 없는 초를 찾아보았다(옆으로 가짜 촛농이 녹아내리는 형상을 하고 있는 건 제쳐놓았다. 어쩌 너무 공들인 느낌이라). 그리고 부엌 찬장에서 유리그릇을 전부 내렸다. 발 모양의 미끄럼 방지 깔개도 샀다.

그런데 정말로, 진실로 안전을 기하려면 나는 한때 줄리에게서 핀 잔을 들었던 아이디어 하나를 재고해봐야 한다. 바로 헬멧이다. 무언가를 탈 때의 용도만이 아니라 시내를 걸어 다닐 때도 쓰는 헬멧.

이상하게 들릴 수는 있지만, 나만 걷기용 헬멧을 염두에 두고 있는 게 아니었다. 2009년, 덴마크에서 보행인용 헬멧을 장려하는 캠페인이 열린 적이 있었다.

덴마크의 보행 안전 위원회는 형형색색의 헬멧을 쓴 스틱 피규어 stick figure: 선을 이용하여 제작된 캐릭터 그림로 쇼핑하기, 에스컬레이터 타기, 쓰레기 버리러 나가기 등 다양한 일상 활동을 표현한 포스터를 제작했다. 그 슬로건은 다음과 같았다.

"보행용 헬멧은 좋은 헬멧입니다. 교통안전은 자전거 이용자들만을 위한 게 아닙니다. 덴마크의 보행자들은 실제로 머리를 다칠 위험이 높습니다."

이건 장난이거나 세대 풍자용 기사가 아니다. 확인한 사실이다.

그럼 자동차 헬멧은? 레이서들을 위한 헬멧 이야기를 하는 게 아니다. 택시 운전사, 또는 일반인들을 위한 헬멧 말이다. 아니나 다를까, 그런 헬멧도 일반화시키려는 산발적인 시도들이 있었다. 반응이 썰렁해서 그렇지…….

그래서 실험을 위해, 내 파란색 자전거 헬멧을 쓰고 볼일을 보러 나갔다. 그리 나쁘지 않았다. 생각보다 이상한 듯 쳐다보는 시선이 많지 않았다. 지나가던 사람들은 내가 자전거나 스쿠터를 근처에 세워두었으려니 하는 것 같았다. 헬멧을 쓰고 다녀보니 확실히 '안전한' 느낌이 있었다. 특히 뉴욕의 어디에나 있고, 내가 몹시도 두려워하는 건설용 철골 구조물 아래를 지날 때 그랬다.

나는 집 안에서도 헬멧을 써보았다. 바로 오늘 저녁, 아이들에게 파스타 접시를 가져다주면서 그걸 썼다. 줄리는 아무 말도 하지 않았고 루카스는 몹시 부러워했다. 이내 달려가서 자기 자전거 헬멧을 가져와 썼다. 해적이 그려진 루카스의 헬멧은 평범한 헬멧보다 훨씬 폼이 났다.

그러다 며칠 뒤, 나는 보행용 헬멧을 더 이상 쓰지 않기로 했다. 소음 차단 헤드폰을 끼고 머리에 또 헬멧을 쓸 수가 없어서였다. 둘 중 하나를 선택해야 했다.

지금으로서는 보행용 및 운전용 헬멧이 남자용 카프리 바지(그 '초반짝' 유행에 대해 「에스콰이어」에 기사를 쓴 적이 있다) 정도의 가능성을 갖고 있다. 그런 헬멧이 주류가 되는 일은 결코 없을 것이다. 제 아무리 덴마크라 할지라도……. 자유지상주의자들은 열광할지 모르겠으나 나처럼 별난 사람이 보기에도 걷기용 헬멧은 좀 멍청해 보인다.

하지만 한 발 물러서서 생각해보자. 자신을 화성에서 온 외계인이라 생각해보자. 아주 냉철한 시각에서 보면 보행자용 헬멧이 그렇게까지 정신 나간 아이디어가 아니다. 『괴짜 경제학』에서도 지적하고 있지만, 우리는 술 먹고 운전할 때보다 술 먹고 걷다가 더 많이 죽는다. 1년에만도 보행 사고로 평균 6만 명 정도가 다치고 4,000명 정도가 사망한다.

내가 헬멧 이야기까지 꺼내는 데는 그럴 만한 중요한 이유가 있다. 우리가 '위험'에 대해 생각하는 방식이 다분히 비논리적이기 때문이다. 우리는 스스로의 목숨을 지키기 위한 위험 평가를 제대로 하지 못한다. 시카고 대학교 교수이자 행동 경제학 분야를 개척한 리처드 탤러 박사가 내게 이런 말을 했다.

"사람들은 정말로 위험한 것과 그렇지 않은 것을 구분하는 능력이 대단히 부족합니다."

우리는 '가짜' 위험, 즉 눈에 확 띄는 기사 제목에만 집중한다. 보편적이거나 추상적인 위험은 잘 보지 못한다.

같은 주제로 리사 벨킨이 「뉴욕 타임스」에 흥미로운 글을 썼다. 그 내용인즉, 18세 이하 어린이를 다치게 할 수 있는 가장 많은 다섯 가지 요인은 자동차 사고, 살인(대부분 아는 사람에 의해), 아동 폭행, 자살, 익사 순이다. 그런데 메이요 클리닉의 조사에 따르면 부모들이 제일 걱정하는 다섯 가지 위험 요인은 납치, 학교 폭력, 테러리스트, 낯선 사람, 마약 순이다.

벨킨은 우리가 유기농 야채(유기농 음식이 수명을 연장시켜준다는 실제적인 증거도 없는데)를 사러 슈퍼마켓으로 운전해 가다가 빨간 신호등에서 휴대전화로 이메일을 확인하는(하버드 대학교 연구에 의하면, 운전 중 휴대전화를 쓰다가 사망하는 사람 수가 1년에 2,600명이다)행태를 지적했다.

9·11 이후로 10년이 지났지만, 나는 아직도 지하철을 타려면 간이 떨린다. 어떤 미치광이가 지하철에 폭발물을 설치하지 않았을까 걱정된다. 그래서 그냥 걷거나 택시를 이용하는 때가 많다. 하지만 이 또한 결코 이성적인 판단이라 할 수 없다. 왜냐하면 택시 사고로 부상당할 가능성이 지하철 폭발물 사건으로 죽을 가능성보다 더 높기 때문이다.

그럼 나처럼 '절반'만 이성적인 사람들은 어떻게 해야 하나? 내 나름대로 몇 가지 기본 원칙을 짜내보았다. 자동차는 걱정해도 된다. 하지만 비행기는 안 해도 된다. 불은 걱정해도 된다. 하지만 납치는 안 해도 된다. 운동은 괜찮다. 하지만 가족과 함께하는 시간에 너무 많은 지장을 주면 안 된다.

그리고 헬멧은…… 에라, 혹시 모르니 사는 게 낫겠다.

제27장

종착점

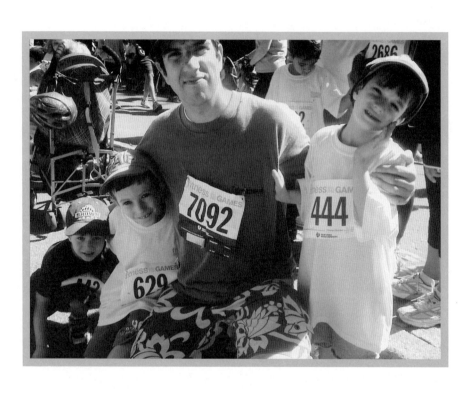

요즘 스카이프에 로그인을 하고 들어갈 때마다 이상하게 깜짝깜짝 놀란다. 주소록이 열리면 맨 앞 페이지에 '할아버지, 테드'라고 되어 있다. 더 이상한 건 할아버지 전화번호 옆에 초록색 동그라미 표시가 있다. 다시 말해, 할아버지가 로그인해서 들어와 있다는 말이다. 뭐지? 사후 세계에도 와이파이가 있나?

매번 그걸 클릭해볼까 생각하지만 곧 마음을 바꾼다. 할아버지가 전화를 받지 않으면 너무 가슴 아플 것 같아서…….

요즘 뭔가 이런 '계시' 같은 게 점점 더 많이 눈에 띈다. 내 컴퓨터상에서만이 아니다. 할아버지와 연관된 것만도 아니다. 내가 나이 들어가면서 이 도시에는 내 죽은 친구들, 가족들에 관한 울적한 표식들이 늘어나고 있다.

이탈리아 식당, '닉 앤 토니'를 지날 때면 15년 전, 예전 여자 친구와 라비올리를 먹었던 일이 생각난다. 그 친구는 우울증을 앓다가 작년에 '오바마 마마Obama mama'라고 쓰인 티셔츠를 입고 자살했다.

그 모퉁이에 있는 델리 가게에서는 보브와 이야기를 나눈 적이 있다. 보브는 「에스콰이어」에서 같이 일하던 기술팀 직원이었다. 그 역시 51세에 심장마비로 죽었다. 이거야 원……. 맨해튼 거리를 걸으면서 추모식이라도 올리는 것 같다.

나는 오늘, 그 맨해튼의 한복판에 갔다. 61번가. 할아버지의 아파트가 있는 곳이다. 우리 손자들은 할아버지 유품이 팔리거나 누구한테 이전되기 전에 혹시 간직하고 싶은 게 없는지 집에 들러 찾아보기로 했다.

우리 어머니가 아파트 11층 할아버지 집 문을 열었다. 익숙한 할아버지 냄새가 났다. 곰팡내와 존슨즈 베이비 파우더가 섞인……. 할아버지는 매일 시리얼에 우유를 붓듯, 당신 신발에다 그 파우더를 듬뿍 뿌렸다.

할아버지가 로스트비프 샌드위치를 사러 잠깐 외출한 것 같은 느낌이었다. 책 읽을 때 늘 쓰시던 검은색 직사각형 테의 돋보기안경이 거실 탁자 위에 그대로 놓여 있었다. 투명한 큐빅 말들이 놓여 있는 플라스틱 체스판……. 마치 할아버지가 첫 수를 두기를 기다리기라도 하는 것 같았다. 거대한 키보드가 달려 있는 할아버지의 컴퓨터도 주인을 기다리고 있었다. 어서 빨리, 이메일을 써주세요!

침실 쪽으로 가다가 뭔가를 밟았다. 할아버지 증손자들 중 누군가가 부엌 식탁 밑에 흘린 게 분명한 플라스틱 닭다리 장난감이었다.

침실 안으로 들어가니, 침대는 온통 커다란 종이 상자들로 덮여 있었다. 고모들 중 한 분이 검은색 마커로 상자마다 표시를 해두었다.

'책1', '책2', '사진1' 하는 식이었다. 가끔 은근히 편집자적 기질이 느껴지는 것들도 있었다. 예를 들면, '뉴욕: 그가 사랑했던 도시'라고 표시되어 있는 상자에는 도시 계획가인 로버트 모세의 전기와 할아버지가 어반 리그미국의 사회복지 단체에서 받은 감사장이 들어 있었다.

사실 나는 찾는 게 하나 있었다. 내 결혼식 때 할아버지가 입었던 양복. 그건 그저 평범한 양복이 아니었다. 아래위로 붉은색 바둑판무늬였다. 아주 과감하면서도 멋져 보이는 옷이었다. 사람들 많은 곳에 입고 나갈 용기를 낼 수 있을지 자신은 없었지만 그 옷을 우리 집 안에 두면 좋겠다는 생각이 들었다. 그 바둑판무늬를 보고 있으면 누군가의 풍성했던 삶을 떠올릴 수 있을 것 같았다.

옷장 문을 열었다. 눈이 부실 정도로 환한 색상의 옷들이 많았다. 그런데 그 양복은 보이지 않았다.

"너무 낡아 보여서 누가 내다버렸나 보구나."

엄마가 미안하다는 듯 말했다.

"대신 이건 어떠니?"

엄마가 옷걸이 하나를 꺼내 들었다. 파란색과 붉은색 꽃무늬가 섞인 셔츠였다. 바둑판무늬 양복은 아니었지만 그걸로 만족하기로 했다.

내 '할 일 목록'에는 아직도 실천하지 못한 게 많이 남아 있다. 아직 합창단에 들어가보지 못했다(심장 질환을 줄이는 것과 관계있다 해서). 항염, 항바이러스, 항박테리아도 성에 안 차 '이 세상 안 좋은 모든 것'에 '항' 효과를 준다는 일본의 다이콘 무, 제라늄 추출물도 아직 못 먹어봤다. CPAP 검사를 또 받으러 수면 클리닉에 다시 가지도 못했다. 그리고 신체 부위도 남았다. 비장은 어쩐다? 간은? 식도는? 이 모두 '한 달 체험'을 하지 못했다.

하지만 정신 건강을 위해서 나는 하루 종일 쉬지 않고 매달렸던 '건강하게 살아보기'에 종지부를 찍어야 한다. 내 아들들하고 그렇게 약속했다. 우리 아이들은 생일 파티에 가서 나와 함께 컵케이크를 먹을 날을 2년이나 기다려주었다.

자, 지금의 나는 살아 있는 최고로 건강한 사람인가? 분명 2년 전보다는 건강해졌다. 병원에 마지막 검사를 받으러 갔다. 체중은 지난달보다 200그램이 줄어 최종 70.9킬로그램이었다(총 감량: 7.1킬로그램). 허리띠 사이즈가 두 단계 줄었다. 해리 피시 박사가 내 지질 검사 수치를 알려주면서, "상태가 너무 좋아 심장마비를 일으키는 거 아니에요?" 하고 농담을 했다(HDL: 48, LDL: 62). 나는 체지방 비율을 절반 이상 줄였다. 지금 나는 1.6킬로미터를 뛰는 데 7분이 채 걸리지 않는다. 예전에는 생각도 못한 일이었다. 그리고 가슴이 딴딴해졌다.

오키나와나 사르디니아로 이사 가고 싶은 마음을 꾹꾹 눌러 참았지만, 어쨌든 내 수명이 길어졌으면 좋겠다. 결과는 앞으로 몇십 년 더 살아보고 알려줄 참이다.

정말 나는 이 세상에서 최고로 건강한가? 흠, 아닌 것 같다. 우선 음식이며 운동에 신경 쓰느라 어찌나 바쁜지 내 삶이 균형을 잃어버렸다. 밤마다 줄리와 함께 즐기던 영화 감상도 건너뛰었고, 아이들 학교 학예회도 여러 번 놓쳤다.

브래트맨 박사가 보았다면 내게 건강 음식 집착증 기미가 보인다고 할지 모른다. 나는 당지수가 신경 쓰여, 아주 쓴맛 나는 과일이 아니면 일체의 과일을 피하고 있다.

그것으로 충분하다. 숨통 막히는 이 건강한 삶도 이젠 안녕이다. 그 대신 나는 앞으로 '건강'을 보다 건강한 접근법으로 대해보려 한다.

물론 이제까지 내가 배운 지식들을 상당수 접목시킬 것이다.

더 많이 씹을 것이다. 더 많이 걷고, 더 많이 콧노래를 부르고, 더 많이 개를 쓰다듬을 것이다. 소음 차단 헤드폰을 계속 쓸 것이다. 아몬드 냄새 맡는 건 중단할 것이다. 러닝머신에서 이메일을 쓰고, 뛰어서 볼일을 보러 갈 것이다. 내 생활 속 위험한 환경들을 재정비하고, 내 걱정거리들은 아웃소싱할 것이다.

치실을 매일 사용하고, 복식호흡을 할 것이다. 근대와 퀴노아를 먹을 것이다. 냉수를 마시고, 명상하고, 많이 감사할 것이다.

결혼 생활을 유지하고 성생활을 가뭄에 콩 나듯 하지 않을 것이다. 운동을 할 때는 1분씩 전력 달리기와 걷기를 교대로 하면서, 고강도 인터벌 트레이닝을 적용할 것이다. 잠자리에 들기 전에는 푸른색 조명을 피할 것이다.

나는 피트니스 전문가인 오스카 와일드의 조언을 따를 것이다. '적당히'를 포함해서, 뭐가 됐든 '적당히' 할 것. 하지만 적당하지 않은 것도 가끔은 해줄 것이다. 특별한 날의 만찬도 건강할 수 있다. 가끔 하는 3종 경기도 건강할 수 있다.

그리고 이번 프로젝트의 마지막 날인 6월 19일 같은 날을 더 많이 가지려 노력할 것이다. 그날, 우리 부부는 아이들을 데리고 우리 지역 야구팀인 사이클론즈가 출전하는 마이너리그 야구 경기를 보기 위해

브룩클린에 갔다. 만보기를 보니 8,304보라고 되어 있었다. 그 상당 부분은 운동장에 가면서 채워진 것이었다. 나는 탁 트인 공기 속에서 피톤사이드나무가 해충이나 곰팡이 같은 세균으로부터 스스로를 지키기 위해 분비하는 천연물질를 들이마셨다. 비타민 D를 얻기 위해 잠깐 햇볕을 그대로 받았다. 나는 야구 경기를 보고 있었다. 그러니 혈압이 내려가 주었을 터⋯⋯.

나는 운동장 근처의 한 야구 연습장에서 공을 가볍게 던져보는 등 약간의 유산소 운동을 했다. 레이더 측정기가 우리가 던지는 공의 속도를 가르쳐주었다.

우리 가족 모두 그걸 해보았다. 그런데 측정기가 고장이 났는지, 제인이 공중으로 띄우듯 던진 공이 시속 151킬로미터로 나왔다.

"아드님을 메츠에 데리고 가서 계약하자고 하세요!"

연습장을 운영하는 남자가 말했다.

우리는 자리로 돌아와 앉았다. 내 손은 우리 '천재' 꼬마 투수의 손을 잡고 있었다. 그 접촉은 필시 내 스트레스 호르몬인 코티졸의 수준을 낮춰주었을 것이다. 제인의 손이 끈적거렸다. 제인은 하루에 하나는 먹어도 된다고 허락받은 '단것'을 즐기고 있는 중이었다. 파란색 솜사탕.

"아빠, 한 입 맛볼래요?"

제인이 물었다. 그러고는 들고 있던 것을 내 쪽으로 들어 올렸다. 설탕 덩어리. 색감 화려한 면봉 같았다.

어쩐다. 그래. 먹어도 될 것 같다. 그냥 맛만 보지 뭐.

9월의 어느 금요일 오후, 건강 프로젝트가 끝나고 몇 달이 지났다. 나는 러닝머신 책상 위에서 걷기를 하면서 이번 책의 마지막 교정 작업을 하고 있었다. 아버지가 내 휴대전화로 전화를 걸어왔다. 마티 고모가 쓰러졌다는 소식이었다.

그리 큰 걱정은 되지 않았다. 마티 고모 자신도 마찬가지였다. 아마 브라질 땅콩을 너무 많이 먹고 헴프 씨는 충분히 먹지 않아서 그랬을 것이다. 아니면 그 반대든가. 머지않아 고모는 떨치고 일어나 언제나 그랬듯 공장식 농장, 수압 파쇄 공정천연가스 채굴 공법의 하나로 환경 파괴의 소지가 있어 논란이 많음을 규탄하고 나설 텐데, 뭘.

평소 전인 의학 의사를 고집하던 마티 고모인지라 기존의, 서양의학의, 검사를 요구하는, 약을 처방해주는, '보통' 의사를 만나러 가는 길을 마뜩치 않아 했다.

이틀 뒤, 검사 결과가 나왔다. 내 생각이 틀렸다. 헴프 씨 결핍이 아니었다. 결과는 암이었다. 급성 골수성 백혈병……. 골수에서 백혈구 세포가 너무 많이 만들어져 혈관을 막아버리는, 특히 치료가 까다로운 암이었다.

마티 고모는 신을 믿지 않았다. 좀 막연하지만 인정 많은 '지구의 어머니' 유형의 여신 정도는 믿었다. 하지만 신성하건 신성하지 않건 간에 이런 사태를 만든 힘은 잔인할 정도로 아이러니를 즐기는 게 분명했다.

다른 사람도 아니고 마티 고모⋯⋯. 케일을 챙겨 먹고, 독소 물질을 피하고, 전자레인지와 휴대전화를 쓰지 않고, 유기농 음식을 먹고, 유기농 침대보에서 잠을 자는 마티 고모가 암에 걸렸다?

내키지 않아 했지만 가족들의 성화에 못 이겨 고모는 결국 뉴욕에 있는 코넬 메디칼 센터에서 화학요법을 단기간 받는 데 동의했다. 마티 고모는 기존의 의학계를 '전투 치료'라 불렀다. 평화주의 세계관이 투철한 마티 고모는 암과 '싸운다'는 표현을 아주 싫어했다. 그 화학요법은 효과가 없었다. 그래서 한 번 더 받아야 할 필요가 생겼다.

나는 병원으로 고모를 만나러 갔다. 고모는 의외로 건강해 보였다. 물론 더 마르긴 했지만 머리숱도 그대로였고, 예의 그 자줏빛 스카프를 두르고 있었다. 그리고 이상하리만치 들떠 있었다. 나는 티나 페이의 책이며 안드레아 보첼리의 노래에 대해 고모와 이야기를 나누었다. 고모는 친구가 유명한 동화책 『월터는 방귀쟁이』의 삽화를 그렸다면서 우리 아이들이 만나고 싶어할지도 모른다고 했다.

어느 날, 병문안을 갔을 때 고모와 나는 병원을 나와 센트럴파크까지 걸어갔다. 우리는 잔디 위에 드러누웠다(고모가 '접지接地'라고 표현하는).

우리는 매일 이메일로 이렇다 할 결과가 없다는 이야기를 나누었다. 우리 아들 중에 하나가 어떤 동물을 고모할머니가 제일 좋아하는지 알고 싶어한다고 했더니 고모가 '코끼리'라고 대답했다.

"코끼리는 모계 사회고, 자식이 죽으면 아주 슬퍼하고, 채식주의자이기 때문이지."

평소에 쓰던 안경이 깨져서(그 바람에 내 24시간 주기의 리듬이 깨졌다) 내가 하루 종일 선글라스를 쓰고 다닌다고 했더니 고모가 핀잔을 주기도 했다. 고모는 폴 매카트니의 새 아내가 채식주의자인 걸 아느냐고 물었다(나는 모르던 사실). 고모는 여전히 이메일 끝에 똑같은 서명을 한다.

"너의 괴짜 고모, 마티."

10월 말 어느 날, 마티 고모가 이메일로 큰 결심을 했다고 알려왔다. 화학요법을 다시 받지 않겠다는 것이었다. 그렇다고 '죽기로 결심했어.'라고 쓰지는 않았다. 하지만 내가 보기에는 그 말과 다름없었다. 나는 그 이메일을 줄리에게 보여주었다. 편지를 읽으면서 줄리는 내 손을 꼭 잡고 있었다. 줄리의 턱에 주름이 잡혔다.

나는 마티 고모의 결정이 마음에 들지 않았다. 하지만 이해는 갔다. 두 번째 화학요법이 성공한다 하더라도 고모가 앞으로 5년 이상 살 수 있는 확률은 고작 10퍼센트 정도밖에 안 된다고 했다.

고모는 대체요법을 시도해보고 싶다고 말했다. 고모는 코네티컷으로 이사해서(전인 치료 의사에게 더 가까운 곳으로), 야채즙과 영양제를 열심히 먹었다. 암세포를 물리친다고 알려진 '경미한' 전기 자극을 주는 기계도 하나 샀다. 캘리포니아에서 온 친구가 고모에게 '치료 효과가 있는' 디제리두 테라피를 해주었다. 마티 고모의 몸 위에서 그 고대 원주민 악기를 연주하면 진동이 고모 몸속에서 나쁜 세포들을 몰아내준다고 했다.

놀랍게도 고모의 대체요법은 효과가 있는 듯했다. 고모의 백혈구 세포 수치가 현저하게 떨어졌다. 고모는 그 어느 때보다 기운이 난다고 했다. 희망에 부푼 나머지 동물 권리에 대한 다음 책을 쓸 계획을 세우기도 했다.

나는 11월 어느 목요일에 고모에게 가기로 하고 준비했으나 감기에 걸리는 바람에 취소했다. 고모에게 감기를 옮기고 싶지 않았다. 고모가 내게 오레가노와 마늘을 먹어보라는 이메일을 보내왔다.

"관장을 하면 감기가 바로 떨어진대. 하지만 넌 그것까지는 안 하고 싶겠지?"

고모의 추측이 옳았다.

다음 날, 아버지에게서 다시 전화가 걸려왔다. 마티 고모가 욕실에서 쓰러져 머리를 부딪혔다고 했다. 그로부터 채 몇 시간이 지나지 않아 고모는 돌아가셨다. 고모의 나이, 63세였다.

우리는 고모의 재를 공동묘지로 옮겨 아직 비석도 세워지지 않은 할아버지의 묘 옆에 묻었다. 마음이 좋지 않았다. 마티 고모가 정말로 있고 싶어할 곳은 독소 가득한 공동묘지 풀밭 밑이 아니라 '자연'임을 알기에……. 그래서 재의 절반은 버몬트에 있는 다른 고모 집 근처에 뿌렸다.

우리 가족은 토마토 샐러드를 먹으면서 마티 고모에 대한 이야기를 나누었다. 고모가 얼마나 마음이 따뜻한 사람이었는지, 그리고 가족

사진을 찍을 때 "콩 치즈!" 하라고 강요할 만큼(콩 산업마저 부패했다고 판단하기 전까지) 얼마나 동물을 사랑했는지 이야기했다. 고모는 꽃을 화분에다 키우면 그 뿌리를 구속하게 된다는 죄책감 때문에 집에 화초도 들여놓지 않았다.

마티 고모가 세상을 뜬 지 2주가 지났다. 부디 고모의 죽음이라는 황당무계한 '반전'으로부터 내가 심오한 지혜를 얻었다고 말할 수 있었으면 좋겠다.

우리는 기본조차 알지 못한다. 백혈병의 원인조차 모른다. 유전 탓일 수도 있다. 환경 탓일 수도 있다. 마티 고모는 후자라고 생각했다. 그렇게 독소를 조심했지만 결국 지독한 독소들이 고모의 골수에 침투했다고…….

나는 첫 주 동안 냉소적이지만 대단히 설득력 있는 짐 픽스의 아이러니에 대해 내내 생각했다. 무엇을 하든, 얼마나 자주 운동을 하든, 아무리 유기농 콜리플라워를 많이 먹든, 아무리 헬멧을 쓰고 다니든, 우리는 내일 당장 죽을 수도 있다. 아니, 오늘이라도……. 아니, 지금 이 글을 읽고 난 직후에도……. 그런데 뭘 구태여?

하지만 지난 며칠 동안 나는 억지로라도 마티 고모의 낙관주의를 닮아보려 노력하며 지냈다. 때로는 그 낙관주의가 망상에 가깝더라도 말이다(특히 마지막 순간에). 이 여인이 얼마나 낙관적이었던지 보라. 우리가 세상을 바꿔놓을 수 있고, 건강을 유지할 수 있고, 모든 동물을 사랑할 수 있다(인간을 포함해서. 고모는 우리 인간도 동물임을 잊지 말라고 늘 말했다)고 믿었다.

마티 고모의 그 긍정적인 삶의 자세를 기리며, 나는 식물 중심의 식단을 고수할 생각이다. 그리고 러닝머신 책상에서 걷기도 계속할 생각이다. 디제리두 테라피와 커피 관장은 안 할 것 같다.

마티 고모는 이 세상에서 내가 제일 좋아하는 사람 중 한 명이었다. 고모를 추억하며 나는 생 아몬드 우유를 따른다.

덜 먹기 위한 요령

식사량 조절의 예술과 과학

●

일반인을 위한 네 가지 요령

1 크기가 작은 접시를 사용한다. 나는 니모와 공룡이 그려진 우리 아이들 접시를 쓴다.

2 '씹기주의'를 실천한다. 씹기 운동 추종자들은 한 번에 50회 정도 씹을 것을 권한다. 내 경우는 15~20회 정도 씹고 있다.

3 TV를 꺼라. 연구 결과에 따르면, TV를 보면서 먹으면 71퍼센트까지 더 먹을 가능성이 있다.

4 음식을 씹고 있을 때는 포크를 내려놓는다.

열성파를 위한 여섯 가지 요령

1 어디든 작은 포크를 가지고 다닌다. 사실은 포크보다 젓가락이 더 효과적이다.

2 집에 있는 간식(과자, 건조 과일, 사탕 등)은 작은 비닐봉지에 나누어 다

시 담는다. 한 봉지의 크기는 80년대 마약 중개상들이 10달러어치 마약을 넣어주던 봉지 정도면 된다.

3 자기가 먹는 모습을 지켜본다. 거울을 보면서 음식을 먹으면 덜 먹게 된다는 연구 결과가 있다.

4 '늙은' 자신을 존중한다. 자신의 사진을 디지털로 '노화시킨다'(아워페이스 닷컴HourFace.com을 이용하면 된다). 그 사진을 지갑 속에 갖고 다니면서 음식을 먹을 때마다 미래의 자기 모습을 떠올린다.

5 하루에 사과 한 개, 케이엔 고추가 들어간 스프 한 그릇, 물 두 잔, 땅콩 한 줌을 챙겨 먹는다. 모두 식욕을 억제해주는 효과가 있다. 더 자세한 내용은 아래 내용을 참고할 것. 내가 제일 많이 효과 본 것부터 제일 적게 효과 본 순서대로 적었다.

• 사과 펜 스테이트 대학교는 연구를 통해, 점심 식사 15분 전에 사과 한 개를 먹으면 같은 방식으로 애플 소스를 먹는 사람보다 187칼로리를 덜 섭취하게 된다고 밝혔다.

• 땅콩 일반 콩도 괜찮다. 어떤 식품 종류든 탄수화물보다 단백질이 포만감을 더 오래 유지해준다. 그래서 내 아이들에게도 아침에 '강제로' 달걀을 먹이고 있다

• 물 버지니아 테크 대학교의 한 연구에서 식사 전에 마시는 물 두 잔이 비만인 경우 체중 절감 효과를 발휘한다는 사실을 발견했다.

• 케이엔 고추 매운 음식은 달고, 짜고, 기름기 많은 음식에 대한 충동을 억제해 체중 절감에 도움을 준다. 퍼듀 대학교는 연구를 통해, 케이엔 고추가 식욕을 억제한다는 사실을 밝혀냈다.

- 스프 펜 스테이트에서 시행한 또 다른 연구에서는 식사 전에 고기 국물 같은 맑은 스프 한 그릇을 먹을 것을 추천한다. 스프를 먹으면 134칼로리를 덜 섭취하게 된다.

스트레스를 줄이는
확실한 다섯 가지 방법(적어도 내게는 유효한)

1 셀프 마사지. 일반 시청 가능 영화 등급 정도의 마사지. 내 어깨, 목, 팔을 매일 마사지한다.

2 걱정을 아웃소싱한다. 당신과 걱정거리를 바꿀 사람을 찾아본다. 혹은 겟프라이데이닷컴getfriday.com을 이용할 수 있다. 법에 저촉되는 내용이 아닌 한 무엇이든 아웃소싱해주는 회사다.

3 명상. 맥북을 취침 모드로 해놓고 그 은은한 빛의 움직임에 초점을 맞춘다. 그리고 그것에 맞춰 숨을 쉬려고 노력한다. 필시 수도승도 이런 방법을 쓰지 않을까 싶다.

4 개나 고양이를 기른다. 뉴욕 버펄로 주립 대학교에서 시행한 연구에 의하면, 애완동물을 키우면 어려운 수학 문제를 푼다거나 얼음물에 손을 담그는 것 같은 힘든 과제를 수행하는 동안 스트레스를 낮춰준다. 운 좋게도 내 가족과 나는 가끔 내 친구 칸디스, 벤 부부가 기르는 귀여운 바셋 하운드 강아지 데이지를 맡을 때가 있다.

5   일하는 도중에 차분히 기도를 드린다. 아주 오래 전에 이런 기도문을 보았다. "신이여, 내게 내 힘으로 바꿀 수 없는 것들을 받아들일 수 있는 평정을, 내가 바꿀 수 있는 것들을 바꿀 수 있는 용기를, 그리고 그 둘의 차이를 분간할 줄 아는 지혜를 주소서." 하지만 나는 올해, 스트레스 관련 책들이 제안하는 대로 내 걱정거리들을 모두 적어 카테고리A(내가 조절할 수 있는 것들)와 카테고리B(내가 조절할 수 없는 것들)로 분류했다. 카테고리B는 와이오밍 지면 아래 숨어 있지만 언제라도 터져서 이 지구를 암흑으로 몰아넣을 수 있는 대화산 폭발부터, 내 아들들이 천생연분을 못 만나면 어쩌나, 또 그 대화산 때문에 내 아들들의 천생연분들이 죽으면 어쩌나 하는 걱정에 이르기까지 엄청나게 길다.

올해 내가 얻은
최고의 음식 조언 톱10

●

"잔말 말고 그냥 그 망할 놈의 야채를 먹어라."

「어니언」 신문

2011년, 「어니언」이 FDA 대변인의 말을 기사에 인용했다.
"그냥 그 망할 당근 한 봉지를 사서 핫도그를 먹듯이 먹어라. 당신은 차가운 냉장고 앞에 서서 그 살찐 얼굴에 핫도그를 꾸역꾸역 집어넣고 있다. 당근도 그런 식으로 먹어라. 아주 간단하다." 옳소!

"더 뚱뚱해지고 싶지 않다면 흰 음식은 먹지 마라."

티모시 페리스, 『포 아워 바디』의 저자

나는 모든 탄수화물을 거부하지는 않는다. 하지만 흰 빵, 흰 파스타, 흰 토르티야는? 그런 것들은 접시에서 치워라. 그리고 단정하긴 그렇지만, 감자도 치우는 게 좋다. 페리스는 감자를 피할 것을 권한다.

하버드 영양학부 학장인 월터 윌레트 같은, 더 보수적인 입장의 전문가들도 마찬가지다. "구운 감자는 혈당과 인슐린 수치를 빠른 속도로 높인다." 윌레트 박사가 자신의 책, 『먹어라, 마셔라, 건강하라』에 쓴 글이다.

"바삭하게 만들어라."

폴 맥글로딘, 『CR하는 법』의 공동저자

불량 식품 산업은 우리 미각을 자극할 방법을 알아내기 위해 엄청난 노력을 하고 있다. 그 연구원들은 '지복점至福點: 원래는 '무한행복점'이라는 철학 용어이나 여기서는 설탕, 지방, 소금에서 최대한 즐거움을 얻는 지점을 말함', '쾌락설hedonics' 같은 위압적인 단어들을 동원하기도 한다. 그런데 왜 그쪽 사람들만 재미를 봐야 하나? 건강식을 먹는 사람들은 재미 좀 느껴보면 안 되나? 예를 들면, 바삭거리는 느낌……. 무수히 팔려나간 치토스가 증명해주듯, 우리는 바삭거리는 음식을 좋아한다. 그래서 맥글로딘은 샐러드, 생선 요리에 해바라기 씨를 얹어 먹으라고 권한다.

"슈퍼마켓의 바깥쪽 진열대에 있는 것들을 사라."

마리온 네슬레, 뉴욕 대학교 영양학과 교수, 『무엇을 먹을 것인가』의 저자

네슬레 박사가 설명하고 있듯, "슈퍼마켓은 가능한 한, 고객들이 오랜 시간 가게 안을 돌아다니길 바란다. 왜냐하면 더 많이 볼수록 더 많이 사기 때문이다. 그래서 슈퍼마켓에 가면 가운데 진열대를 피하는 게 상책이다. 그곳

은 모든 불량 식품이 모여 있는 곳이니, 건강하고 신선한 식품들이 있는 바깥쪽 진열대에 집중하는 게 좋다."

네슬레는 또, 눈높이를 낮추라고 말한다. 아니면 높이거나……. 눈높이에 있는 식품은 피할 것. 계산대와 복도 끝 쪽으로 진열되어 있는 것들도 마찬가지다. 그쪽은 일반적으로 제일 잘 팔리고, 광고로 도배된 식품들을 위한 자리다. 한마디로, 불량 식품.

"고기를 먹으려면 반찬으로 먹어라."

토머스 제퍼슨, 미국의 제3대 대통령, 자연 방목된 동물 · 고기는 먹는 채식주의자 플렉시테리안

토머스 제퍼슨은 내 기본 식단을 구성하는 야채들의 맛을 돋우기 위해서만 고기를 먹는다고 썼다. 그는 자신의 정원에서 먹거리의 상당수를 해결함으로써, 일찍부터 로커보어locavore: '지역local'과 '먹다vore'의 합성어로 자기가 사는 지역과 가까운 거리에서 재배, 사육된 먹거리를 즐기는 사람의 삶을 살았다. 그의 주변인들에 의하면, 그의 정원에는 250종 이상의 풀과 채소들이 있었는데 그중에는 다른 사람들이 낯설게 여기거나 토마토처럼 독성이 있다고 생각되던 것들도 있었다.

"'멈춤점'을 만들어라."

브라이언 완싱크 박사, 코넬 대학교 심리학과 교수, 『나는 왜 과식하는가』의 저자

어떤 신호가 주어지지 않는 한, 우리는 음식을 입에 퍼넣는 행위를 멈추지

않을 것이다(혹시 몰래 스프를 계속 채워 넣었던 토마토 스프 실험을 기억하는가?). 바로 이 때문에 완싱크는 속도를 줄이라고 알려주는 시각적 자극, '멈춤점'을 제안한다.

식품을 포장이나 상자에서 바로 꺼내서 먹지 말고, 먹을 분량을 따로 접시에 담은 뒤 봉지나 상자는 부엌에 둔다. 아니면 작은 비닐봉지에 나눠서 다시 담는다. '거리'도 멈춤점을 만들어줄 수 있다. 책상에서 일을 할 때는 모든 음식을 손이 안 닿는 위치에 둔다. 의자에서 자신의 몸을 일으켜 세워야 한다는 생각은 강력한 멈춤점이 되어 준다.

"단백질과 지방으로 아침 식사를 하라."
게리 타웁스, 『우리는 왜 살이 찌는가』의 저자

오늘날 만연한 비만 문제를 야기한 주범들을 꼽아보라면, 나는 19세기 건강 전문가인 존 하비 켈로그로 시작하고 싶다. 다른 '수상한' 치료법들(요거트 관장 같은)로도 성에 안 찼는지, 켈로그는 단백질을 악마의 음식이라고 생각했다. 그래서 그는 단백질 풍부한 미국의 전통적인 아침 식단을 자신의 시리얼로 교체하기 위해 대대적인 개혁 운동 비슷한 걸 벌였다. 그 때문에 오늘날 수백만 미국인들은 매일 아침, 배만 불릴 뿐 아무 영양가 없는 단순 탄수화물을 먹어대고 있다.

타웁스와 다른 전문가들은 단백질을 먹을 것을 권한다. 단백질은 상대적으로 포만감을 더 오래 지속시키고 혈당이 올라가는 것을 막아준다. 그래서 내 아침 식단에는 삶은 달걀 흰자와 호두 한 줌이 들어갈 때가 많다.

"색깔별로 먹어라."

마이클 폴란, 『푸드 룰』의 저자

이 말을 스키틀즈다양한 색으로 구성된, 과일 맛 나는 사탕 브랜드 다이어트의 공식 슬로건인 "무지개를 맛보세요"와 혼동하면 안 된다. 이는 다양한 종류의 항산화 성분을 섭취할 수 있도록 각각 다른 색감의 야채들(붉은 고추, 노란 토마토, 초록 시금치 등)을 먹으라는 뜻이다.

"스티머를 사라."

엘렌 제이콥스, 우리 엄마

엄마, 고마워요. 덕분에 수천 칼로리를 덜 먹을 수 있게 되었어요!

"건강한 식품에 너무 집착한 나머지, 구석에서 혼자 유기농 케일을 먹으며 몰래 친구들을 비난하게 되는 일은 없도록 하라."

스티븐 브래트맨, 의학박사, 『건강식품 정키』의 공동 저자

이는 원래의 표현을 쉽게 풀어쓴 것이다. 어쨌든 브래트맨 박사의 취지는 건강한 음식에 대한 건강하지 '않은' 집착에 있다.

이 책에서 다루어진 모든 '사건'들은 실제로 있었던 일이다. 일어났던 시간적 순서를 바꾼 경우는 있다. 그리고 부분적으로, 이름 및 신분을 알 수 있는 구체적인 내용은 수정을 가했다.

이 책은 정보 및 재미를 주기 위한 목적에서 쓰였으며 의학 교본이 아님을 밝히는 바다. 학력 면에서 내 타이틀은 '의학박사'가 아니라 그냥 '학사'다. 그리고 오키나와로 이사를 고려하고 있다면 꼭 배우자와 상의하길 바란다.

나는 감사의 글, 그 반대 버전을 쓸까 생각하고 있었다. 말하자면, 하나도 감사하지 않은 글⋯⋯. 이번 프로젝트를 더 어렵게 만든 사람들, 내가 전화를 했건만 다시 전화를 주지 않은 사람들⋯⋯.

그런데 다시 잘 생각해보니, 좀 속 좁게 느껴졌다. 속 좁게 생각하면 건강에 안 좋다. 그래서 좀 더 전통 방식의 감사의 글로 가기로 했다.

(그래도 짚고 가고 싶은 게 있다. 숀 필립스가 초콜릿 복근 운동법에 대한 내 질문에 대답을 주지 않아 맥이 빠졌다. 숀, 전화 좀 해주시오! 그대는 도망갈 수 없소. 아직 서점에 당신 책이 남아 있지 않소!)

이 책이 나올 수 있기까지 힘써준 사람들을 꼽자면 아주 많다. 몬태나는 물론, 뉴욕에서 제일 능력 있는 편집자인 벤 로넨. 그 통찰력, 유머, 열정, 인내심에 감사한다.

상상력 풍부한 출판인 존 카프는 유능한 트레이너처럼 나를 더 깊이 사고하게 해주었다.

그리고 멋진 몸매의 내 담당 트레이너인 ICM의 슬로안 해리스에게도 감사한다.

「에스콰이어」 편집자인 데이비드 그랭어와 피터 그리핀에게도 감사를 전한다.

나는 로브 와이스버크에게 빚을 졌다. 그가 아니었다면 작가로 사는 행운을 누리지 못했을 것이다.

또한 친절하고 통찰력 있는 사람들로 구성된 내 건강 자문 위원단과 책의 원고를 읽고 내게 편집자적인 지혜를 빌려준 사람들에게 감사를 전하고 싶다.

그리고 마티 고모의 유머, 배려, 그리고 내가 전자파에 노출된다고 걱정해준 그 마음에 감사드린다.

마지막으로 당연히, 내 세로토닌 수준을 매일같이 높여주는 내 멋진 가족들, 특히 내 아내 줄리, 내 아들 재스퍼, 제인, 루카스에게 감사한다.

가족이 있는 한,
우리는 건강해야 한다

이번 책으로, A.J. 제이콥스의 작품을 세 권째 번역하는 남다른 인연을 맺었다. 저자와 나는 성별은 다르지만 몇 가지 공통점이 있다. 우리는 한 살 차이로 40대를 살고 있다. 우리는 둘 다 미국에 산다. 더구나 다리 하나 건너 사이에 두고, 자동차로 30분 정도 걸리는 가까운 곳에 살고 있다. 우리에게는 비슷한 나이의 아들이 있다. A.J.는 지금 기자로 일하고 있고, 나는 예전에 기자 일을 했다. 또한 이 책을 집필하기 전의 A.J.처럼 나는 아직까지 헬스클럽을 상대로 '처녀성'을 간직하고 있다.

그런데 이번 책을 통해 A.J.와 나 사이에는 또 다른 공통점이 더 생겨났다. 그도 나도, 하루 중 제일 긴 시간을 할애하는 곳이 책상 앞이다. 책에도 쓰여 있지만, A.J.는 마음먹고 일어서지 않으면 하루에 연이어 12시간도 앉아 있을 수 있다. 나도 마찬가지다. 그리고 생각해보면 필연적 우연이었는지, 이 책의 번역 의뢰를 받기 직전, 나도 A.J.처럼 내 건강을 전면적으로 돌아봐야한다는 각성의 기회를 가졌다. 몇 년 전에 받았는지 기억도 감감한 정기(이 단어에서 느껴지는 규칙성은 '1년'이라는 주기에 있겠지만) 건강검진을 실로 모처럼 받은 것이다. 그의 표현방식을 빌어 말하자면 결과는? 하얀 가운을 입은 건강 전문가를 마주하고 앉아 콜레스테롤, 당뇨, 물혹 등을 대화 주제로 삼았던 건 내 평생 처음이었다. 바로, 내 '몸'을 상대로 말이다. A.J.가 급성 폐렴으로 카리브 병원에서 체험한 메멘토 모리에 비교하기는 멋쩍은 경미한 증상일 수 있겠지만 그래도 당사자인 만큼, 내가 받은 충격은 작지 않았다.

의사에게서 내 몸에 이상 징후가 보인다는 말을 들었을 때, 나 또한 머릿속에서 제일 먼저 아이들이 떠올랐다. 대학 입학을 앞두고 있는 큰 아이도 그렇지만, 나이 마흔에 본 늦둥이 아들 녀석이 무척이나 마음에 걸렸다. 건강하게 오래 살아 자식의 든든한 조력자로 머물러주기. 어찌 보면 가장 기본적인 모성애, 부성애라 할 수 있는, 그런 마음 자세 혹은 의지로, 나는 저자인 A.J.와 『한 권으로 읽는 건강 브리태니커』에서 다시 만났다.

그가 이번에 신작이 나왔다면서 이메일로 소식을 알려왔을 때, 제일 먼저 든 생각은 '이제야!'였다. 나는 그를 실제로 만난 적이 있다. 벌써 4년여 전의 일이다. A.J.의 두 번째 작품이자 내가 처음 옮긴 『미친 척하고 성경 말씀대로 살아본 1년』의 번역 의뢰를 받고 난 직후였다. 내가 먼저 연락을 취해 맨해튼의 한 스타벅스에서 만남이 이루어졌다. 번역자로서 번역할 책을 쓴 원저자를 실제로 만난다는 건 가슴

뛰는 일이다. 실제로 그를 만나 한 시간 넘게 담소를 나누는 동안 느꼈던, 그의 '의외로' 평범하고, 다정하고, 그러면서도 재기 넘치던 눈빛이 번역하는 내내 글자 위로 겹쳤다.

처음 만났을 때, A.J.는 '건강 프로젝트'를 기획하고 있다면서 커피의 집산지 격인 스타벅스에서 커피를 마시지 않았다. 여차하면 세계적인 장수촌인 오키나와에 가야 할지도 모른다며 들떠 보이기도 했다. 4년 동안의 노력의 결실로 빚어진 이 책이 구상되고 준비될 시점에 그를 직접 볼 수 있었다는 것도 이 책을 옮기면서 느낄 수 있었던 색다른 즐거움이었다.

앞서 내가 옮겼던 그의 전작들 『미친 척하고 성경 말씀대로 살아본 1년』, 『나는 궁금해 미치겠다』의 토대였던 A.J.의 '이 한 몸 다 바쳐' 실험정신은 이번 책에서 특히 그 진가를 발휘하고 있다. '이 한 몸 다 바쳐'의 '몸'이 은유나 직유가 아닌, 문자 그대로의 '몸'이기 때문이다. 나는 책을 번역해가면서 A.J.가 건강 프로젝트를 하는 동안 읽었다는 책을 아마존닷컴에서 족족 주문을 했다. 워낙 많아 아직 다 읽어보지는 못했지만 두고두고 들여다볼 수 있는, 공신력 있는 건강백과 전집이라도 갖춘 듯해서 뿌듯하기 짝이 없다.

책에 소개된 그의 건강 체험을 내 삶에 직접 적용한 것도 몇 가지 있다. 일단, 주스 디톡스. A.J.처럼 전문 프로그램을 갖춘 회사에서 주스를 주문한 건 아니고 주서기를 사서 직접 주스를 갈아 마셨다. 주스 디톡스를 하는 동안은 그처럼, '적당한 힘으로 던졌을 때 유리창을 깰 수 있는' 강도를 가진 음식은 일절 입에 대지 않았다. 그 결과는? 24시간도 채 안 가 '허기'에 무릎을 꿇고만 줄리보다 인내심이 눈곱만큼 더 강하다는 것 외에 내가 얻은 실효는 없었다. 그리고 러닝머신 책상이 있다. A.J.처럼 나 역시 이게 보통 마음에 드는 게 아니다. 책에 삽입된 사진을 보면서 러닝머신 뒤쪽에다 적당한 탁자를 놓고 상자를 몇 개 쌓아 그 위에 노트북을 올렸다. 오, 걸으면서 실제로 글쓰기가 가능했다! 열흘 정도 하루에 한 시간씩은 꾸준히 러닝머신 책상에서 걸으면서 글을 썼고, 그 결과, 평소와 똑같이 먹고 운동은 절대로 안 하면서 2킬로그램 감량이라는 쾌거를 달성할 수 있었다.

그동안 전작들에서 A.J.는 타인의 삶에 보탬이 되어주고자 자기 한 몸을 바쳤다. 그런데 이번에는 자신의 건강을 챙겨보겠다며 자기 삶을 전면에 내세웠다. 그럼에도 불구하고, 이기적이라는 느낌이 들지 않는 것은 가족을 위해 오래도록 건강하게 살고자 한 몸 내던진 그의 분투기 속에서 가족을 위해 건강을 챙겨보리라 비장해진 내 모습을 보았기 때문일 것이다. 이 책을 읽는 독자들 모두, 똥 마려운 원숭이마냥 통나무 위를 기어 다니고, 대로를 맨발로 뛰고, 머리에 정체불명의 침을 맞고, 염소 한 마리를 통째로 삼킨 비단뱀의 형상으로 3종 경기를 하는 A.J.에게 자신의 모습을 겹쳐 보는 기회, 그리고 자신이 왜 건강해야 하는지 실행을 동반할 수밖에 없는 확고한 이유까지 챙길 수 있기를 바란다.

마지막으로, 내가 건강해져야 하는 확고한 이유인 내 아이들과 가족에게 그 이유를 제공해준 데 감사를 전하고 싶다.

A.J.의 할아버님과 마티 고모님의 명복을 빕니다. 부디, 천상에서도 건강하시기를……

한 권으로 읽는 건강 브리태니커

펴낸날   초판 1쇄 2012년 7월 24일
         초판 2쇄 2012년 8월 8일

지은이   A.J. 제이콥스
옮긴이   이수정
펴낸이   심만수
펴낸곳   (주)살림출판사
출판등록 1989년 11월 1일 제9-210호

경기도 파주시 문발동 522-1
전화   031)955-1350   팩스 031)955-1355
기획·편집 031)955-4694
http://www.sallimbooks.com
book@sallimbooks.com

ISBN 978-89-522-1926-8   03510

책임편집 이주희 박지혜